体感して学ぶ

ヨガの解剖学

ANATOMY OF YOGA

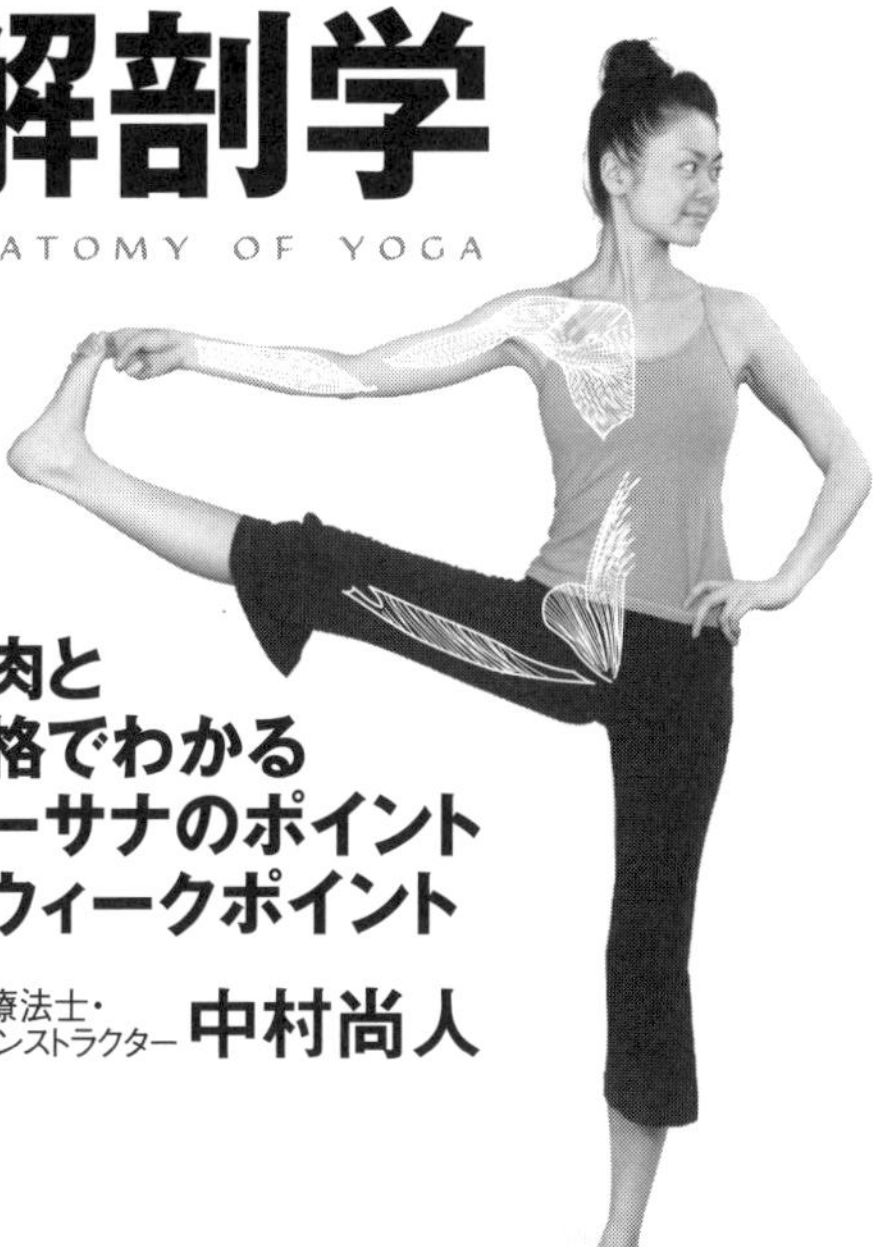

筋肉と
骨格でわかる
アーサナのポイント
&ウィークポイント

理学療法士・
ヨガインストラクター 中村尚人

BABジャパン

はじめに

ヨガで健康になって欲しい。そのために解剖学が役に立つはず。これがこの本の目的です。

解剖学が、何故ヨガに必要なのか?

もちろん、知らなくてもヨガは出来ます。しかし、身体のヒントを得ると、もっとヨガの探求が深まり、より多面的な見方が出来る様になります。

ヨガと解剖学を両方勉強する事で、自分の身体を知る可能性が格段に増えます。日頃の身体への疑問に、きっと解剖学の知識がヒントを与えてくれるでしょう。

また、残念ながらヨガで怪我をする方がいるのも事実です。2008年に、ヨガの愛好家約120名を対象に、アンケートを取った事があります。その結果では、約7割の方がヨガで痛みを経験しています。

より安全に行う為には、教える方も教わる方も、身体の事に付いてある程度知っている事が望ましいのは、疑いのない事実だと思います。

私は、身体機能の専門家である理学療法士です。大学病院、クリニック、在宅などで、脳卒中、

はじめに

骨折をはじめとして、様々な方のリハビリテーションに関わってきました。その中で、運動を指導することが多くありました。

ある時、ヨガに出会って、アーサナがその運動そのものだと言う事に気付いたのです。また、ヨガの叡智の中に障害を負わない身体、生活に関するヒントが沢山ある事も分かりました。

そもそも、ヨガや太極拳などのボディーワークは、昔から心身一如の健康法でした。現代における予防医学の観点から、今後、医療とボディーワークの連携は重要な鍵だと思っています。

その橋渡しとして、医学的にも矛盾の無いアーサナを探求し、伝えていき

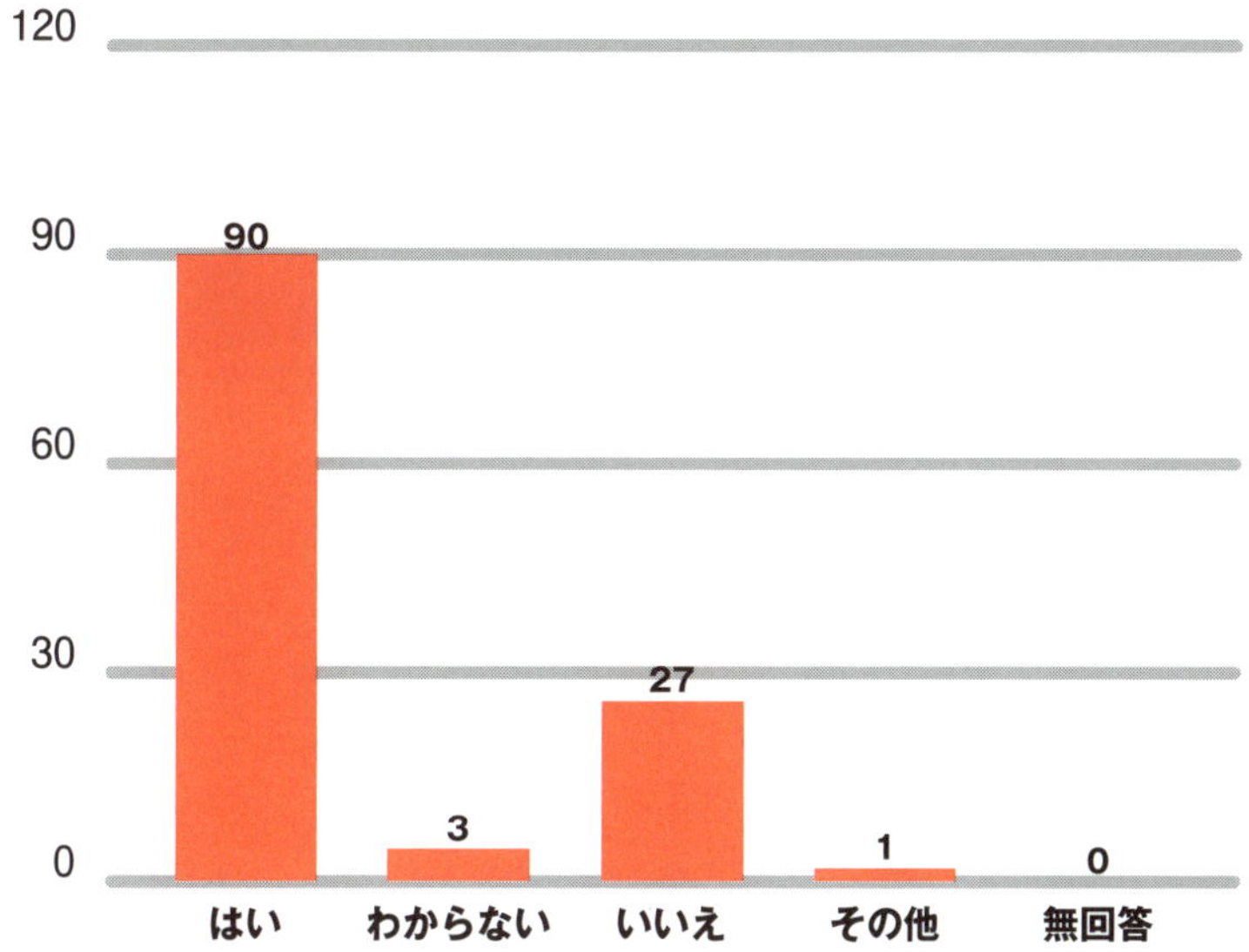

「ヨガで身体を痛めたことがありますか？」の問いへの解答（2008年9月）

たいと思っています。

解剖学というと「専門用語が多くて難しい」「イメージが湧かない」という意見を多く聞きます。難しい専門書は既に多く存在しますので、本書では出来るだけ分かり易く、必要最低限の専門用語を使用して身体について解説しています。イメージも付き易い様に、図を豊富に用いています。巻末には、まとまった用語集も用意しました。

構成としては、太陽礼拝（スーリャナマスカーラ）を中心に解説していきます。全てをこの本で網羅する事は出来ませんが、太陽礼拝は様々なアーサナに必要な基本が含まれています。ここで紹介する方法は、特定の流派のものではなく、解剖学的、運動学的に私個人が解釈した一つの方法です。ご自身の行っているものと異なるところも多々あると思いますが、皆さんの日頃行っているものを否定するものではありません。

アーサナも目的によって、様々な形を取ります。逆に形が違えば、その目的も違います。それぞれ解剖学的な解釈も可能だとは思います。今回の見方を一つの参考にして頂ければ、他の様々なアーサナに応用できると思います。

ヨガをする方、または他のボディーワークをされる方にとって、解剖学を身近に感じられる様な入門書となれば幸いです。

また、理学療法士などを志す学生さんにとって、体感型の解剖学としてお役に立てれば嬉しい

はじめに

限りです。ヨガを知らない方でも、図を見ながら体験できます。そして、もし、ヨガに興味が出たら、ぜひお近くのスタジオへ行ってみて下さい。ヨガの素晴らしい叡智と、医学の貴重な知識を皆様と分かち合える事に、心から感謝します。ナマステ。

※本書での体験法では、ペアで行うものもあります。くれぐれも、加える負荷は少ないものにして下さい。無理な負荷で行うことは危険を伴います。この体験によって生じた、怪我、痛みに関して一切の責任を負いかねますのでご了承下さい。

※本書での説明、体験は、健常成人を想定しています。障害を持っている方、子供、高齢者の方には当てはまらない事があります。また、本書は学問的な専門書ではなく、著者の経験も多く含まれた内容です。個人に関する詳細は、お近くの医師、理学療法士などの専門家に確認をするようにして下さい。本書の内容だけで判断する事はお勧めしません。

「ヨガの解剖学」目次

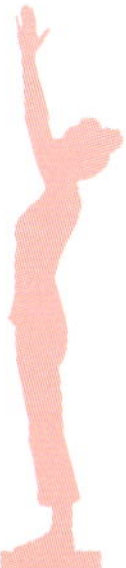

2. ウルドゥワハスタアーサナ 41

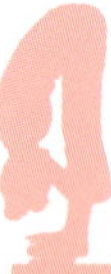

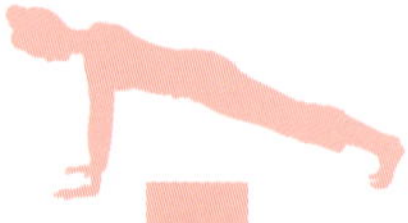

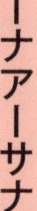

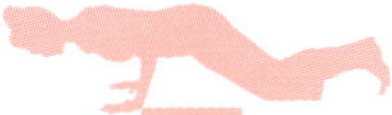

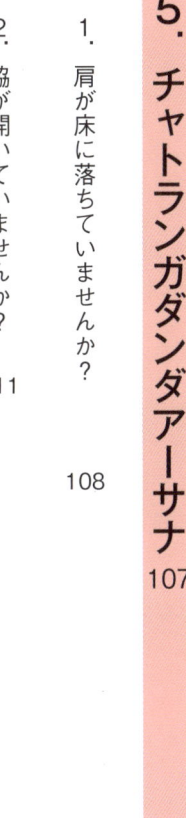

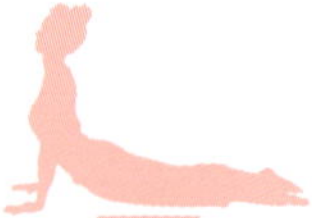

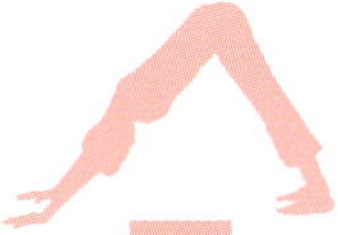

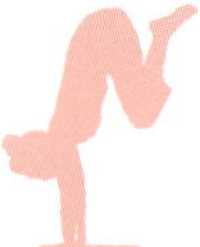

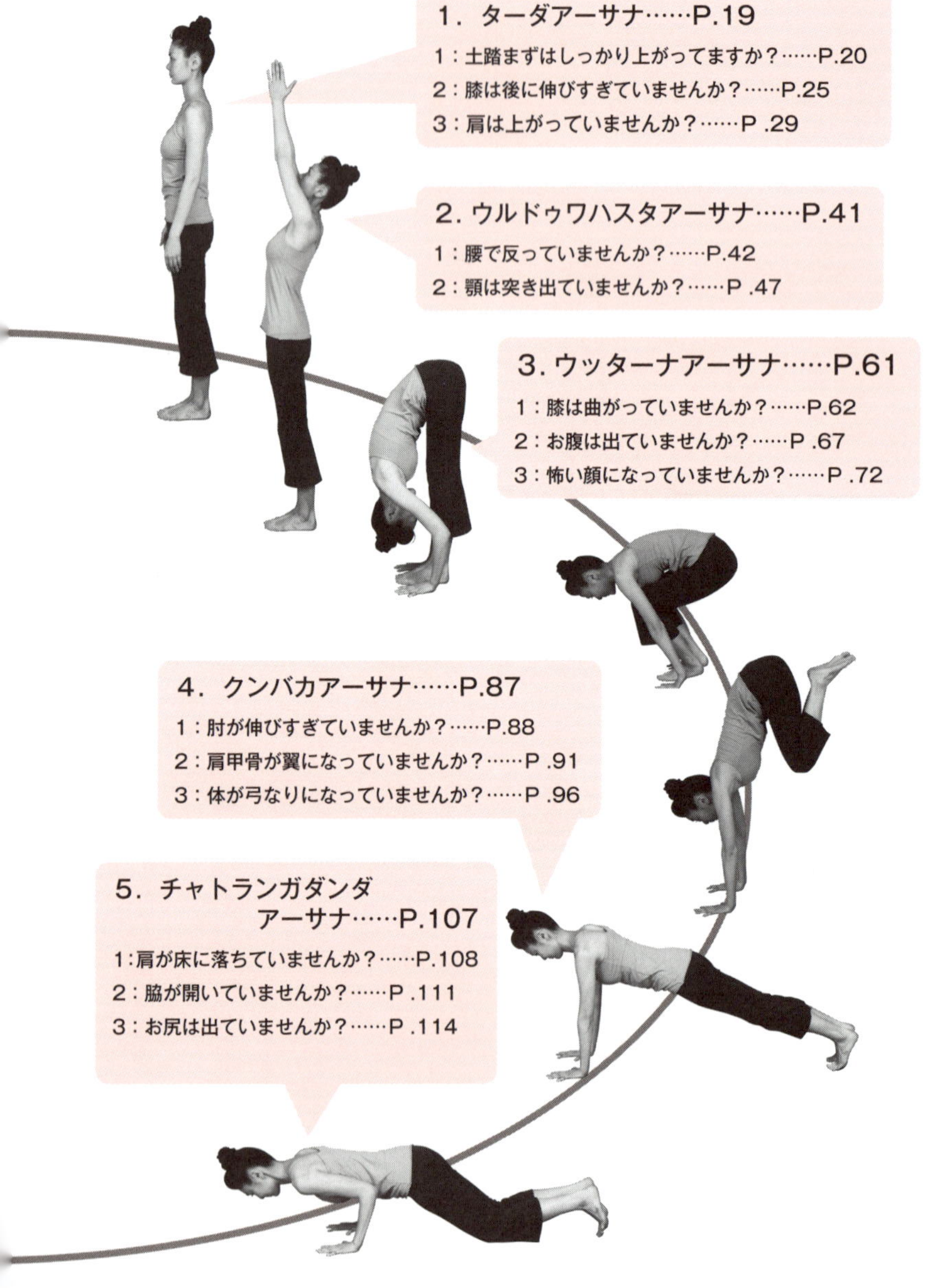

太陽礼拝で身体をチェック

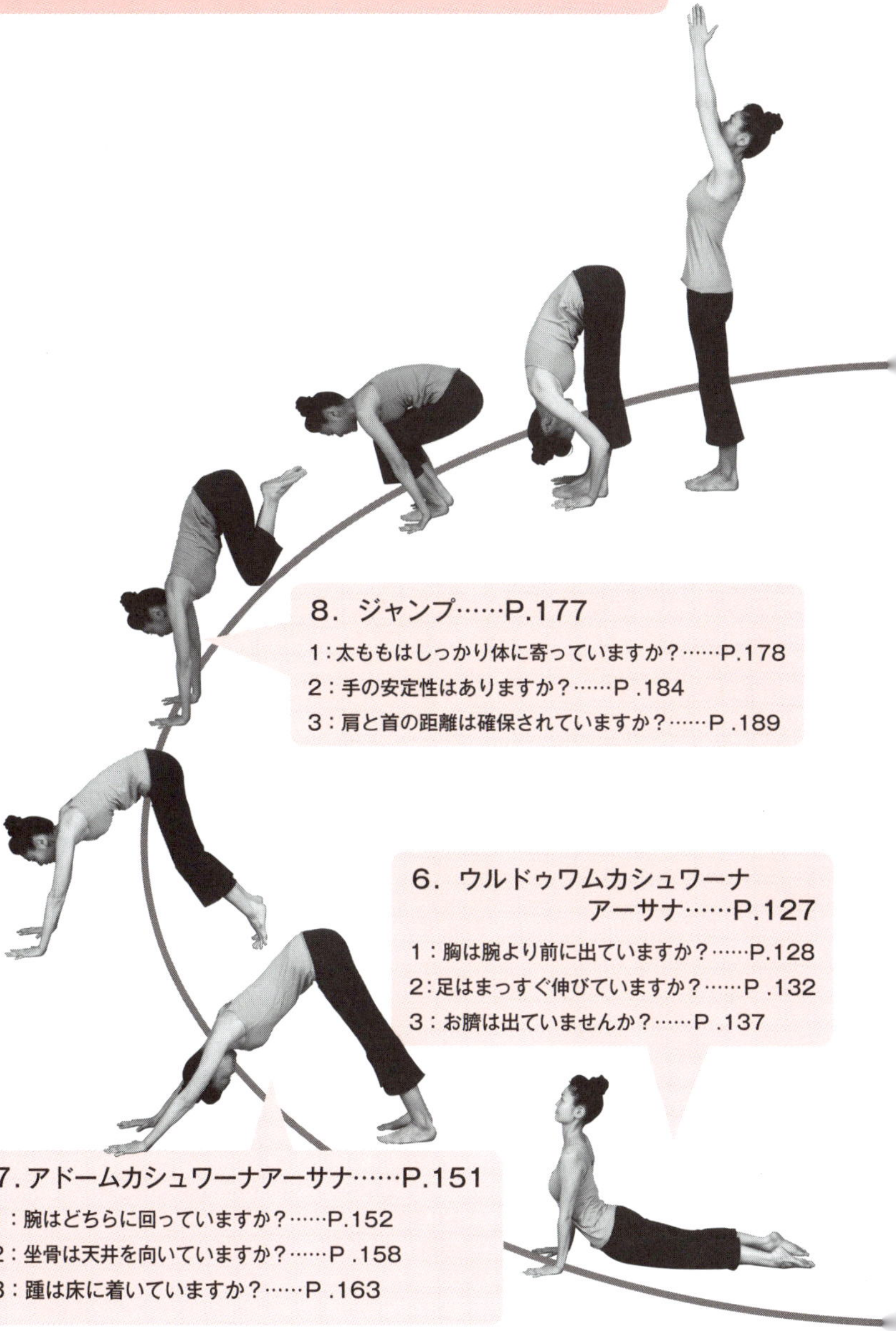

8．ジャンプ……P.177

1：太ももはしっかり体に寄っていますか？……P.178

2：手の安定性はありますか？……Ｐ.184

3：肩と首の距離は確保されていますか？……Ｐ.189

6．ウルドゥワムカシュワーナアーサナ……P.127

1：胸は腕より前に出ていますか？……P.128

2：足はまっすぐ伸びていますか？……Ｐ.132

3：お臍は出ていませんか？……Ｐ.137

7．アドームカシュワーナアーサナ……P.151

1：腕はどちらに回っていますか？……P.152

2：坐骨は天井を向いていますか？……Ｐ.158

3：踵は床に着いていますか？……Ｐ.163

チェックの仕方と、ポイント

本書でのチェック方法は、基本的に各アーサナ（姿勢）を保持している状態を前提に解説しています。アライメント（各部位の配列）や、筋肉の使い方等を中心に見ていきます。それは、身体の意識の仕方と言ってもいいかも知れません。どこをどう意識するかが、チェックの方法です。

これは、ある程度頭を使いますし、考える必要があるでしょう。しかし、実践を通してですので、徐々に身体の感覚で理解できるようになるはずです。そうなれば、「考える」から「感じる」アーサナになっていきます。そう、この「感じること」が最終的な目標です。そして、この感じは心地よいものになります。身体の安定性や柔軟性、そして統一感などは、とても充実した感覚を提供してくれます。

体全体を一瞬にして感じることが出来るようになれば、ストレスが掛かる様な無理を身体は自然としなくなります。無理な姿勢は、違和感、不快感として避けるようになるはずです。普段の生活の中でも、仕事中でも、身体を感じて動けるようになれば、素晴らしいですね。

「筋肉」や「足のアーチ」など、本書の中で挙げられるキーワードについては、個別に図を使用して説明してあります。もし可能ならば他の関連書籍も参考にしながら、自分のペースで理解

チェックの仕方と、ポイント

していって下さい。また、身体についてのコラムや、インストラクター向けの少し難しいコーナーも設けています。

考えて動いて、動いて考えて、頭と身体の相互作用を楽しんで下さい。

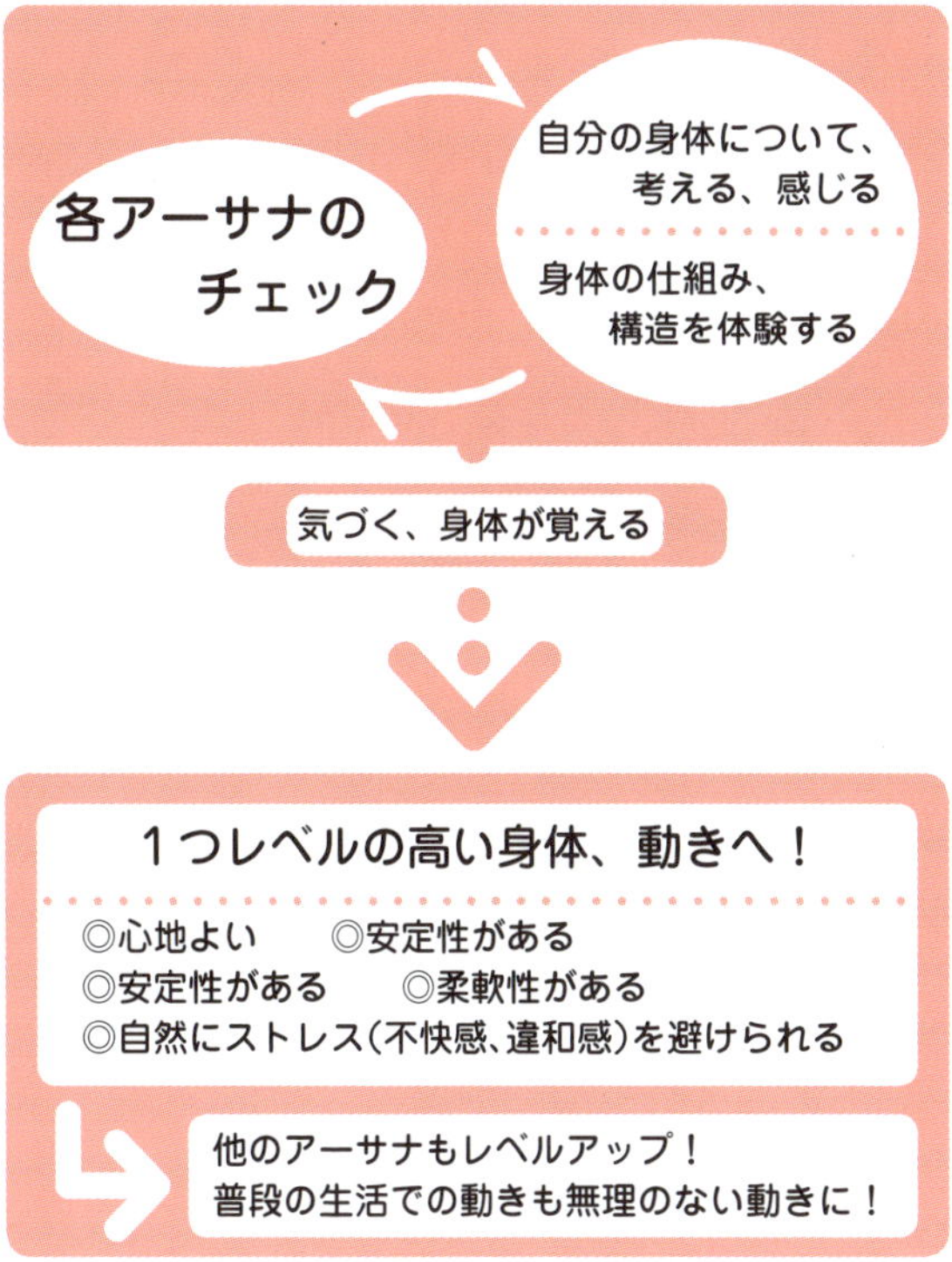

各アーサナのチェック
自分の身体について、考える、感じる
身体の仕組み、構造を体験する
気づく、身体が覚える
1つレベルの高い身体、動きへ！
◎心地よい　◎安定性がある
◎安定性がある　◎柔軟性がある
◎自然にストレス（不快感、違和感）を避けられる
他のアーサナもレベルアップ！
普段の生活での動きも無理のない動きに！

1. ターダアーサナ
（山のポーズ）

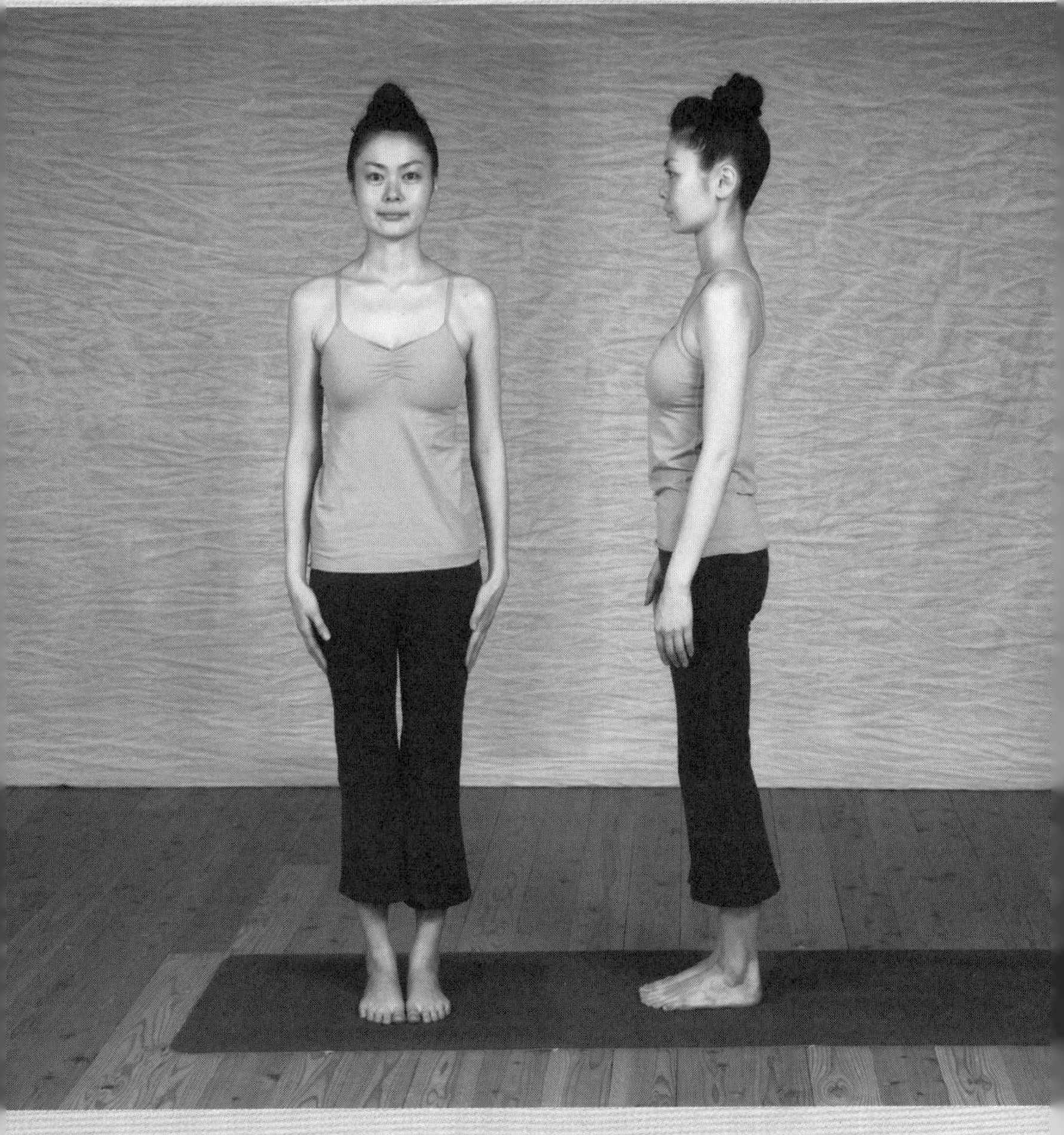

Tadasana

Check Point 1

土踏まずは、しっかり上がっていますか？

適度な土踏まずが必要です。

Key Word

足のアーチ

このアーサナは、ただ立っているだけ、ではありません。これも意識次第では、とても重要なポーズです。

まずは、身体の土台としての足の裏について意識するところから始めましょう。

足裏には、主に図の様な3つのアーチがあります。このアーチは、強靭な靭帯、骨の構造、そして筋肉によって形成されています。これがいわゆ

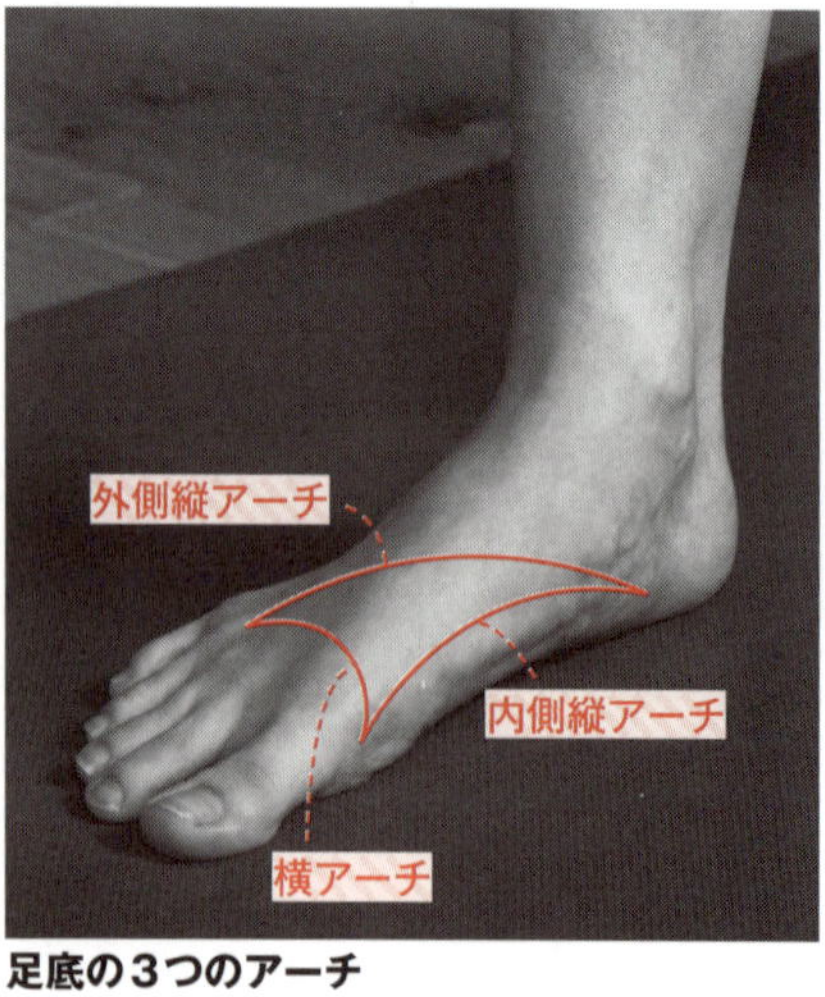

足底の３つのアーチ

る〝土踏まず〟。これは歩行時に、床との衝撃を吸収したり、足を硬くして蹴りだしをしたりする役割を持っています。

アーチが高ければ強固な足となり、アーチが低ければ柔軟な足になります。ですから、アーチの消失した扁平足で問題になるのは、柔らかすぎる事で、足の上に乗っている身体が不安定になったり、蹴り出しが難しくなったりします。

3つのアーチのバランスも大切です。立っている時に、足のアーチを保持する事は、安定した土台として重要です。

また、土台はその上に乗っている身体へ大きく影響を及ぼします。扁平足などの柔らかい状態の場合、その上の膝、股関節は安定を失い、様々な方向へ動いてしまいます。

そこで、土台をしっかりさせることで、安定するためしっかりと体重を床に伝える事が出来、安定性のあるアーサナが可能となります。

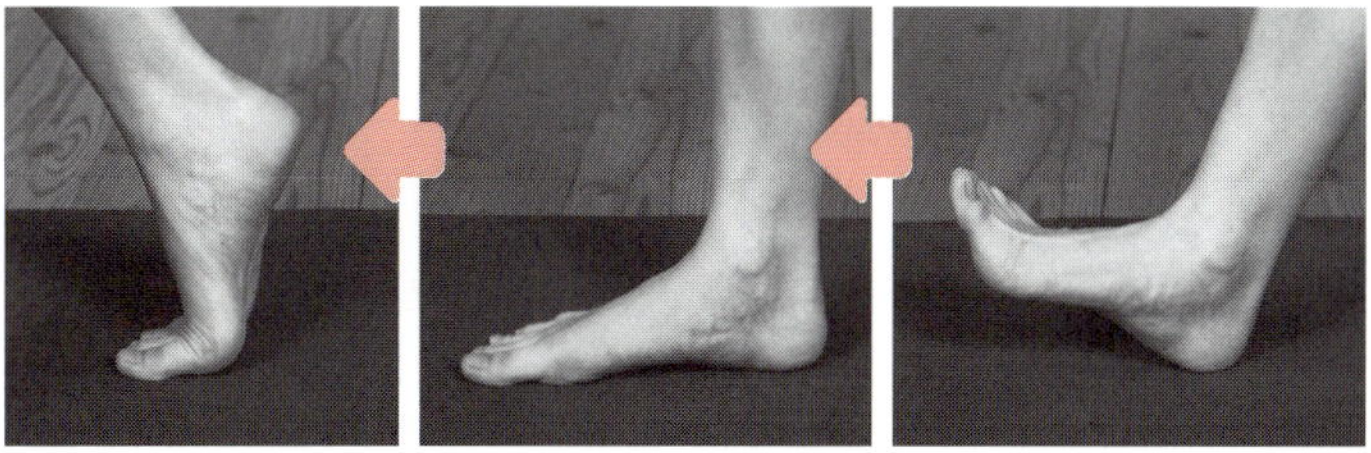

歩行時のアーチの働き

Work and Feel！

土踏まずを引き上げて、“足のバンダ”を作ってみよう

足の趾《ゆび》を上に反って（伸展《しんてん》）みましょう。すると、土踏まずが引き上がるのが分かると思います。これを「ウィンドラスの巻き上げ現象」と呼びます。

これは、足底にある「足底腱膜《そくていけんまく》」という固い組織が、引っ張られることで起こります。足底を触れると、固い筋《すじ》が感じられると思います。

そのアーチの高さを維持しながら、趾を下ろします。すると、足首全体が緊張するのが分かると思います。この状態を、ヨガでは「足のバンダ」といいます。

このとき緊張しているのが、アーチを支持している筋肉です。図で示したのは、その主な筋肉群です（図）。

この図を見て、内側の筋肉群が外側に対して多いことに気付きませんか？　その理由は、踵の骨を後から見ると分かり

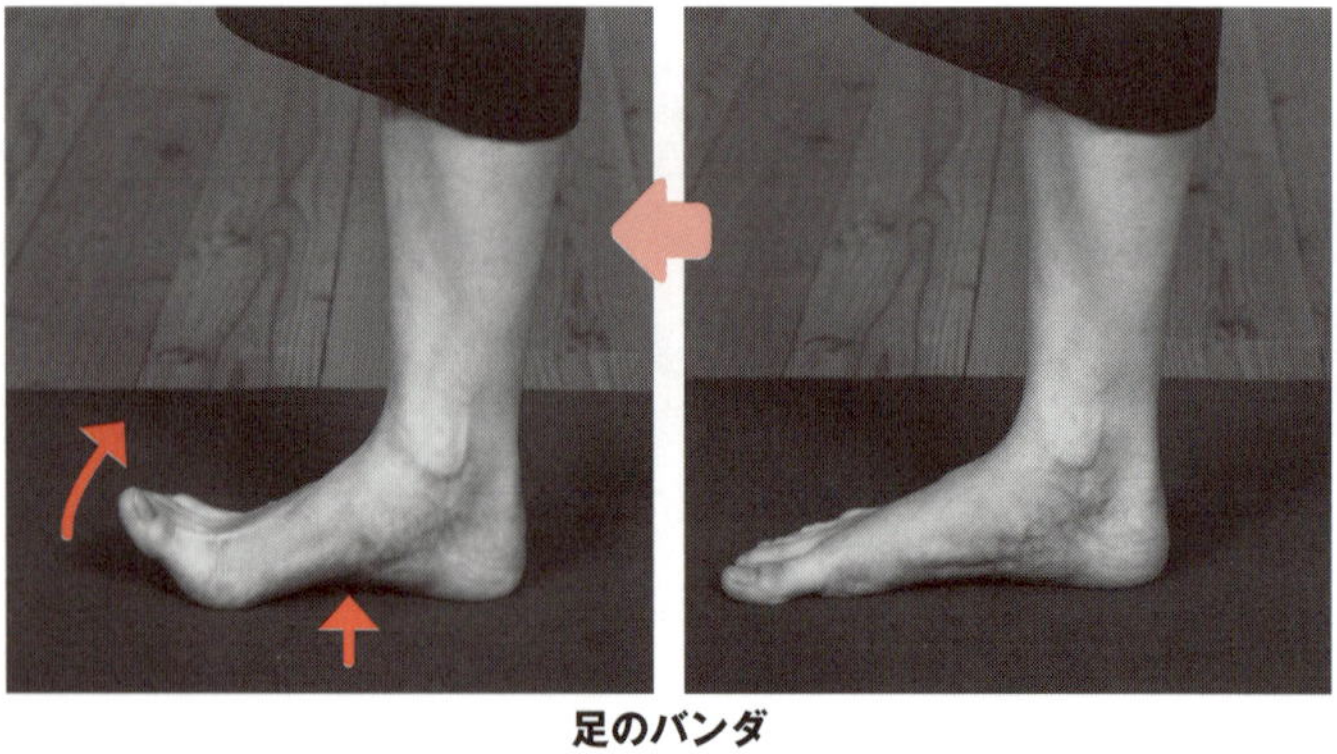

足のバンダ

ます。

踵の骨は、足首の中心から外側に位置しています。そのため、体重がかかると必然的に内側に落ち込んできます。つまり、内側へのストレスが大きいことになります。ですから、内側の筋群は強くなくてはならず、外側に比べ多くの筋が参加しているのです。

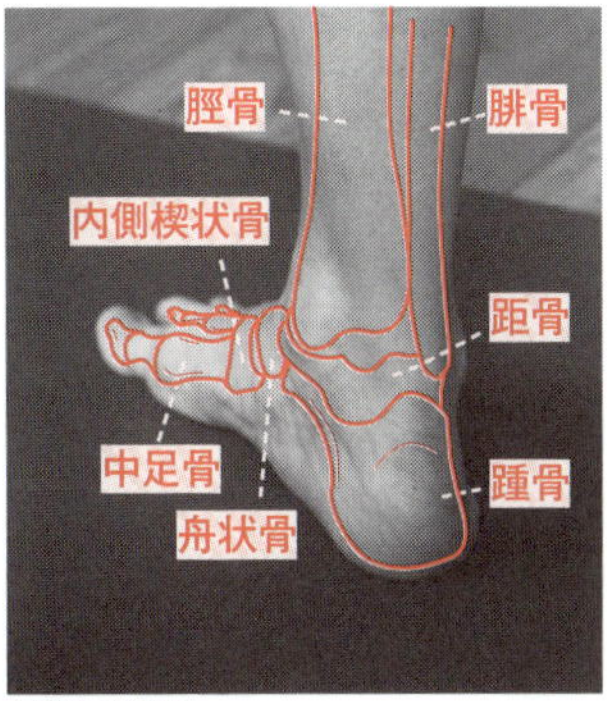

足部の骨格

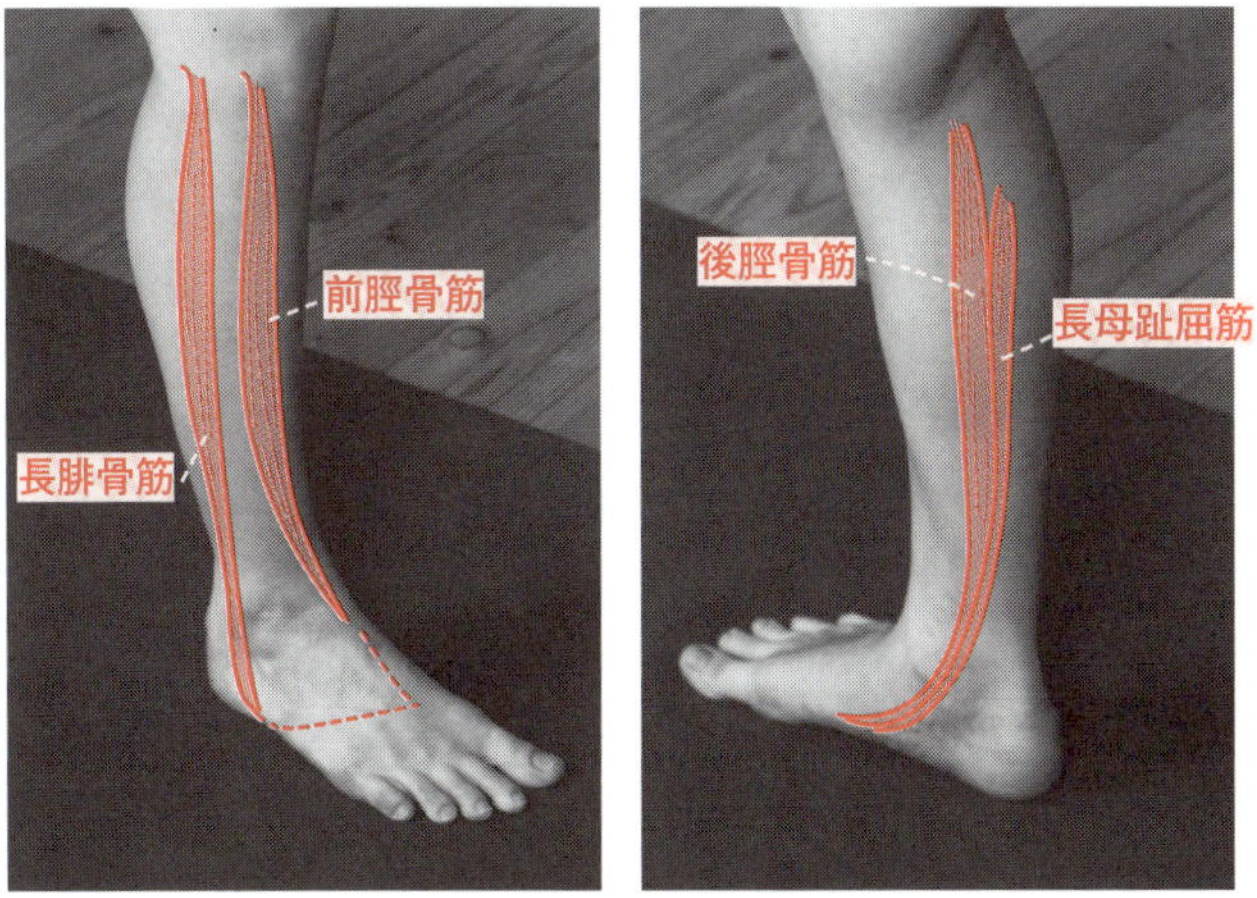

アーチを構成する筋群

Work and Feel！

「足のバンダ」の応用：座位で足首を強化してみよう

足のバンダは、他の場面でも用いられます。

例えば、座位でスクエァをする時に足首が強制されて痛い方は、この足のバンダを使い、足首を守ります。

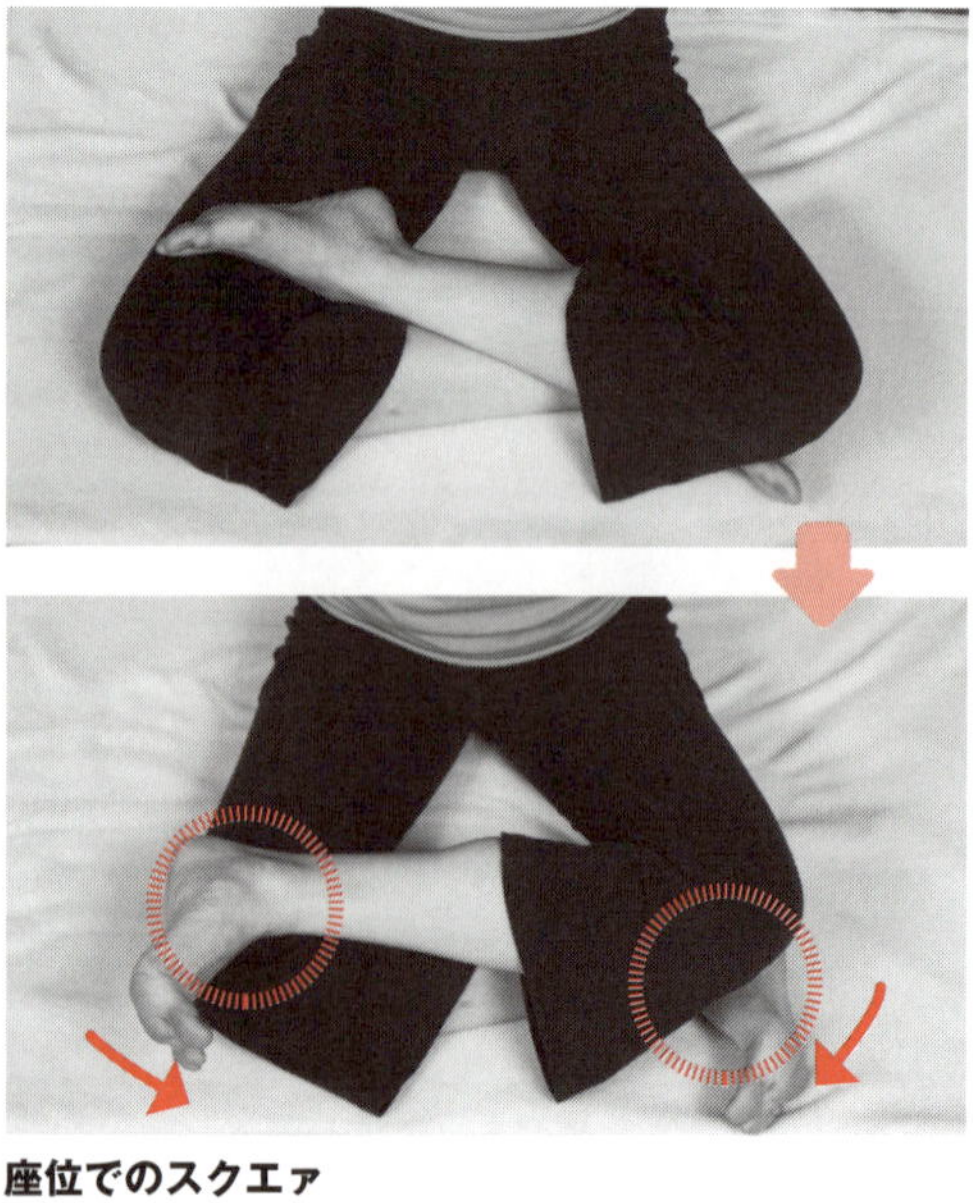

座位でのスクエァ

Check Point 2

膝は後ろに伸びすぎていませんか？

——膝は真っ直ぐです。

Key Word

反張膝

膝の伸展は、約5度までが正常と言われています。

しかし中には、その角度が正常よりも大きい人がいます。特徴として、立った姿勢を横から見た時に、膝の中心が踝《くるぶし》よりも大きく後ろに位置します。これは、後ろに反った状態から「反張膝《はんちょうひざ》」と呼ばれます。

この状態は、筋肉ではなく、膝の後ろの靭帯

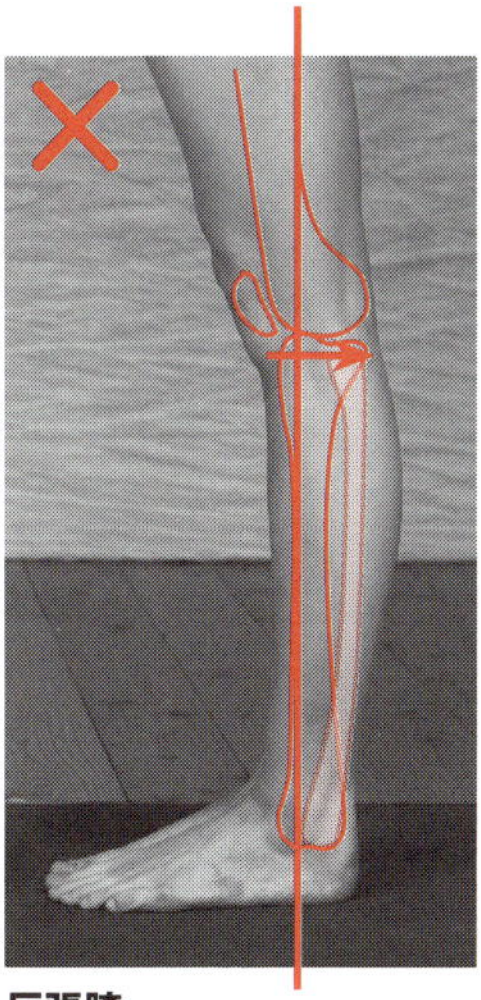

反張膝

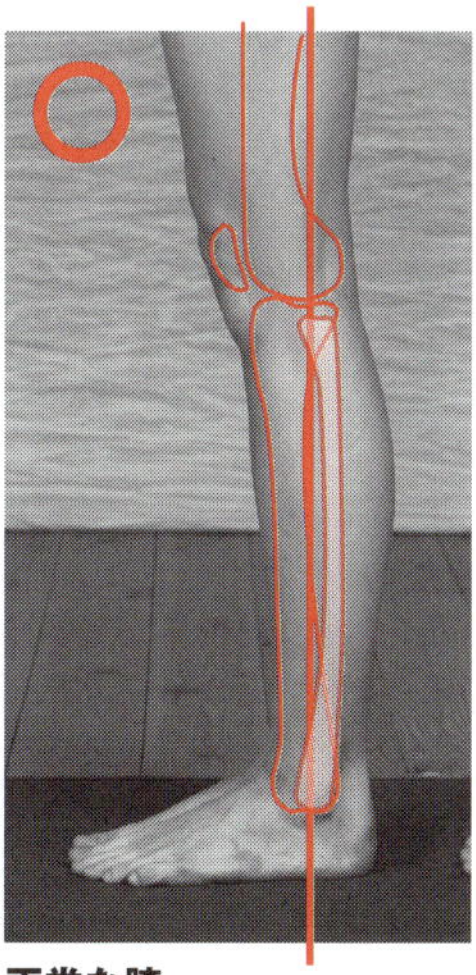

正常な膝

や、関節包に寄りかかっている状態です。休めの時の足ですね。いわゆる「膝カックン」で、膝が「がくっ」と抜けるのは、筋肉を使わずに寄りかかっているからです。

このように、寄り掛かっている状態というのは、膝の組織としてはストレスになる状態です。時に、膝の前方に痛みを起こす原因にもなります。

アーサナでは、トリコーナアーサナ、ヴィーラバドラアーサナⅢなどでなり易い傾向があります。

Work and Feel!

触れて太ももの状態を確かめてみましょう

立った状態で太ももに触ってみましょう。筋肉を左右に揺すってみると分かり易いです。触った感じが水袋の様に柔らかければ、筋肉（大腿四頭筋）が弛緩していて使われていないという状態です。その状態では、靱帯や関節包に寄り掛かっている状態ですので、パートナーに「膝カックン」してもらうと、抜ける感じがあると思います。

次に、太ももをほんの少し緊張させてみましょう。

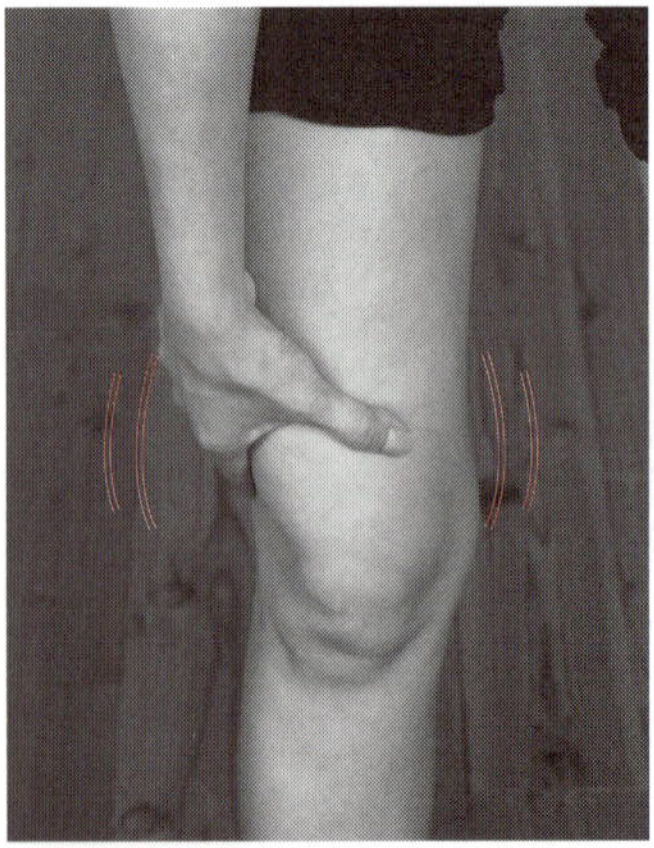

太ももを揺すってみる

膝のお皿を上に上げます。

すると、押されても「がくっ」とならずに、踏ん張れると思います。その場所が安定して立っているのに適した位置です。つまり、膝をわずかに曲げて、太ももの筋肉で支えた状態です。

ターダアーサナでは、休めの姿勢ではなく、この位置で立つ様に心がけましょう。

反張膝の方に取っては、はじめは膝が曲がっているような違和感を感じるかもしれませんが、慣れますので、心配しないで下さい。

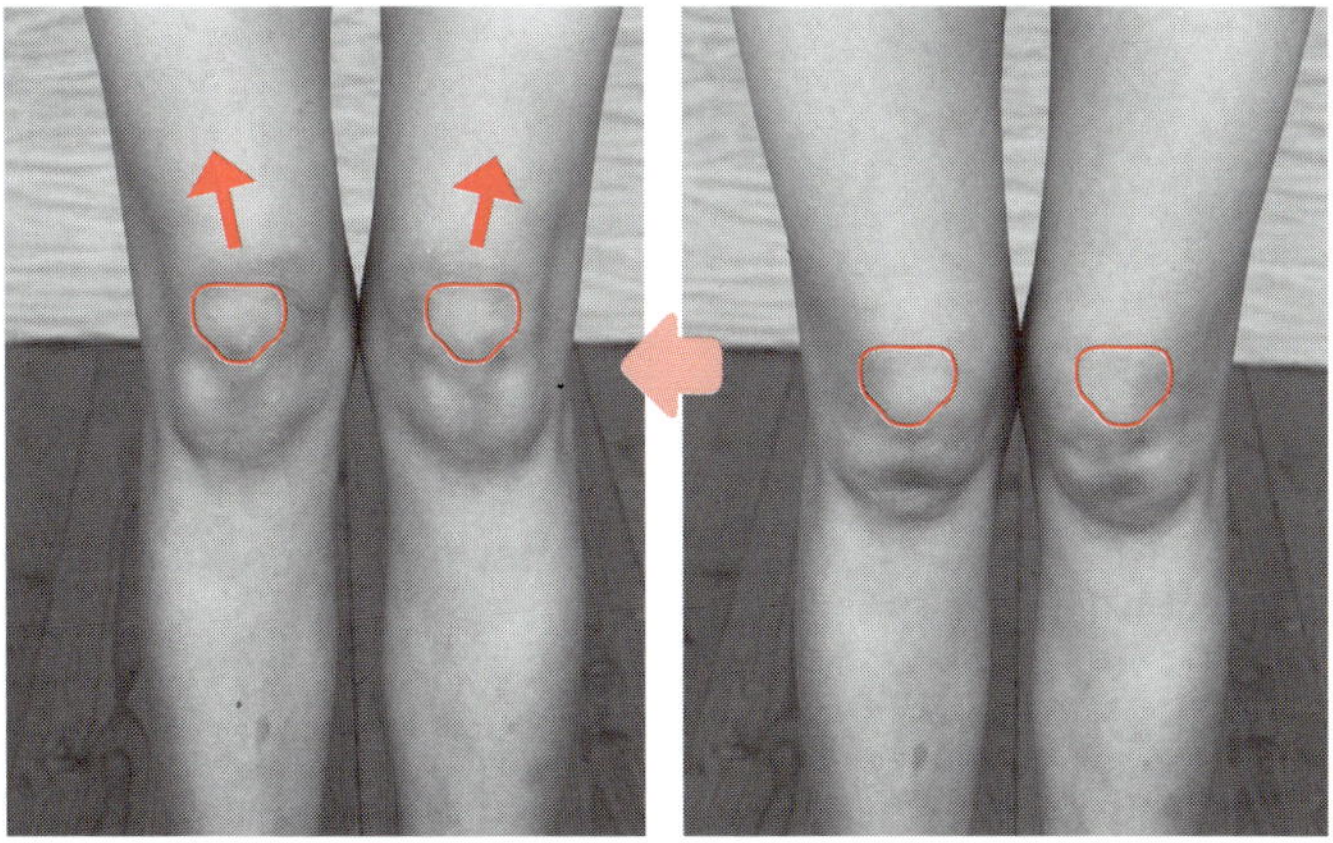

大腿四頭筋で、膝のお皿を上に上げる

Work and Feel！

反張膝度チェック

自分が反張膝になり易いかどうかを確認する簡単な方法があります。

臥位で膝を伸ばした状態で、踵を床から離して下さい。床と踵の距離が３㎝以上離れている場合、関節が比較的柔らかいと言えます。その場合、反張膝になり易いので注意が必要です。

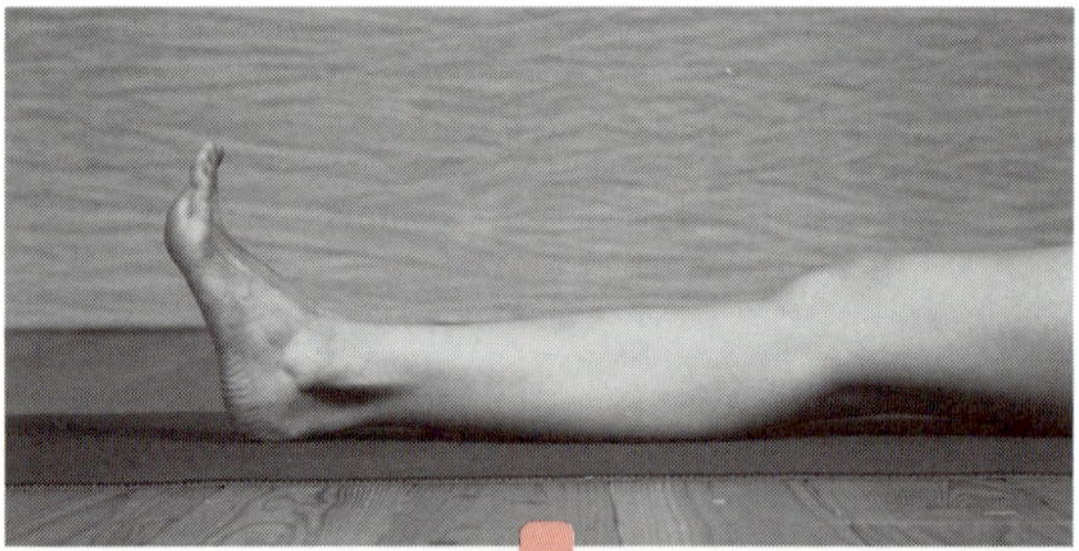

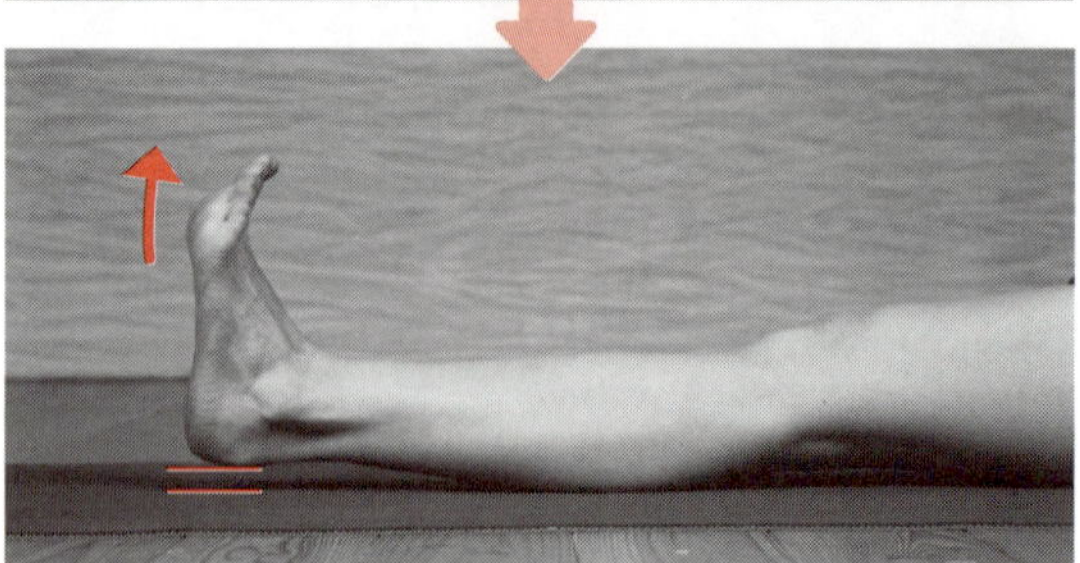

反張膝度チェック

Check Point 3

肩は上がっていませんか?
——肩の力は抜き重さを感じます。

Key Word

肩こり

立っている時に自然と肩に力が入っている人は、意外と多いものです。様々なストレスを背負って、肩が張っているのかもしれませんね。

肩が上がると重心が上がり、身体が安定しません。ヨガの時には肩の荷を下ろして、肩と腕の重さを感じて、反対に背筋を上に伸ばしましょう。

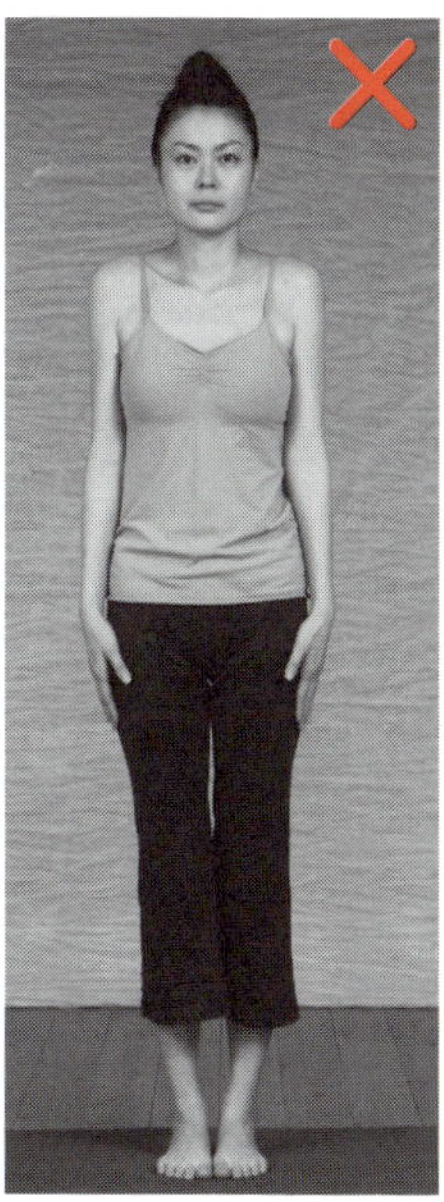

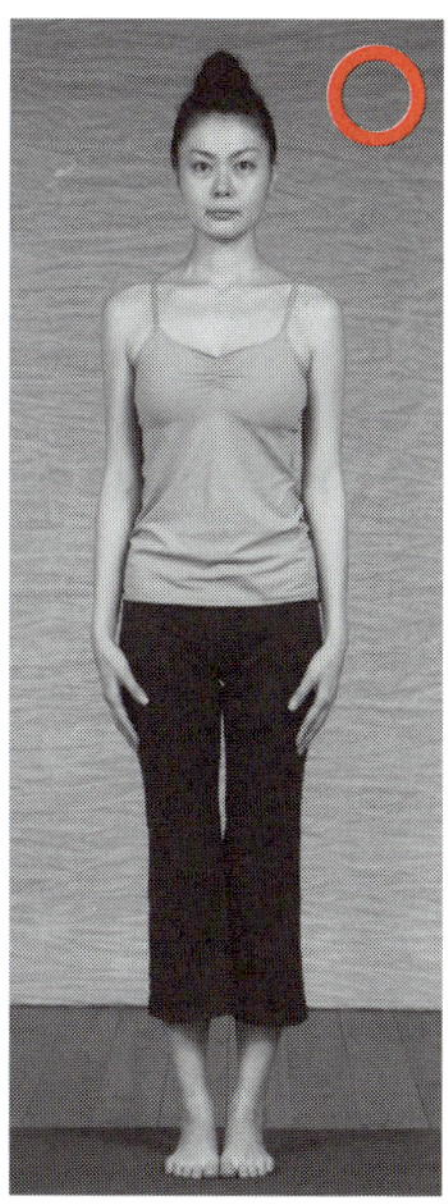

Work and Feel !

肩を落とすと背筋が伸びる?

肩をすくめた状態で、背筋を上に伸ばそうとしてみて下さい。なかなか難しいですね。肩をすくめると、首が詰まって、逆に下に下がるような感じがしませんか?

次に、肩を落として、腕を床の方に真っ直ぐ下げます。そして、その力に逆らう様に、背筋を上に伸ばしてみましょう。すると、自然に上への方向に首が伸び易く感じると思います。顎も引けて、首筋も伸びやすくなるはずです。

力は拮抗するものがあると強く

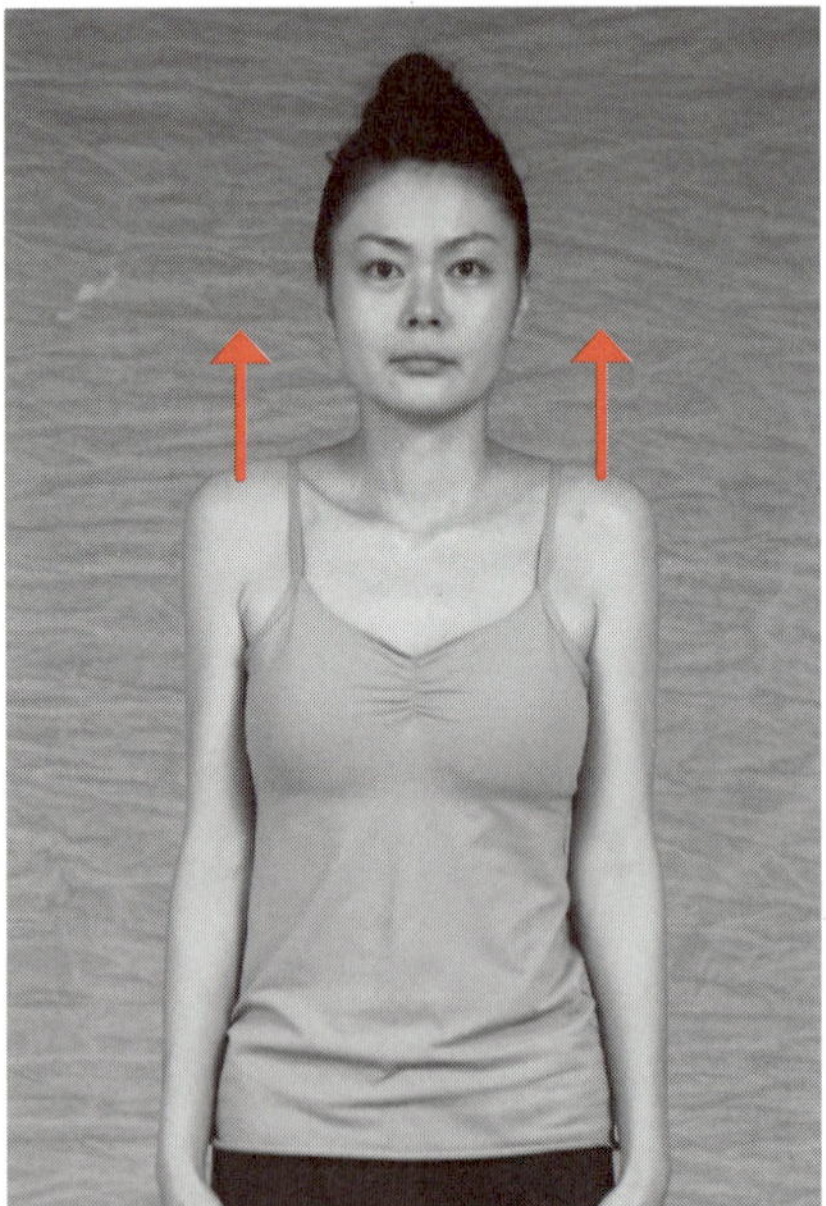

肩をすくめたまま、背筋を伸ばしてみる

1．ターダアーサナ

なります。背筋を伸ばす為には、どこかを下げなくてはなりません。今回はそれを肩と腕で行うことで、その効果を感じられたと思います。

　ターダアーサナでは、無理に下げるのではなく、腕の重さを自然に感じる様にしてみて下さい。

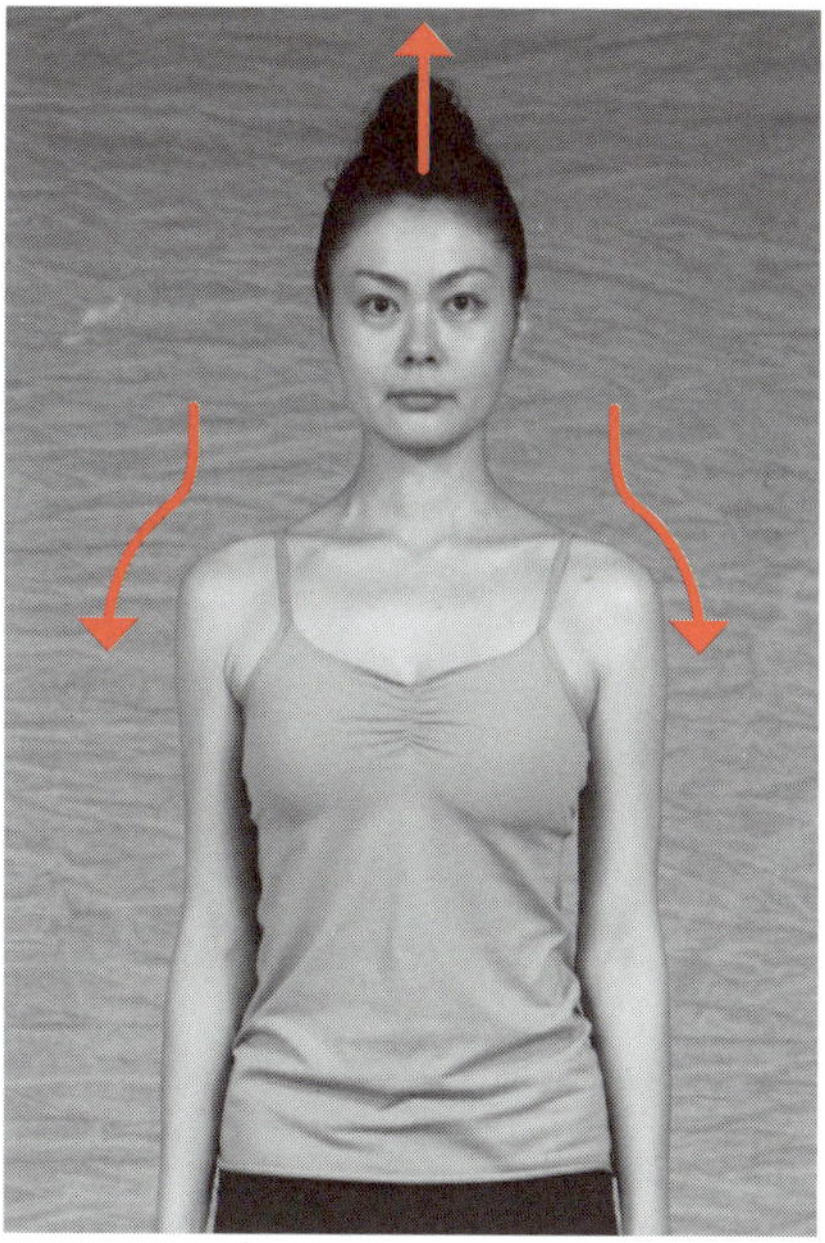

肩を落として、背筋を伸ばしてみる

関連のアーサナ

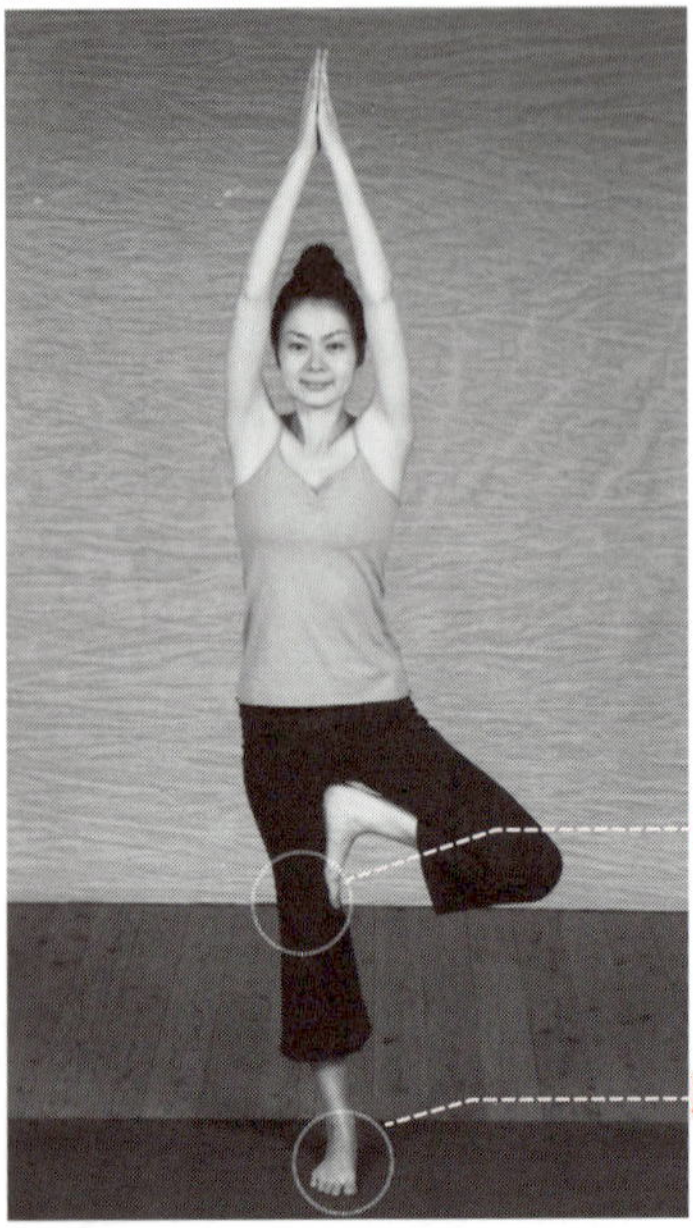

膝は真っ直ぐに
足裏のアーチ

ブリクシャアーサナ

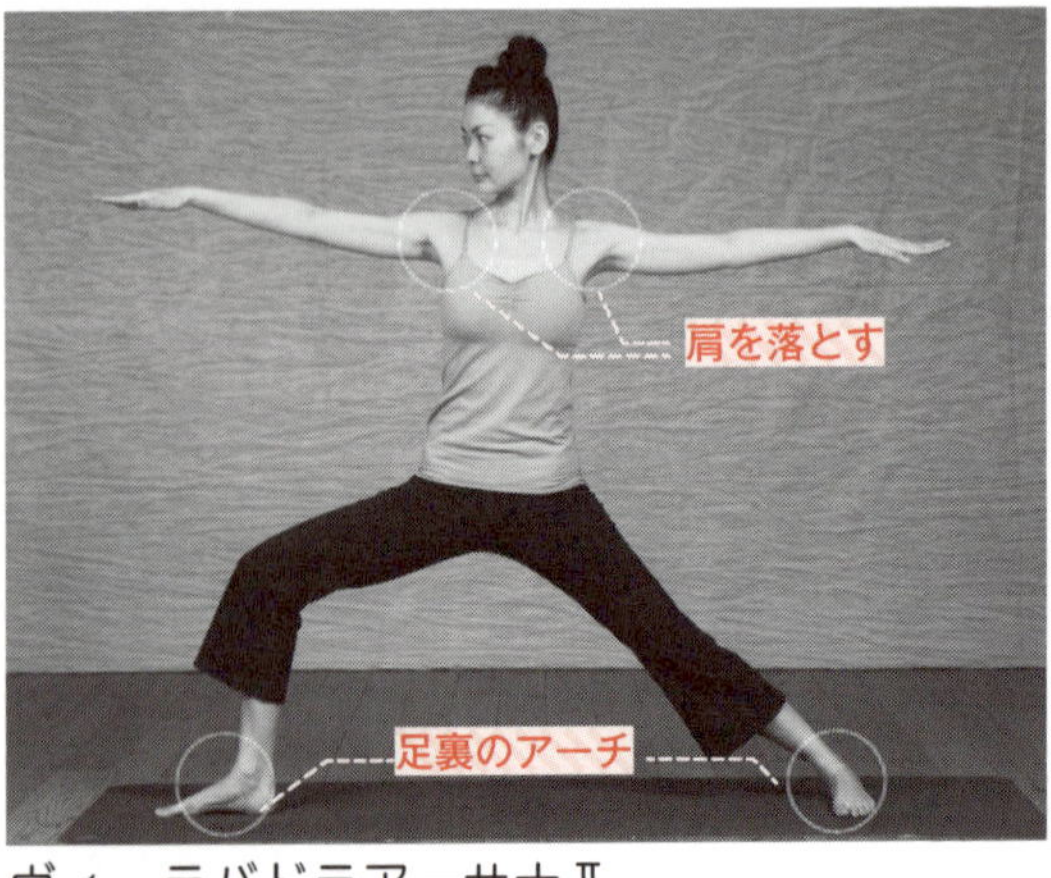

肩を落とす
足裏のアーチ

ヴィーラバドラアーサナⅡ

COLUMN 1

「真っ直ぐな姿勢とは」

よく「真っ直ぐな姿勢が大事」と言われます。運動学的には「真っ直ぐな姿勢」とは、矢状面《しじょうめん》――つまり横から見た時に、外耳《がいじ》、肩峰《けんぽう》、大転子《だいてんし》、膝の中心、外果《がいか》前方が一直線上に位置する事を指します（さらに詳しい解説については、「For Instructors 1」を参照して下さい）。

では、「真っ直ぐな姿勢」をとるにはどうすればよいでしょうか？　先ほど述べたようなポイントを自分で一つずつ確認するのは、ちょっと難しいですね。自分の写真を撮って確認できればいいのですが、修正しながらは難しいですね。

それを、簡単に確認することができるのが、次の方法です。この確認方法は、自分で体験して実感が持てるので、再現性が高いのが良いところです。つまり、その感覚さえ覚えておけば、普段の生活でも、気が付いたときに自分で修正する事が出来るのです。

Work and Feel！

真っ直ぐな姿勢を体感してみよう

まずはパートナーに肩から下に真っ直ぐ押してもらいます。姿勢が崩れている場合、どこかに負担がかかり、身体が動きます。腰や股関節、膝関節が多いと思います。時には、側屈《そっくつ》等が起きるかもしれません。

次に軽く速く、その場でジャンプを数回します。爪先は床につけたままで、頭頂で天井を突くようなイメージです。そして、直に次のジャンプに入る準備姿勢で立位を取ります。足でしっかりと床を押し返せる感じです。その姿勢のまま、先ほどと同じ様に、パートナーに肩から下に押してもらいましょう。

どうでしょうか？　身体はびくともせず、押

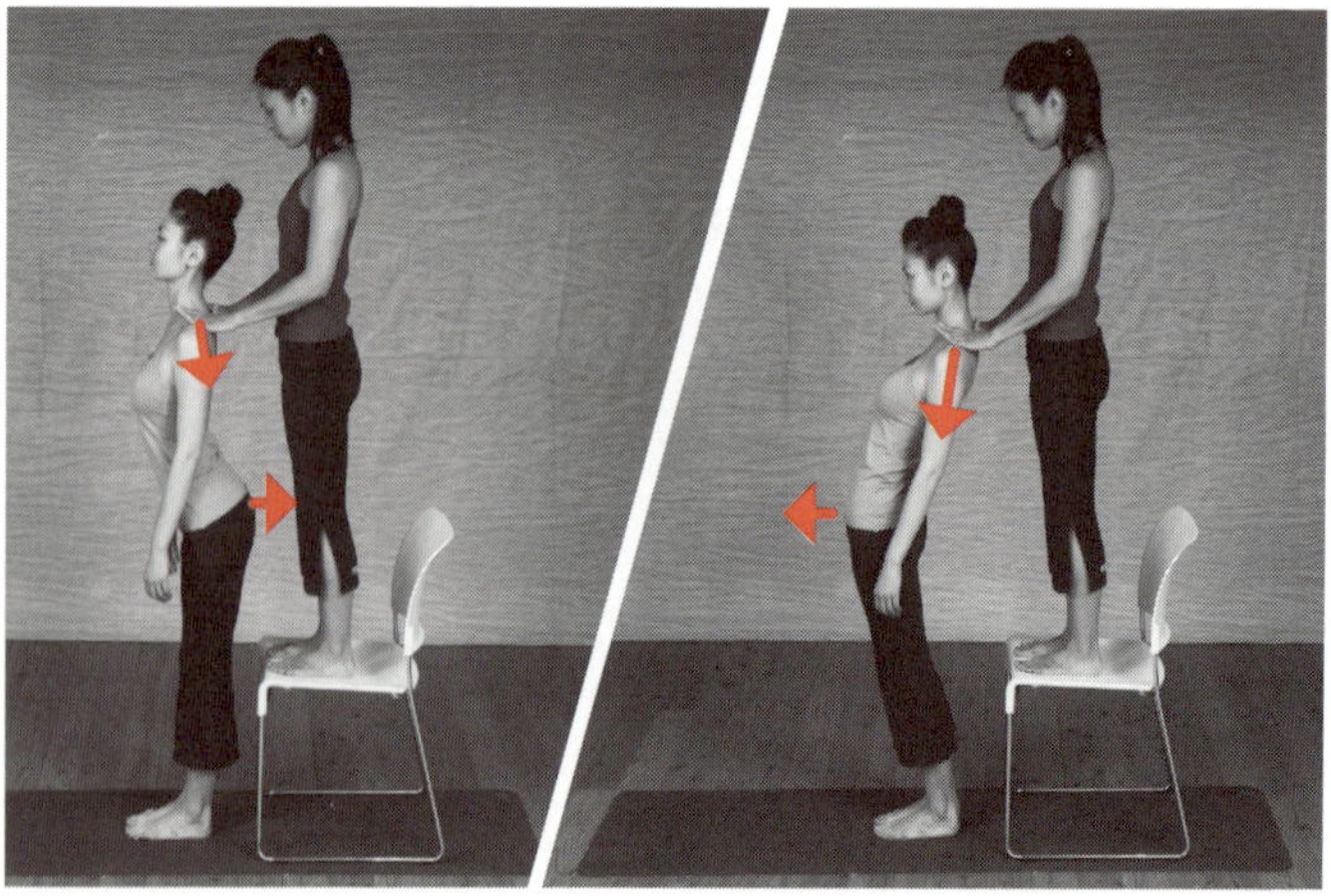

パートナーに上から肩を押してもらうと、前や後ろに身体が曲がってしまう

COLUMN 1

した力は足の裏を通って地面を感じたと思います。これが、いわゆる「真っ直ぐな姿勢」です。

肩の力は抜け、体の軸が出来た様な感覚だと思います。人によっては、今までの重心の位置と異なる為、違和感が出るかもしれませんが、そこが中心ですので、頭と身体に学習させていって下さい。

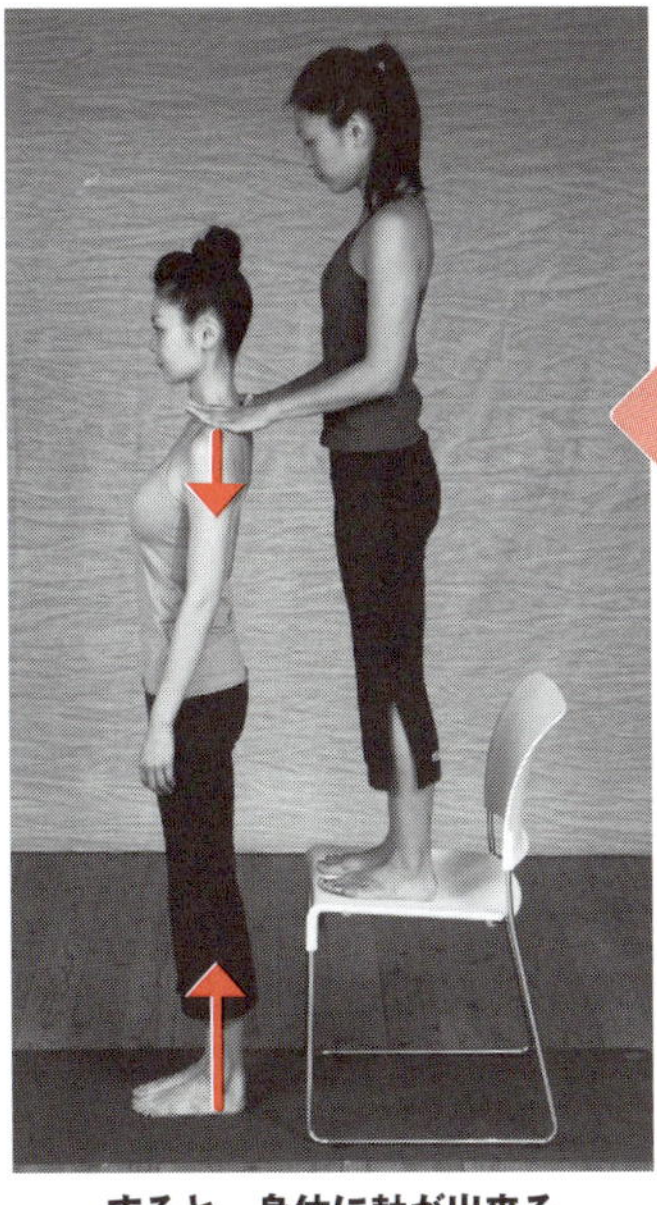

すると、身体に軸が出来る

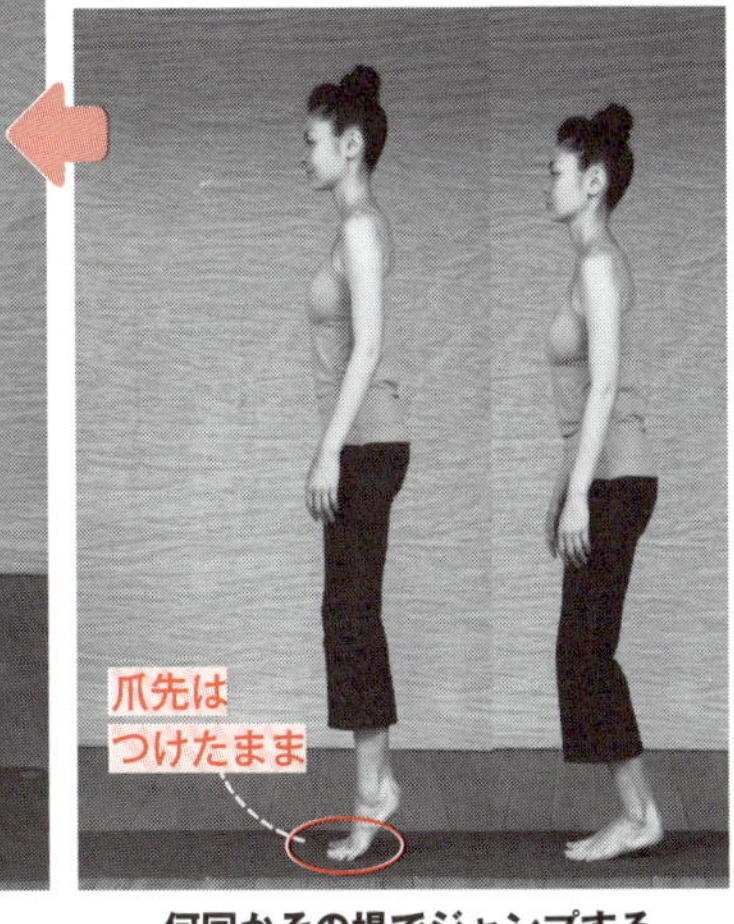

何回かその場でジャンプする

For Instructors 1

アライメントの見方

基本は、立位姿勢で確認します。観察する方向は、矢状面《しじょうめん》の左右、前額面《ぜんがくめん》の前後です。水平面の回旋は、上や下から見るのは困難なので、上記の2面から推測します。概ね確認するポイントは、頭部、肩甲骨、脊柱、骨盤、膝、足部です。

まず矢状面から解説します（図）。

指標は、外耳、肩峰、大転子、膝関節、外果です。

左右違いますので、両方向から確認する事が望ましいです。

前額面の前からの観察は、次の指標の左右差を観察します（図）。

顎の位置、鎖骨の傾き、肩峰の高さ、肋骨の開き方（下部肋骨と腸骨稜《ちょうこつりょう》との距離）、

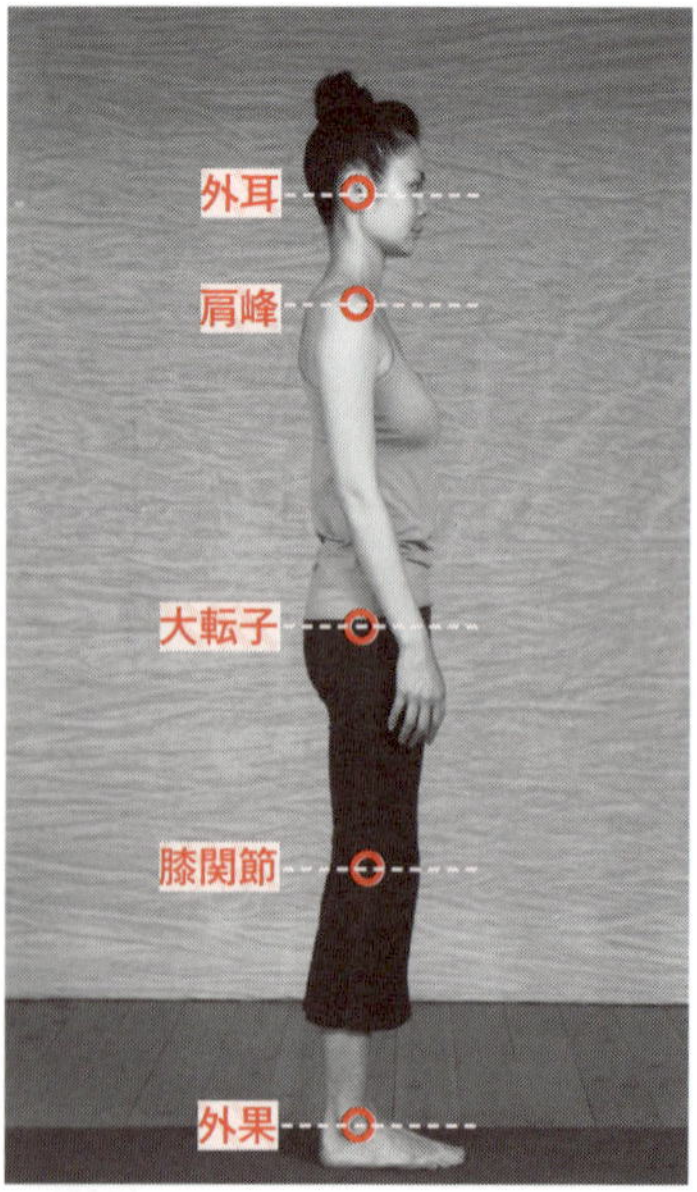

矢状面

1．ターダアーサナ

前上腸骨棘（ＡＳＩＳ）の高さ、
膝蓋骨の高さおよび向き、
脛の向き（脛骨粗面）、
足趾の向きです。

後ろからの観察は、次の指標の左右差を観察します（図）。

耳の高さ、肩峰《けんぽう》の高さ、
肩甲骨下角《かかく》の高さ、
肩甲骨内側縁の脊柱からの距離、
手の高さ、腸骨稜の高さ、
後上腸骨棘（ＰＳＩＳ）の高さ、
大転子の高さ、腓骨頭《ひこつとう》の高さ、
内側縦アーチの高さ、
踵骨の傾き（内反・外反）です。

また、回旋の要素は、骨盤の左右の前・後方回旋、肩甲骨の外転・内

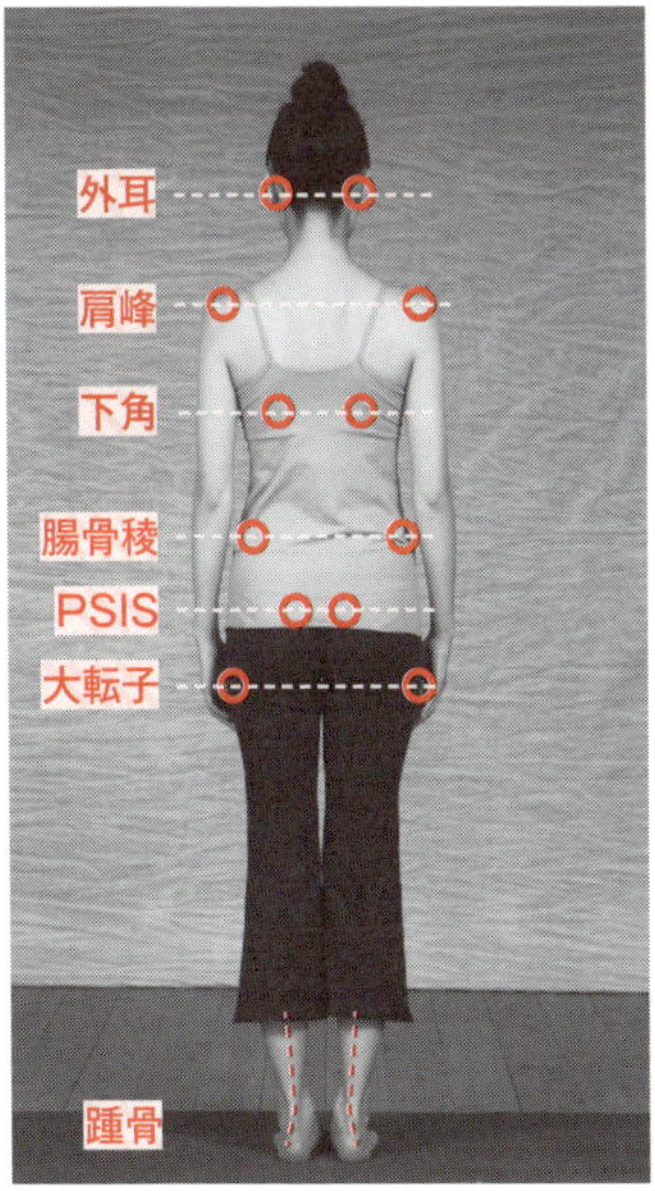

前額面（後ろから）

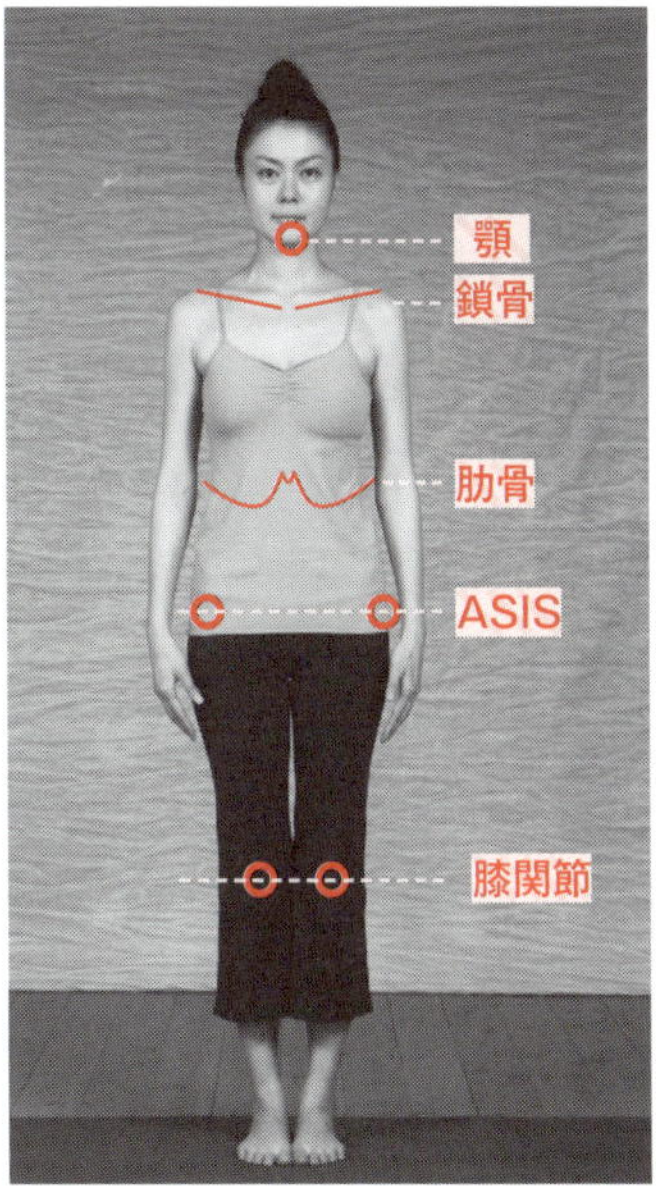

前額面（前から）

転、肋骨の回旋（呼吸を観察する事で確認）で確認します。回旋は、上からの観察でも可能ですが、概ね上記の4つの特徴から推測できます。

これで、大体の体の特徴が分かります。

基本は観察ですが、友人やご家族で、触れながら、確認出来れば、より理解が進むと思います。触る時には、〝優しく、柔らかく、愛情を持って〟が大切です。

このアライメントの観察の目的は、異常を見つける事ではありません。人は、利き手がある様に、左右差があるのが自然です。脳自体も、左が言語機能を司るので優位半球という様に、左右差があります。

アライメントに特徴があるからと言って、直に問題だと言う事はありません。「個性」です。ただ、大きくずれていて、本人の気になるところであれば、指摘してあげてもいいかもしれません。

この姿勢の個性は、スポーツ歴や、職業特性、生活習慣によって大きく影響を受けていますので、闇雲に矯正する事がいい事ではありません。ただ、ヨガをする上での左右差を説明できるかもしれません。

体の偏位は複雑で、足の影響が、首や肩に出る事もありますし、股関節に出る事もあります。もちろん逆もあり得ます。体は各部位が絶妙なバランスを取り合っていますので、最終的に痛みなどの明らかな問題が疑われる場合は、生徒さんに無責任なことは言わず、専門家の意見を仰ぐ様にして下さい。アドバイスと、断言は大きく違いますので、インストラクターとして「分からない」という事が言える誠意を心がけて下さい。

2. ウルドゥワハスタアーサナ

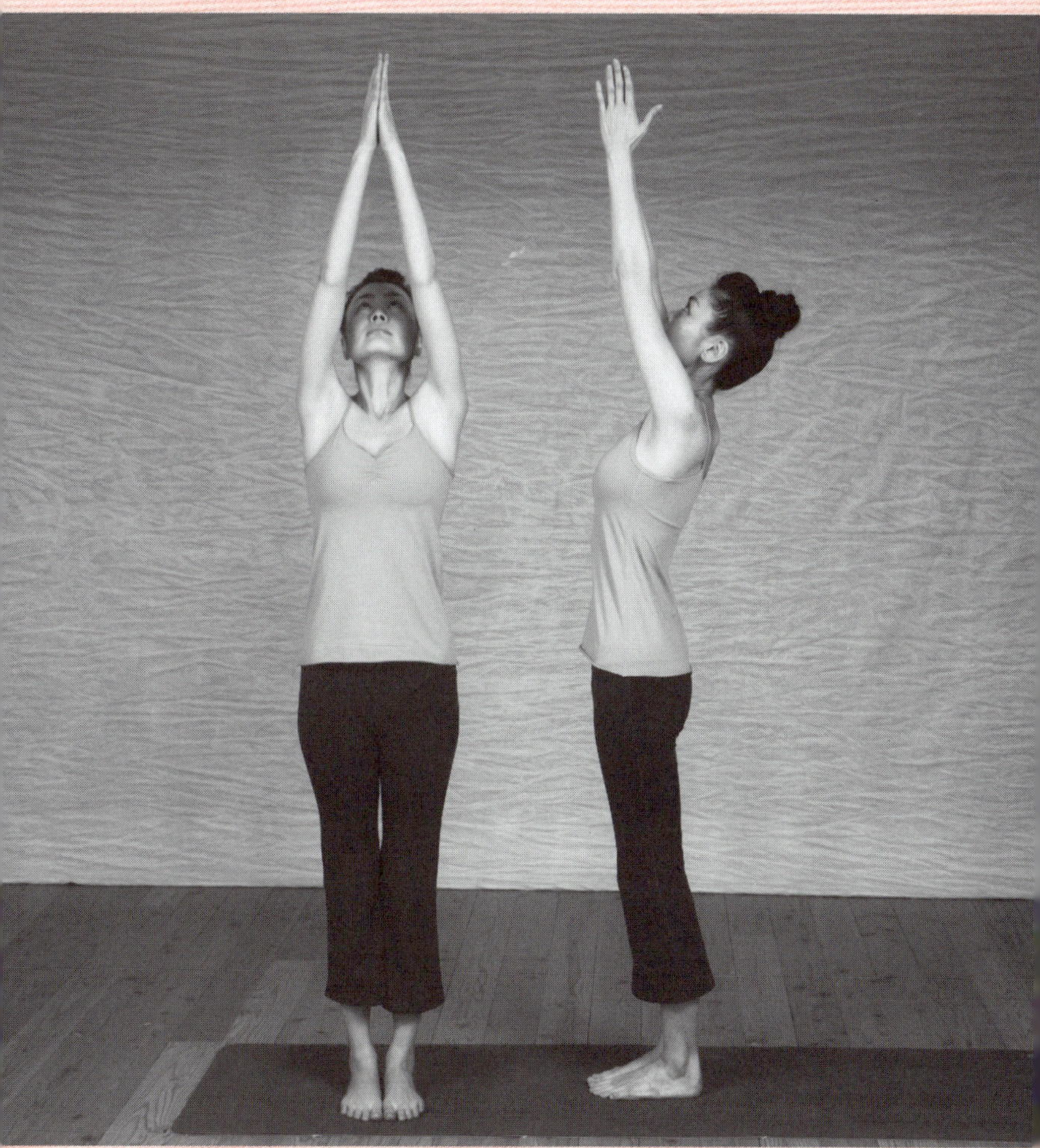

Urdhva Hastasana

Check Point 1

腰で反っていませんか？
――手を上げるのと一緒に、お腹も引き上げるイメージです。

Key Word
腹筋

腕を上げると、よくお腹が出て、腰で反ってしまう方が多くいます。お尻が後ろに出る事は問題はありませんが、お腹が出るのは、体幹の弱さを作ってしまいます。

肋骨と骨盤の間をしっかり結びつけたままで腕を上げましょう。

肋骨と骨盤の間をつないで、安定

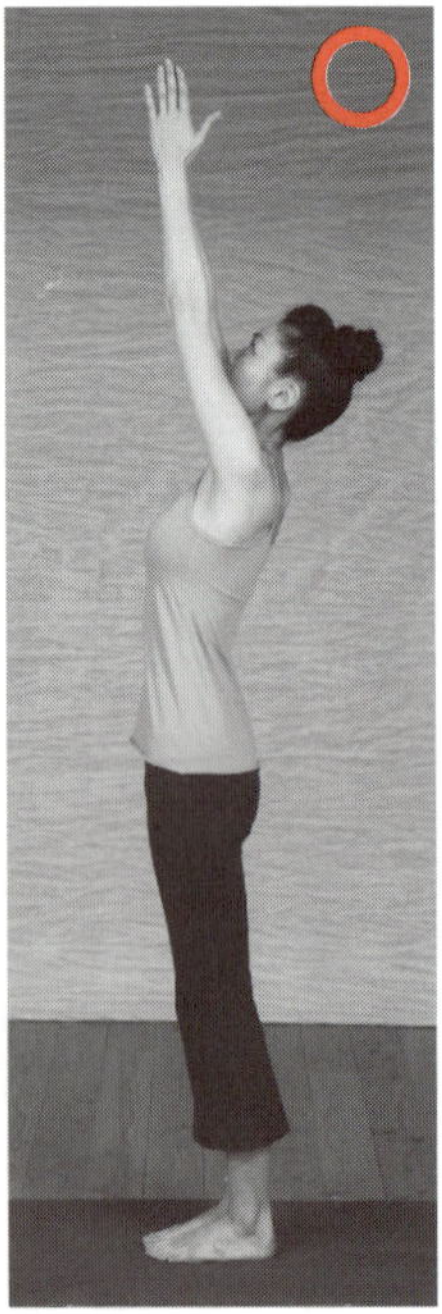

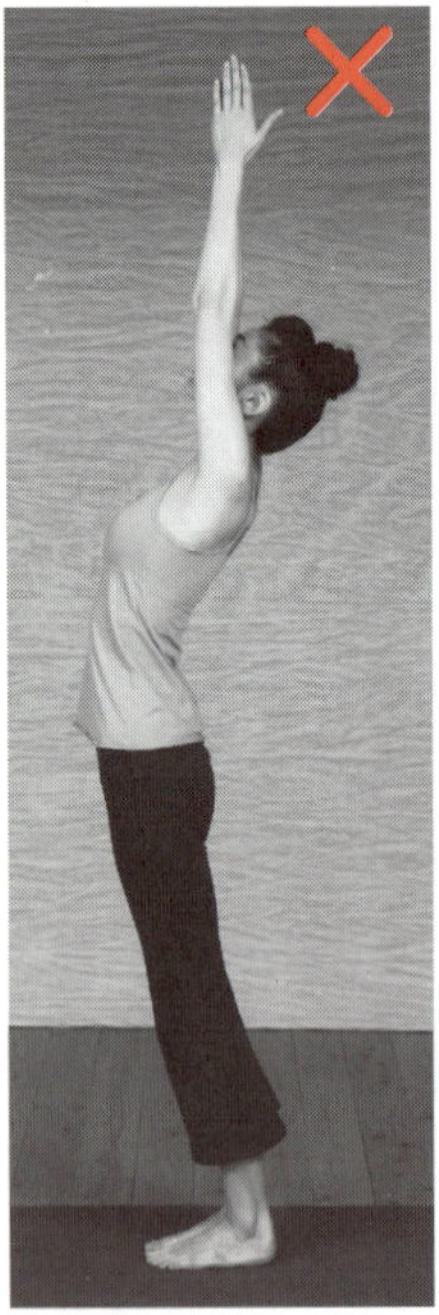

性を確保しているのは、いわゆる腹筋です。

Work and Feel!

肩甲骨の〝前突〟で、腹筋の充実感を変えてみよう

両手を合わせて肘を伸ばし、顔の斜め前に伸ばします。少し肩甲骨を前に突き出す意識です。このときに働く筋肉が前鋸筋《ぜんきょきん》です。肩甲骨を前に突き出す動作を、「肩甲骨の前方突出（protraciton）」と言います。

この状態を維持しながら、手を天井に向けていきます。すると、胸が反っていき（伸展《しんてん》）、お腹に力が自然と入るのを感じると思います。

次は、肩を後ろに引きながら、お腹の力を抜いて手を天井に向けてみて下さい。先ほどのような、腹部の充実感が得られないと思います。

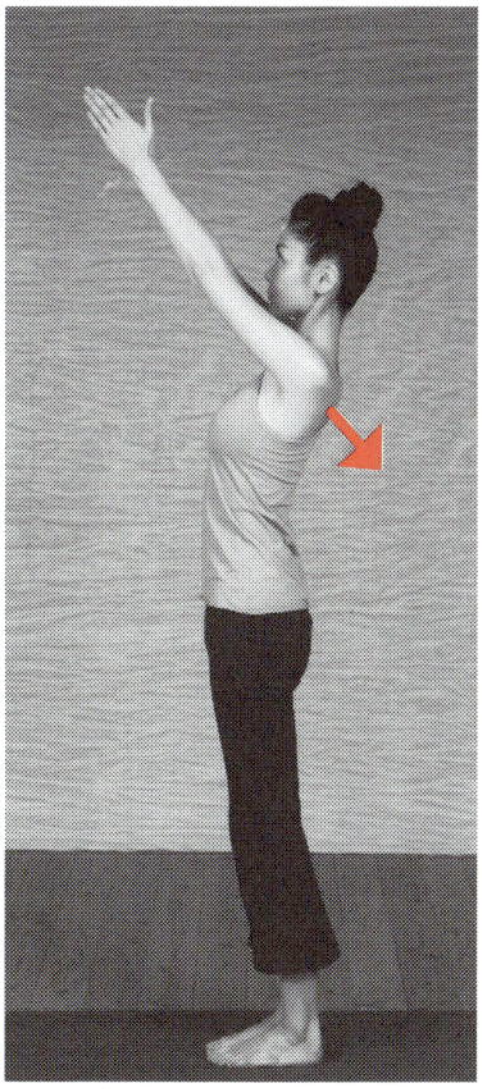

肩甲骨を引いたまま反る

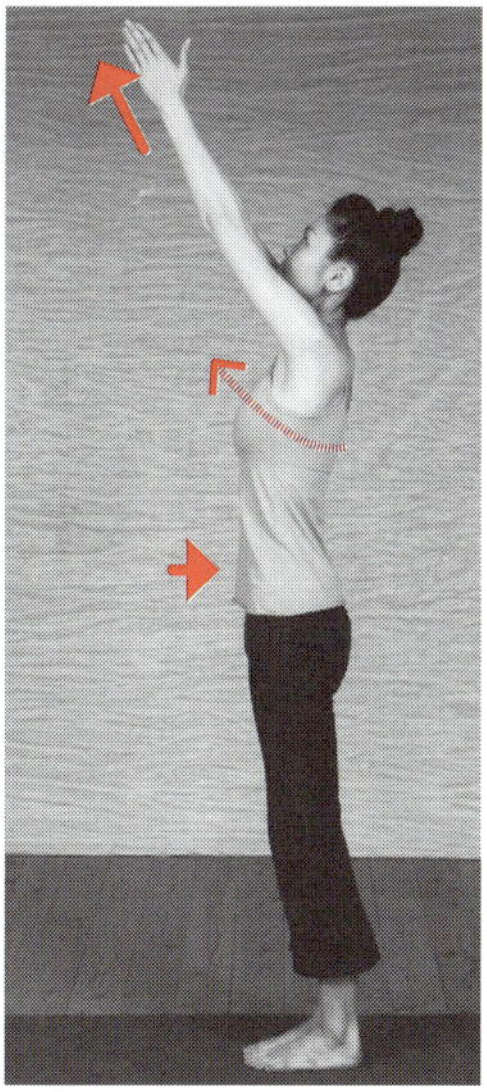

肩甲骨を前突して反る

この様に、腹筋を効果的に使うには、肩甲骨も影響を及ぼしているのです。

土踏まずから内腿のラインも引き上げる意識を持つと、より下腹部の自然な引き上がりを感じることができると思います。

Key Word

肩甲骨

肩甲骨は腕の土台ですが、実は肩甲骨は図のように、胸鎖関節《きょうさかんせつ》のみで身体と繋がっています。

基本的には肋骨の上に乗っかる様に位置します。つまり、肩甲骨と肋骨は一体として動く事が出来ます。

この時に動くのは、肩甲骨と肋骨だけで

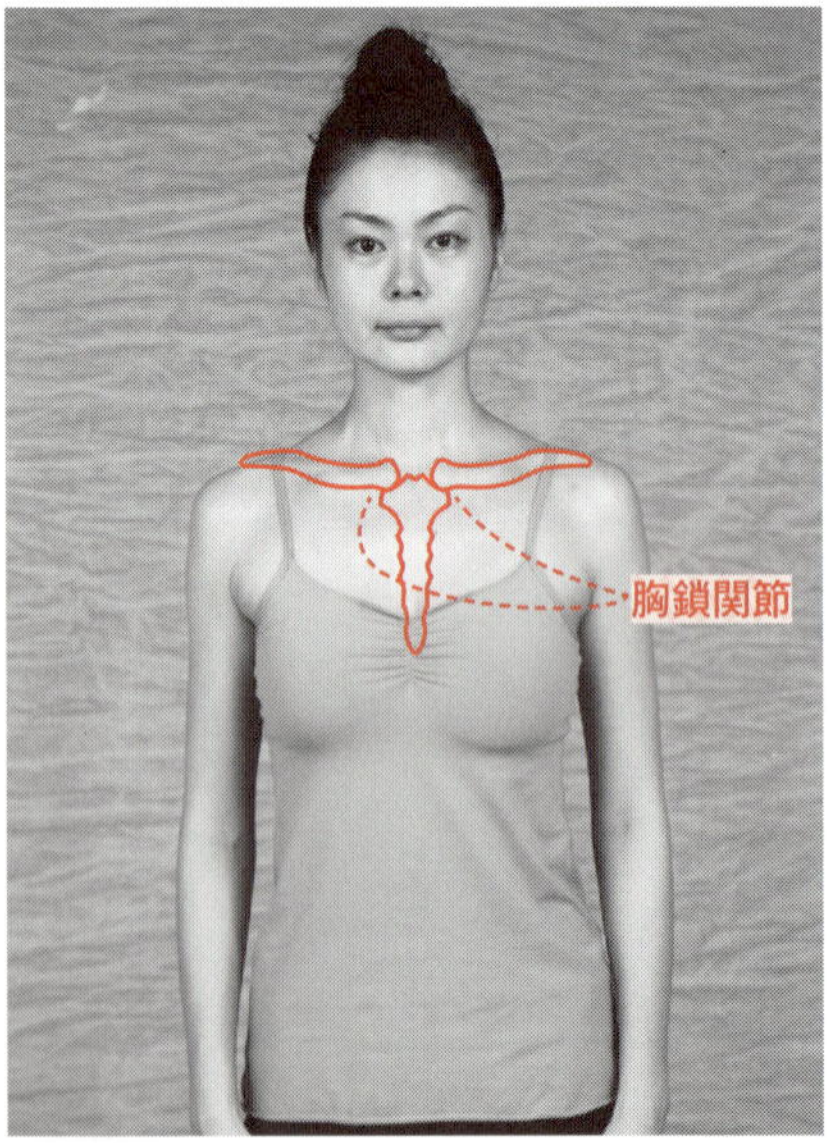

胸鎖関節

なく、脊柱の胸椎です。

しかし、この一体的に動く為には、条件があります。それは、肩甲骨が肋骨にしっかりとくっ付いているという事です。

肩甲骨と肋骨の密着度が少ないと、肩甲骨は独立して動きます。

胸椎を効果的に使用したい場合は、肩甲骨を広げて、肋骨との密着度を上げます。

姿勢を良く見せようとする女性に多いのが、肩甲骨を寄せて、胸を張る姿勢です。これでは、図の様に肋骨との接点は少なくなってしまいます。

肩甲骨の位置を、時と場合で使い分けられると、色々と応用が利きますので、覚えて下さい。

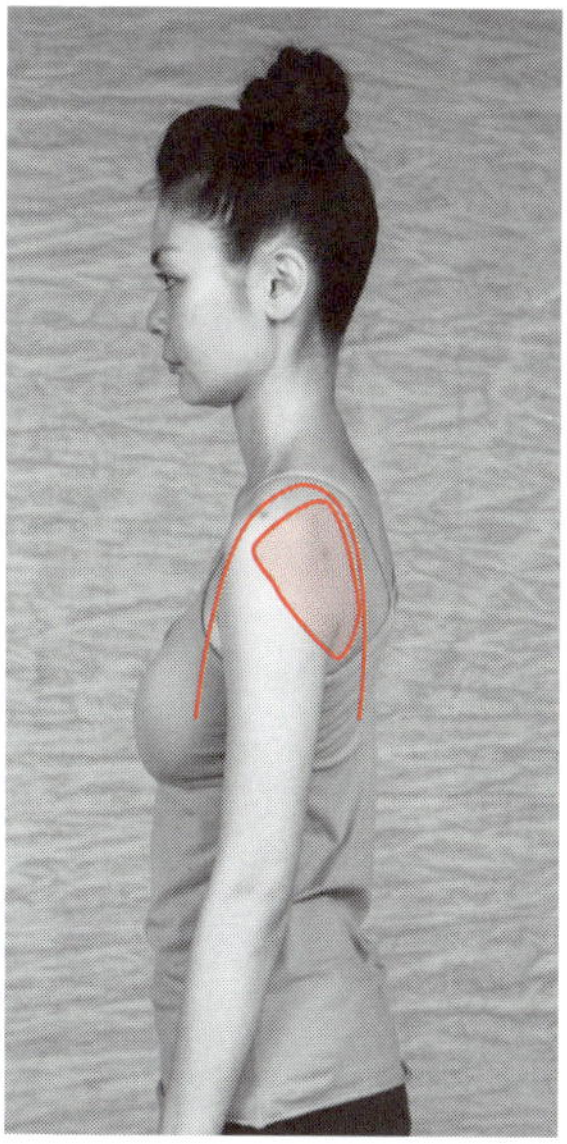

肋骨に肩甲骨が乗っている

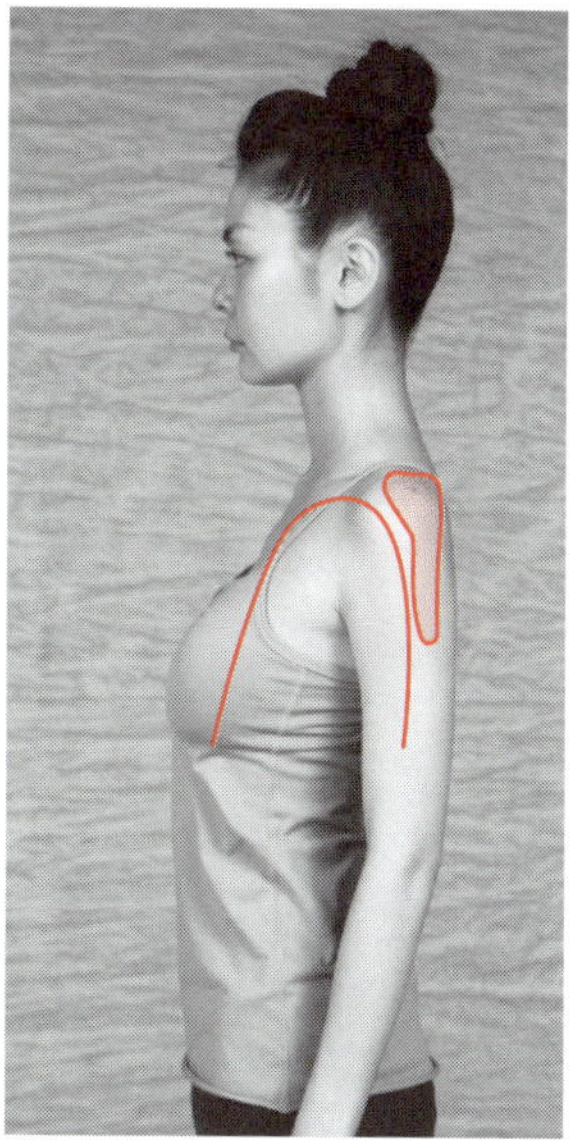

肋骨に肩甲骨が乗っていない

Work and Feel!

肩と肩甲骨、胸の連動を確かめてみよう

肩をすくめた状態で、片腕を水平に上げた状態（外転90度位）から後ろに引いて（水平外転《すいへいがいてん》）みて下さい。

次に、肩を少し下げた状態で、手を外へ広げ、同じ様に後ろに引いて下さい。すると胸が一緒に動き、肩甲骨が感じ取れたはずです。

これが、腕と肋骨、胸椎の一体的な動きです。肩だけの動きに比べて、安定性と強さがでます。腕と胸椎、この仲介をしているのが、肩甲骨です。

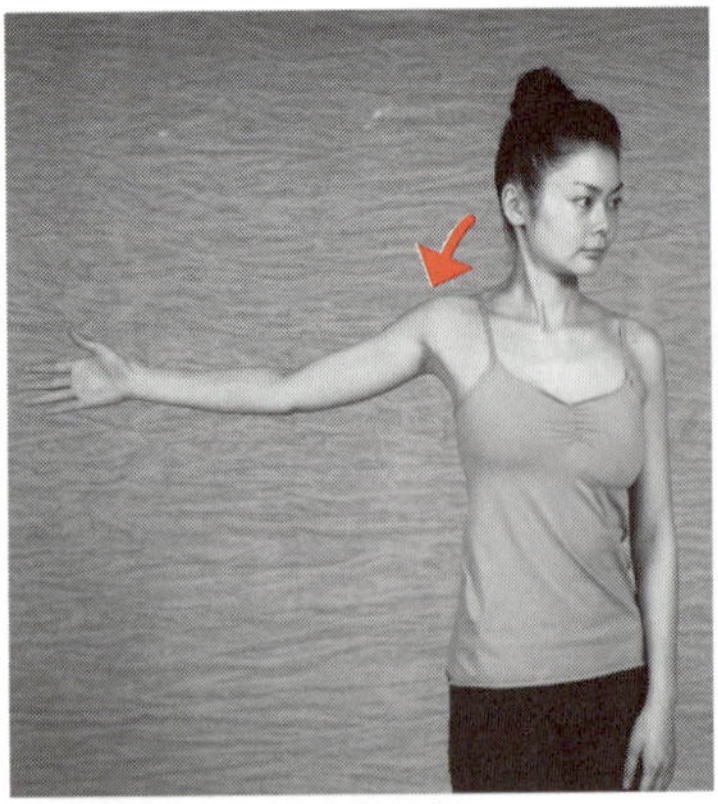

肩を下げて、腕を水平外転

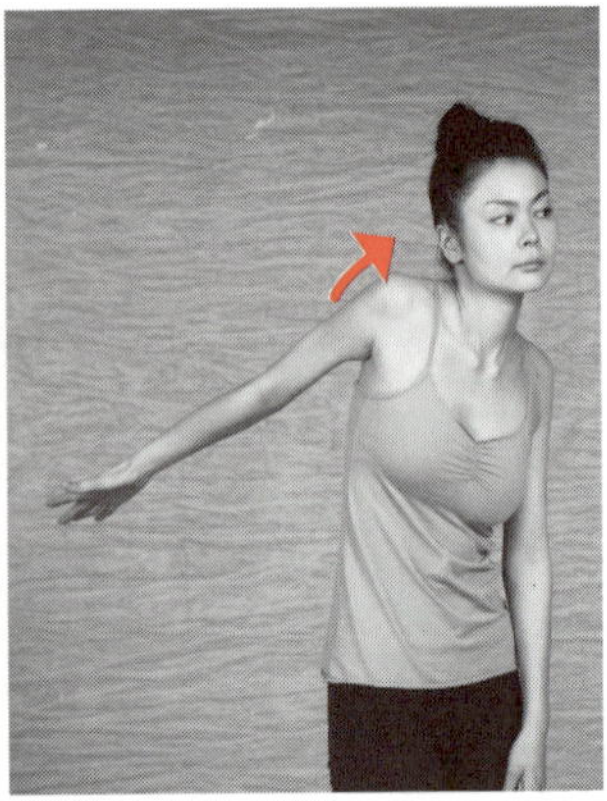

肩をすくめたまま、腕を水平外転

Check Point 2

顎は突き出ていませんか?

——顎は適度に引いておきます。

Key Word

顎と胸椎

一生懸命胸を張ろうとして、顎を突き出したり、頭を後に落としたりしてしまう方がいます。

ところがそれは逆効果。たいして胸が張れないばかりか、かえって不格好になってしまいます。

顎を適度に引くように気をつけることで、胸が上がります。

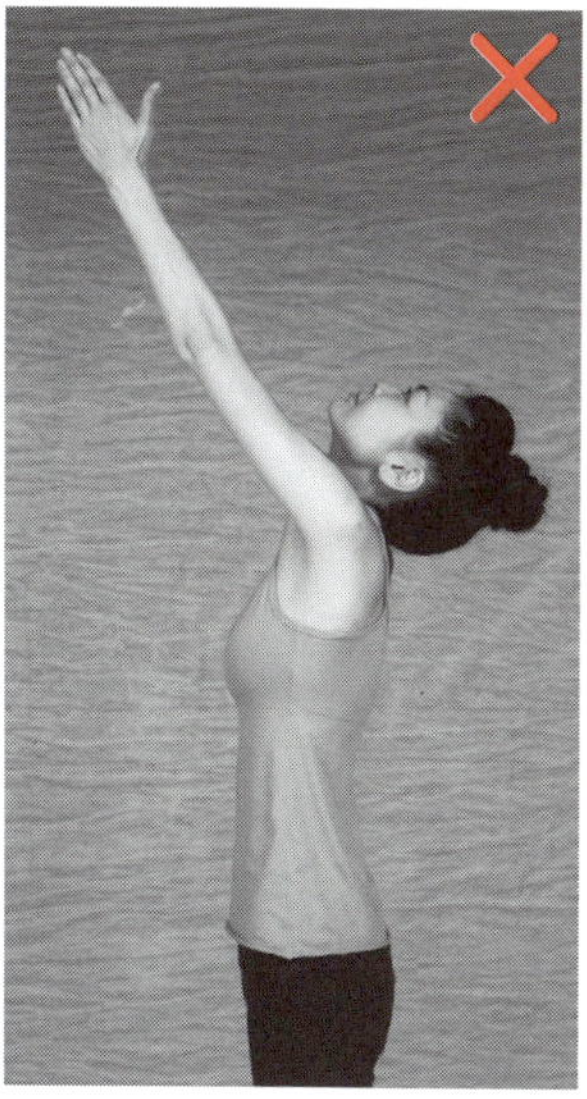

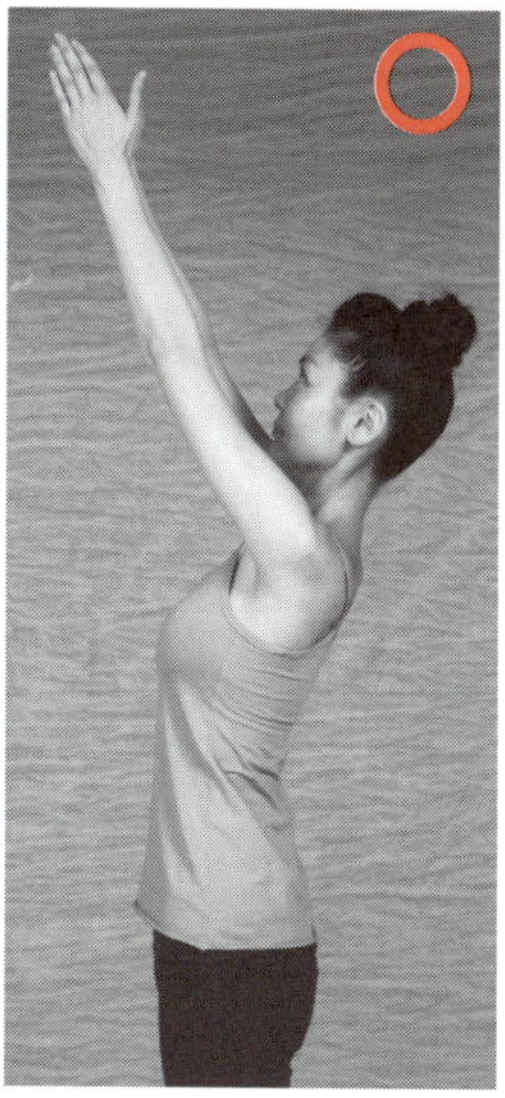

その裏には、背骨、つまり脊柱の構造、特に首と胸椎の構造があります。その構造を知れば、胸を綺麗に張ることができるようになるはずです。

皆さんは、「首」と「頚」の違いを知っていますか？「首」とは、正確には図の「環椎後頭関節《かんついこうとうかんせつ》」を指し、頭と頚椎の1番との関節での動きとなります。

一方、「頚」とは、頚椎の図の椎間関節《ついかんかんせつ》を指します。ですので、正確には「首の伸展」と「頚の伸展」は、違う動きを指します。この違いを意識できることで、様々なアーサナへの理解も変わってくるはずです。

脊柱は波の様に、頭から骨盤まで力を分散して動きます。その中で、頚椎と胸椎の連携が大切になります。

Work and Feel !

胸を張りたいなら、顎を引こう

アーサナには、胸を張るようにするものが多くあります。胸を張るというのは、胸椎の反り（伸

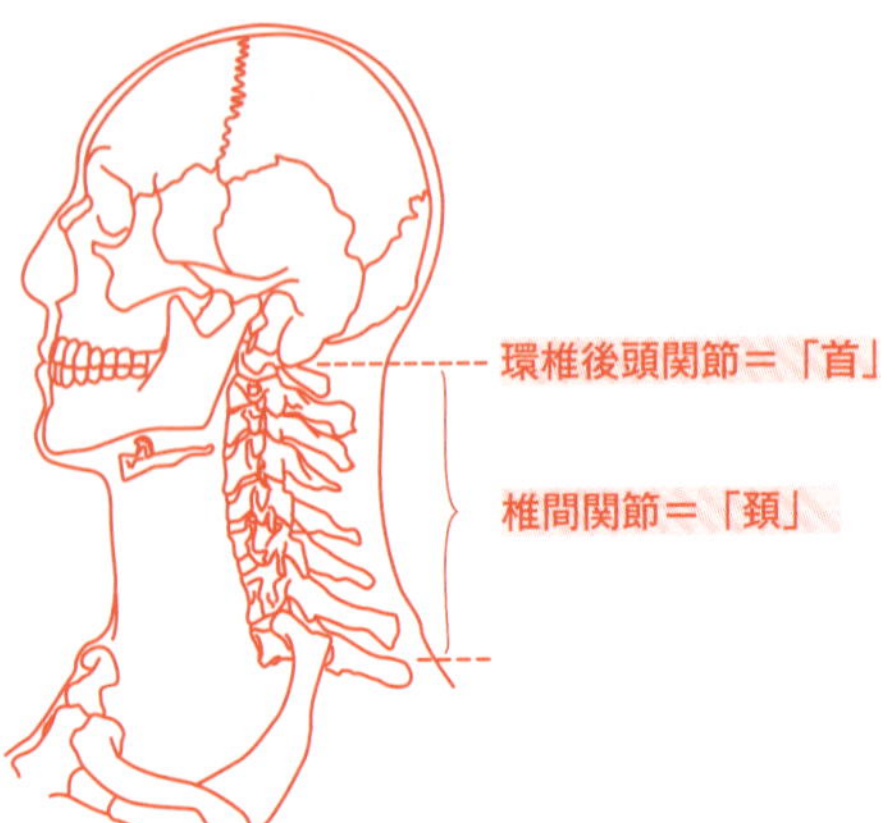

頭蓋〜胸椎の構造

展）ですので、首も反りたくなる人も多いと思います。

でも、「首」の反りを強くすると、「頸」も反りますが、さほど胸を張ることには繋がらず、どちらかというと胸椎は前に曲がってしまいます。言ってみれば脊柱の彎曲が強くなっている状態です。頭が後に行く分、胸でバランスをとっているとも言えます。

胸椎の反りを出すには、「首」の曲げが必要になります。つまり、しっかりと胸を張りたいならば、顎を引く必要があるのです。

反りたいのに曲げる、というのは、一見矛盾している様に感じますが、体験して確認してみましょう。

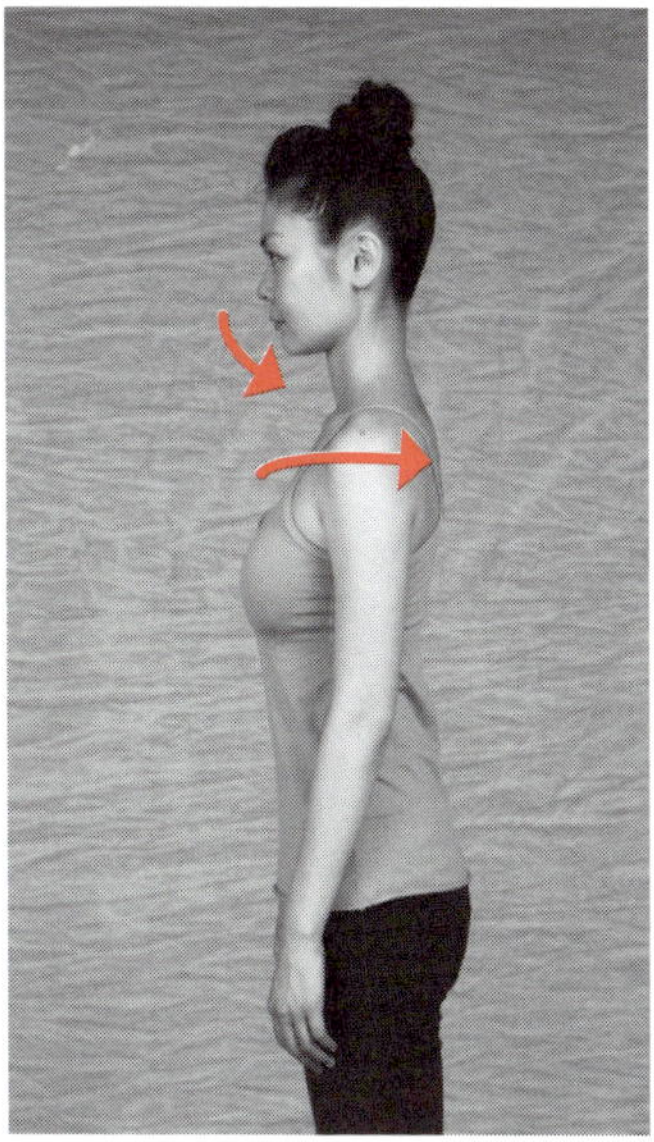

首を曲げて、頚を反る

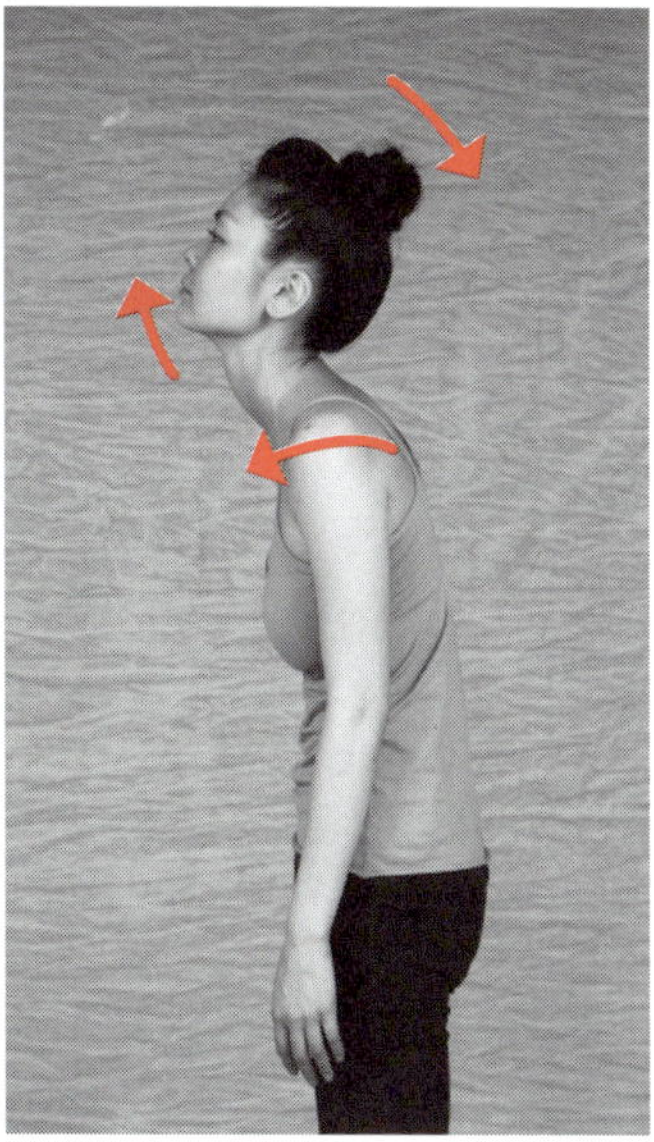

首を反って、頚を反る

Work and Feel！

脊柱の連動を体感してみよう

椅子に座り、力を抜いて、頭を下げて身体を丸くします。まず、その状態から頭だけを起こしてみて下さい（首の伸展）。身体には変化は無いと思います。

次に、同じ丸い姿勢から、顎を引きながら頭を起こしてみて下さい。すると、自然と脊柱も伸ばしたくなったと思います。

この様に頚椎は胸椎と一体化して動く事が出来るのです。

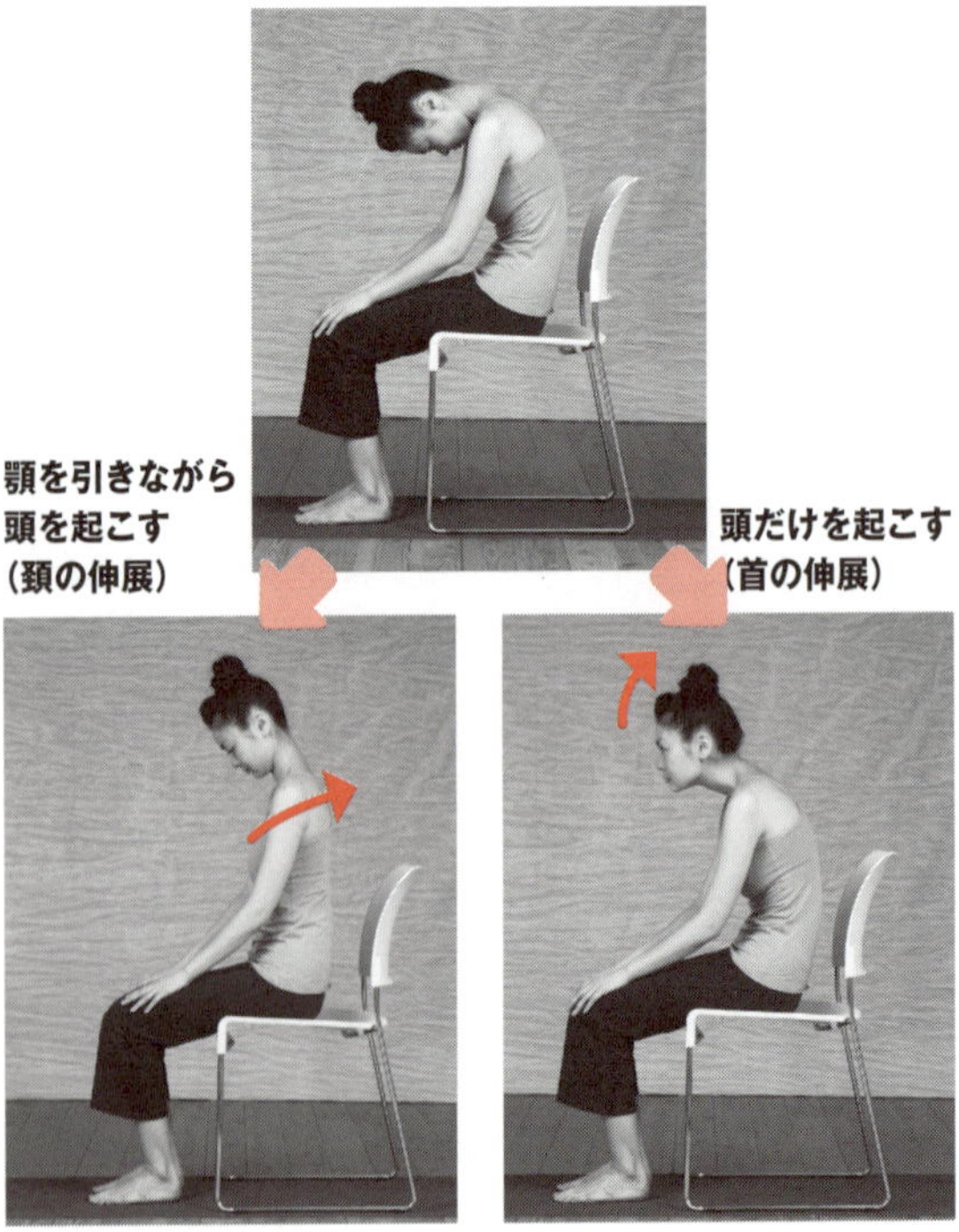

2. ウルドゥワハスタ アーサナ

今度は、頭を後に倒した時の、首と脊柱の連動を試してみます。

まず、背筋を伸ばした姿勢から、顎を突き出しながら、後ろに反ってみましょう。

次に、顎を引きながら後ろに反ってみましょう。

どちらも、出来るだけ骨盤を動かさない様にして下さい。

どうでしょうか？　前者は腰に、後者は胸に、反りを感じたと思います。また、後者はお腹に自然と力が入ったと思います。

この様に、反りを行う場合、

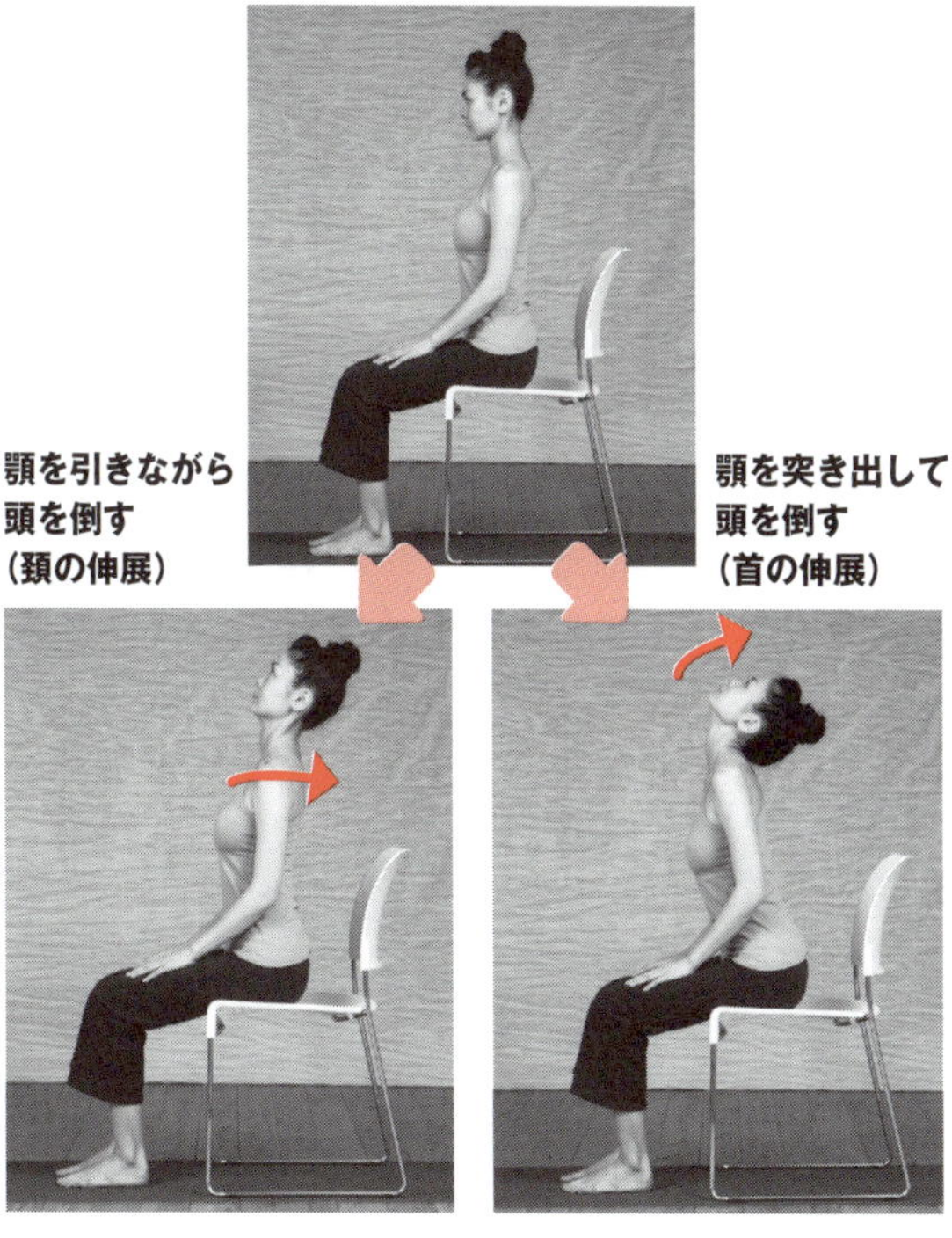
顎を引きながら
頭を倒す
（頚の伸展）
顎を突き出して
頭を倒す
（首の伸展）

顎の引きつけは胸部の反り（伸展）を促し、同時に腰が強く反らないようになります。これが腰を守ることにつながるのです。

つまり、安全の為には、順番が大切だということです。首の完全な反り（伸展）は、ポーズの最終段階でするようにしましょう。

関連のアーサナ

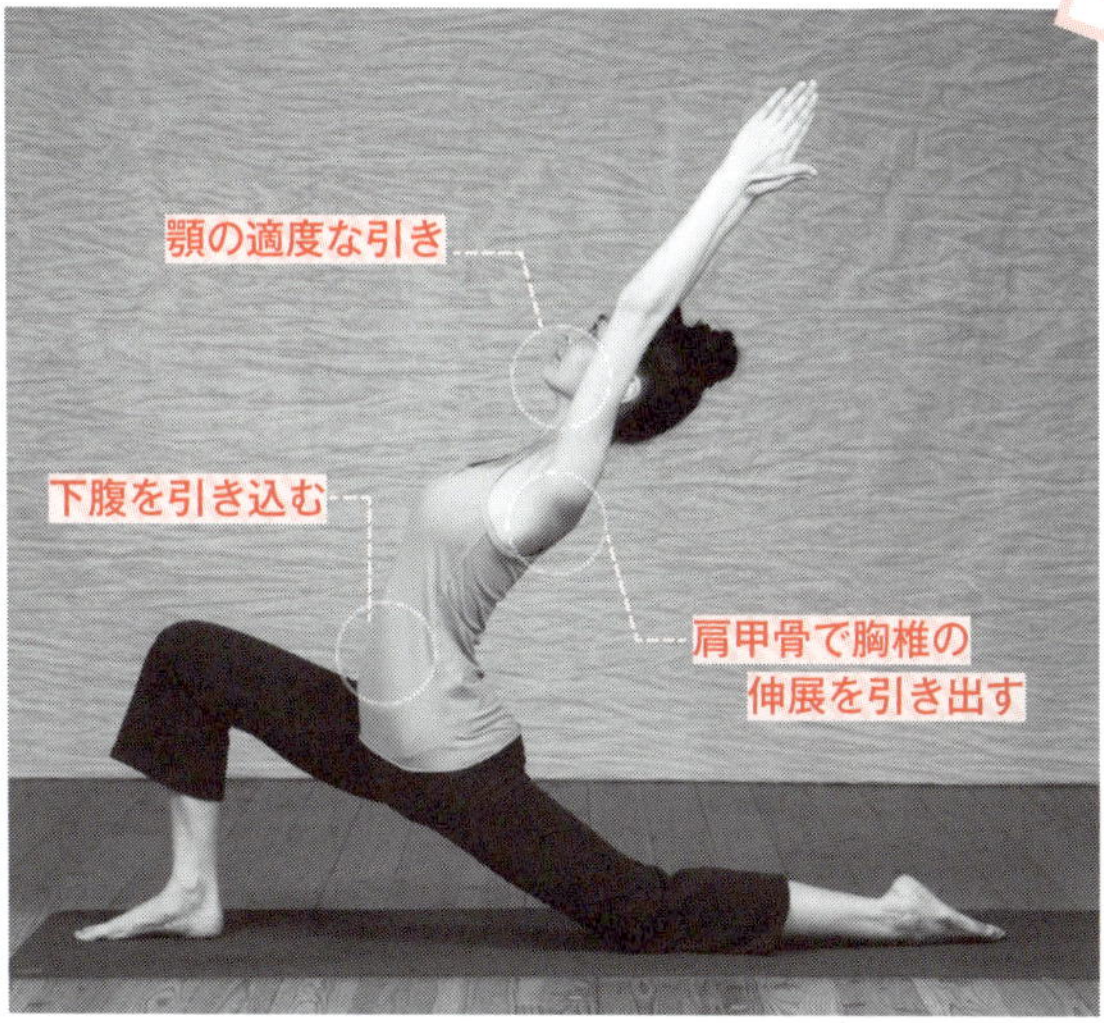
顎の適度な引き
下腹を引き込む
肩甲骨で胸椎の
伸展を引き出す

アンジャネーヤアーサナ

顎の適度な引き
下腹を引き込む
肩甲骨で胸椎の
伸展を引き出す

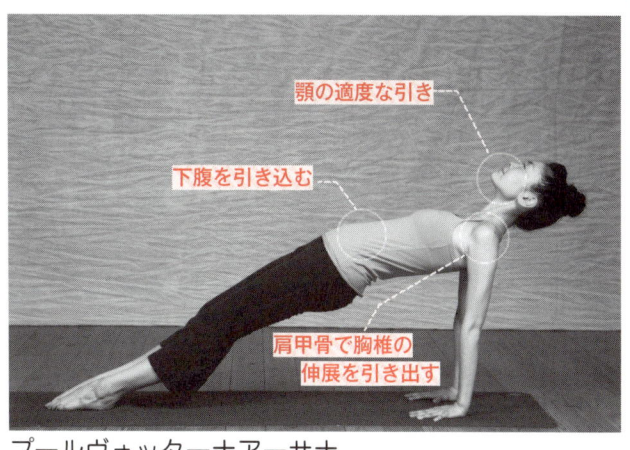

プールヴォッターナアーサナ

COLUMN 2

「脊柱の波」

背骨を横から見ると、綺麗なS字カーブを描いているのが分かると思います。頸椎は前に（前弯《ぜんわん》）、胸椎は後に（後弯《こうわん》）、腰椎は前に、そしてお尻は後です。このカーブを生理的弯曲《せいりてきわんきょく》と言います。

特に、腰にある前への弯曲は、二足歩行をする人間の特徴と言えます。進化論的には人間と近いはずの猿にもないのです。ただ、面白い事に、猿回しの猿には、この腰椎の前弯が出来るそうです。

では、なぜこの弯曲が必要なのでしょうか？ もちろん立って、歩くために、重心を前方に移動させるものだと推測できます。そして、もう1つ重要な役割は衝撃吸収です。ストレスの分散です。

進化をさかのぼって、私たちのずっと先祖にあたる魚の動きを思い浮かべて下さい。魚が泳ぐとき、頭から尾っぽまで滑らかに揺らしています。上から見れば、横にS字にカーブを描いています。この様に1つ1つの椎骨《ついこつ》が連動して動くことで、力を分散させているのです。

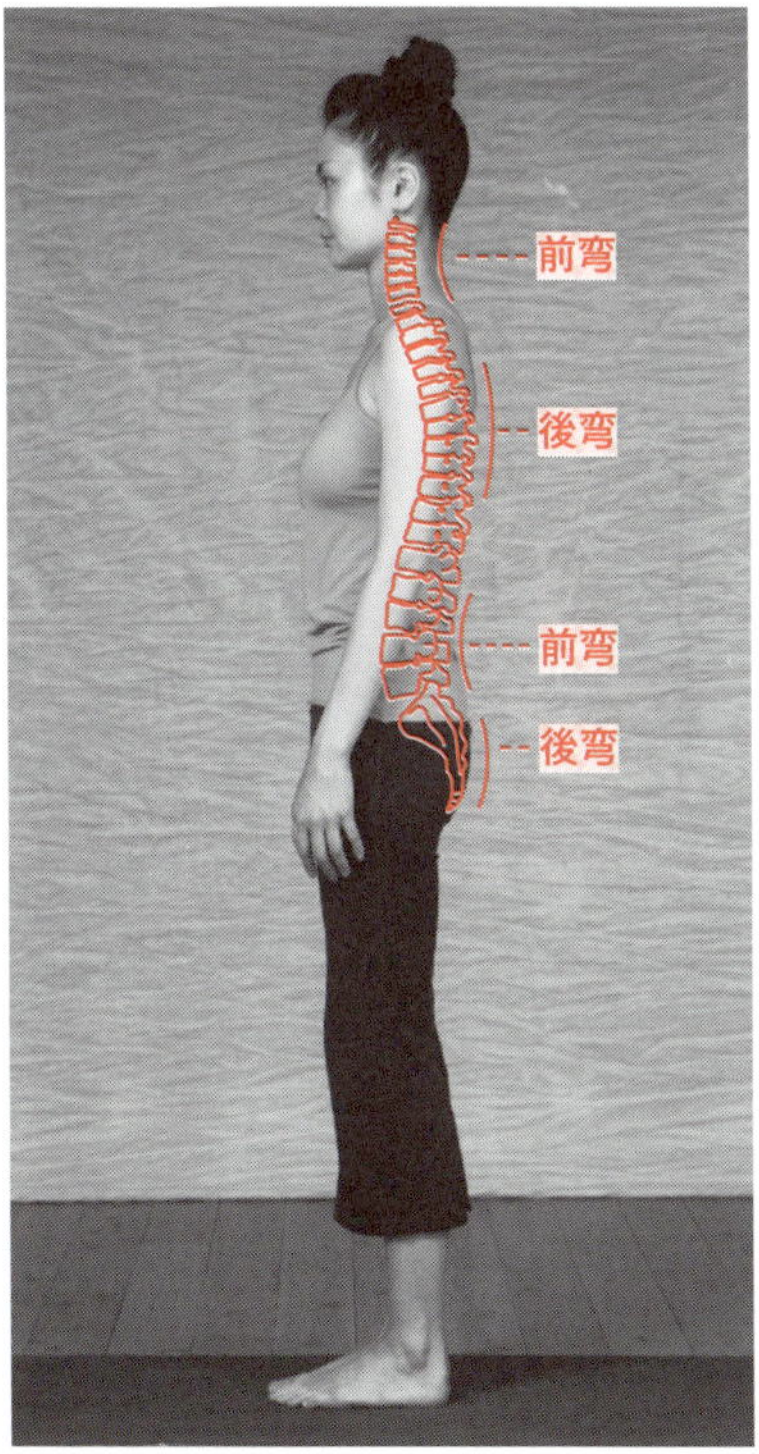

脊柱の生理的湾曲

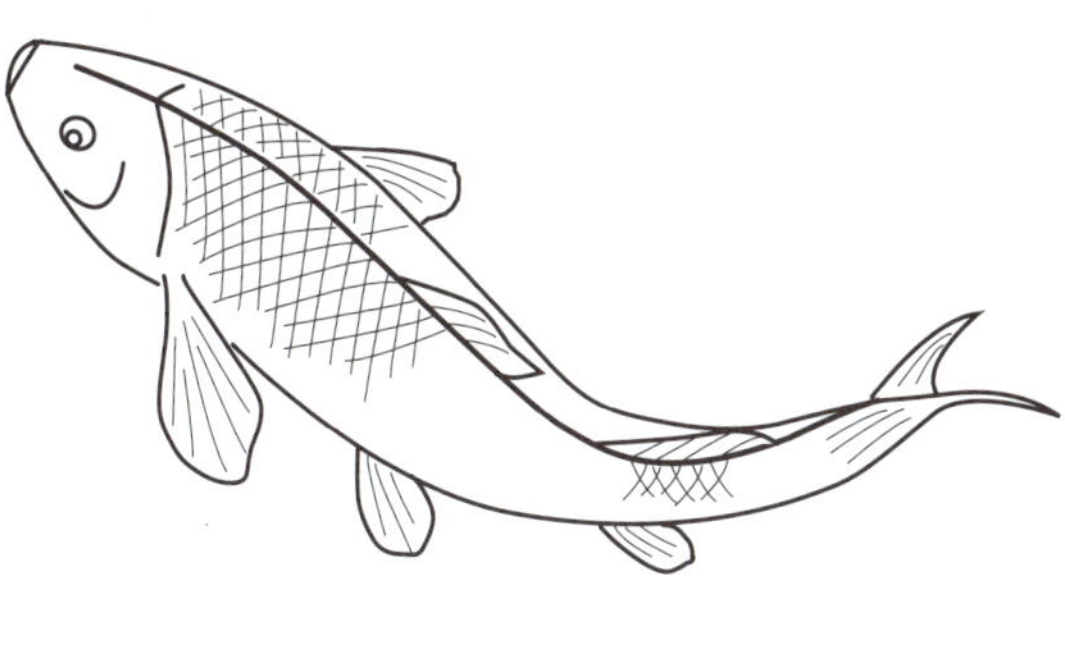

これは人間でも同じ。脊柱はとても柔軟で、連動性に富んでいるのです。

Work and Feel!

「脊柱の波」を滑らかに続けてみよう

椅子に座って、身体を丸くしてみましょう。

骨盤を起こしながら、腰を反り、胸、頚という様に、下から上に徐々に波を通していってみましょう。上まで通したら、顎が突き出たまま、また身体を丸くします。

これを、滑らかに続けてみましょう。はじめは、ぎこちないかもしれませんが、徐々に慣れてきます。

慣れたら、逆に上から下に、波を通してみて下さい。この方が難しいと思います。

COLUMN 2

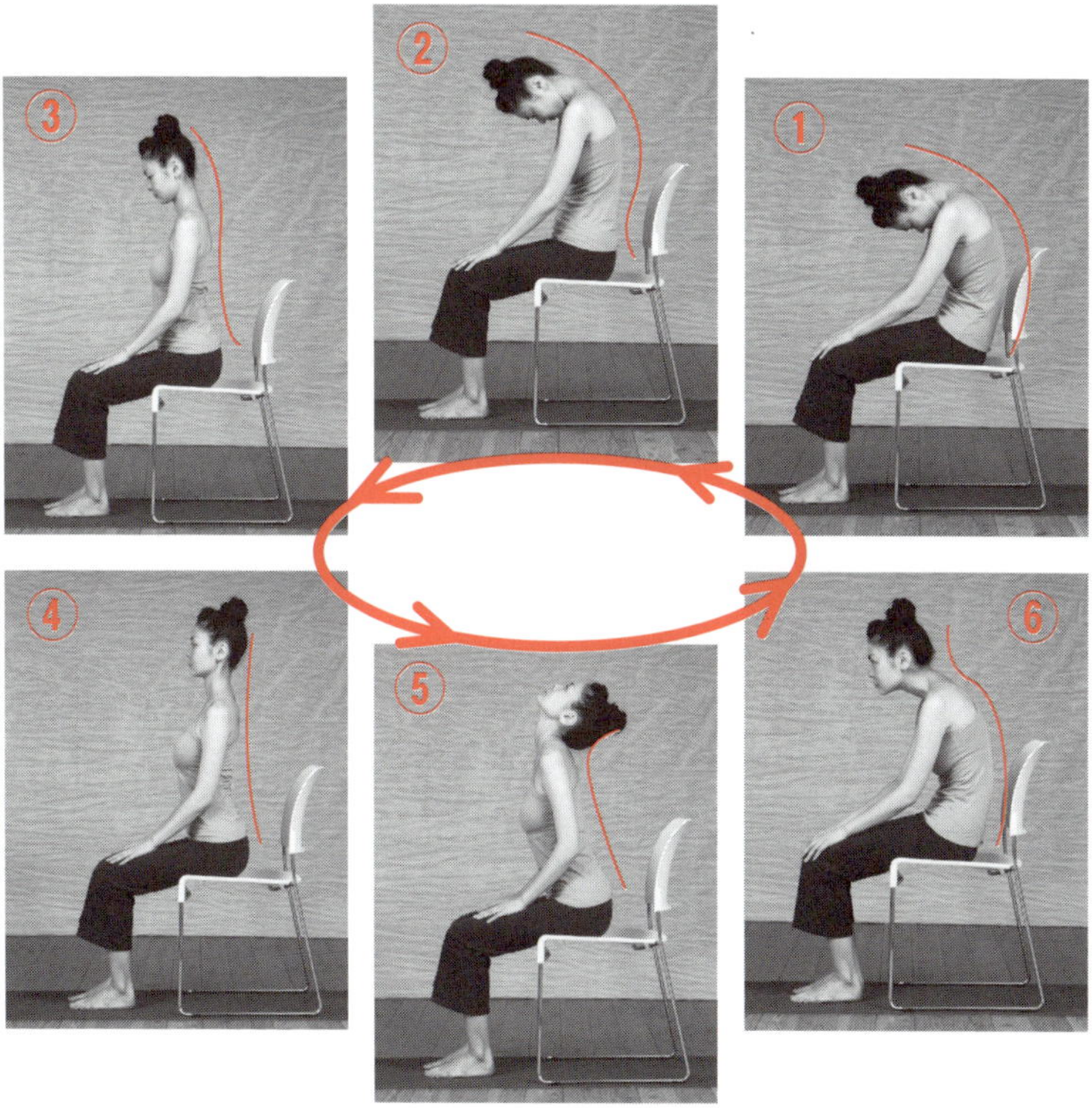

Work and Feel !

「脊柱の波」をアーサナで体験してみよう

脊柱の波の動きは、太陽礼拝で【ブジャンガアーサナ⇅アドームカシュワーナアーサナ】でも応用できます。

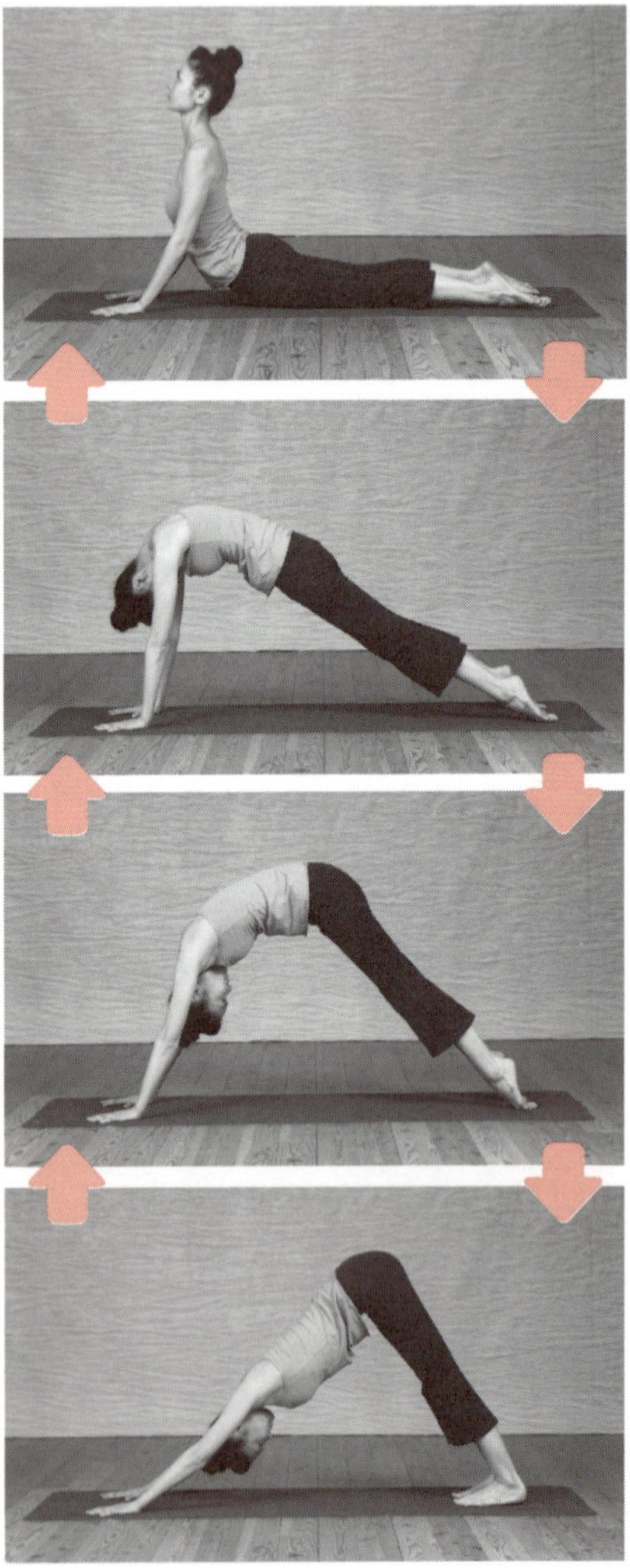

For Instructors 2

身体の動く仕組み

私たちの身体は、約２０６個の骨と、それを動かす約６００個の筋肉からなっています。筋肉は、殆どが骨と骨とを結んでいて、それらが「収縮」つまり短くなる事で骨と骨とを近づけ、「動き」を起こしています。

動きとは、運動する事だけに留まらず、あくびをするのも、食べる事も、話す事も、そして愛を囁《ささや》く事すらも、筋肉が行っているのです。

その筋肉に命令を出しているのが「脳」で、その命令を伝達しているのが「運動神経」です。「感覚神経」は、身体の受容器からの情報を脳に伝えます。

この様な、意識的に動かされる筋肉を、機能的に「随意筋《ずいいきん》」と言います。随意筋は、骨格の構成、動きに関与する「骨格筋」が主になります。

一方で、内臓や心臓（心筋《しんきん》）の様に、意識とは関係なく動く筋肉を「不随意筋《ふずいいきん》」と言います。また、組織学的に顕微鏡で見た特徴から、骨格筋と心筋は「横紋筋《おうもんきん》」と言い、内臓の筋肉は「平滑筋《へいかつきん》」と言います。

骨格筋が運動神経に支配を受けているのに対し、平滑筋と心筋は自律神経による支配を受けます。

このように、動きは筋肉（特に骨格筋）によって可能となります。

そして、動きを可能にしている力は、この「筋力」の他にもう1つあります。それは「重力」です。

動きは、この2つの力を上手く利用できるようになっていて、アーサナも同じように「動き」ですので、2つの力をどう使うかで感覚が変わります。

例えば、次に出てくる「ウッターナアーサナ」は、立位での前屈ですので、重力に頼って行う事も出来ます。その場合は、リラックスの要素が大きくなると思います。

実際に指導するなら、「身体の力を抜いて、重力に身を任せるようにぶら下がりましょう」という様な表現になると思います。

一方で、筋力を用いる場合では、自分の意志で積極的に前屈します。この時には、また違った感覚が得られるはずです。充実感と、強さが感じられると思います。

実際に指導するなら、「積極的にお腹を縮めて、太ももを強く引き上げ、鼠径部を引き込むようにしましょう。呼吸は、背中側に」という表現になるでしょうか。

どちらの力をどう使うか、インストラクションをクラスによって使い分けてみてはどうでしょうか。

3. ウッターナアーサナ

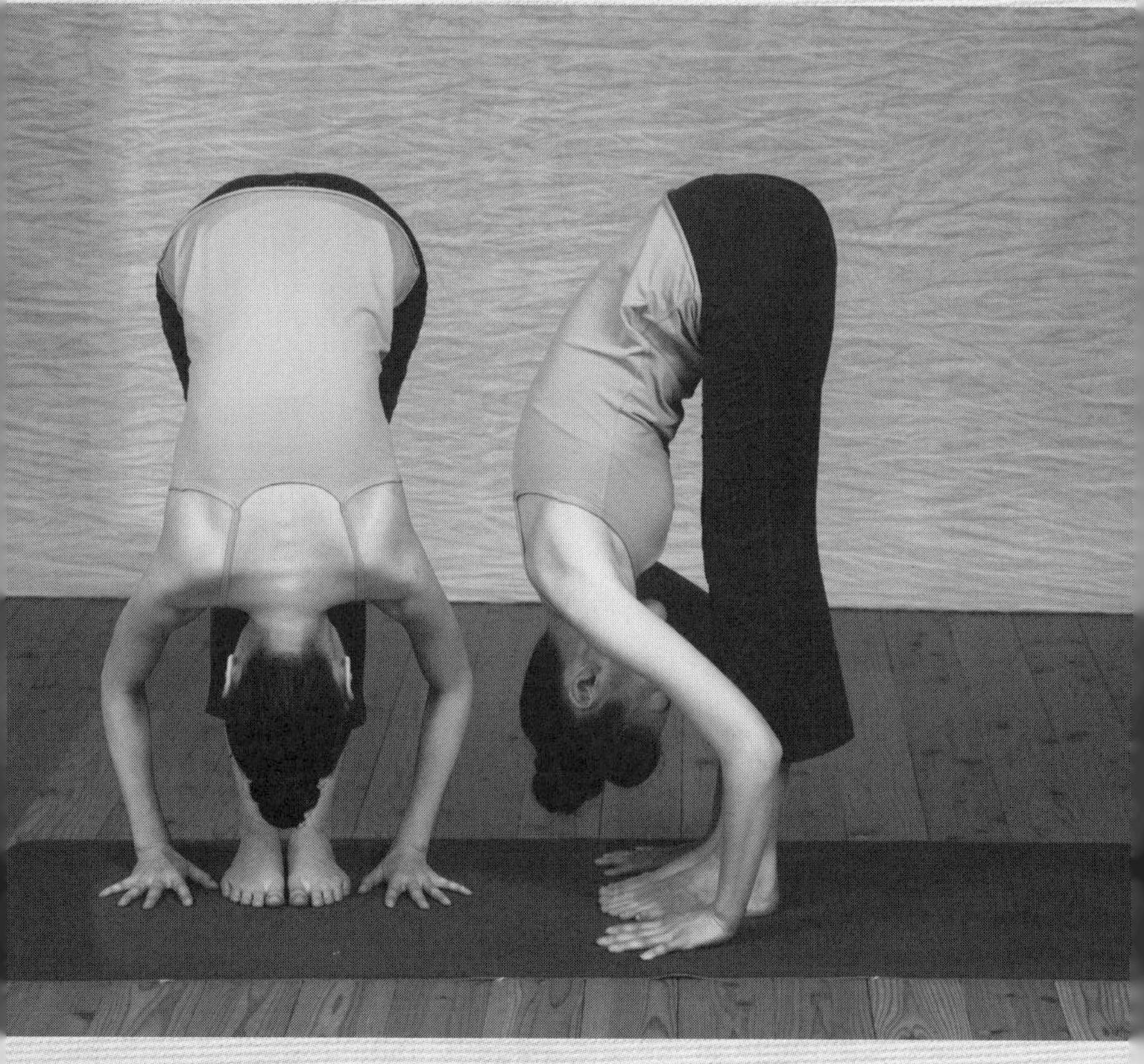

Uttana asana

Check Point 1

膝は曲がっていませんか？

——太ももを引き上げ、膝は出来るだけ伸ばします。

Key Word

相反神経抑制

「身体が固い」と悩んでいる方の多くが、前屈に苦手を感じていて、太ももの後ろが突っ張って、膝が曲がってしまうようです。

そこで、身体の仕組みを使って、太ももの後ろ側の筋肉を伸ばし易くする方法をお教えしましょう。その仕組みというのが、「相反神経抑制」です。

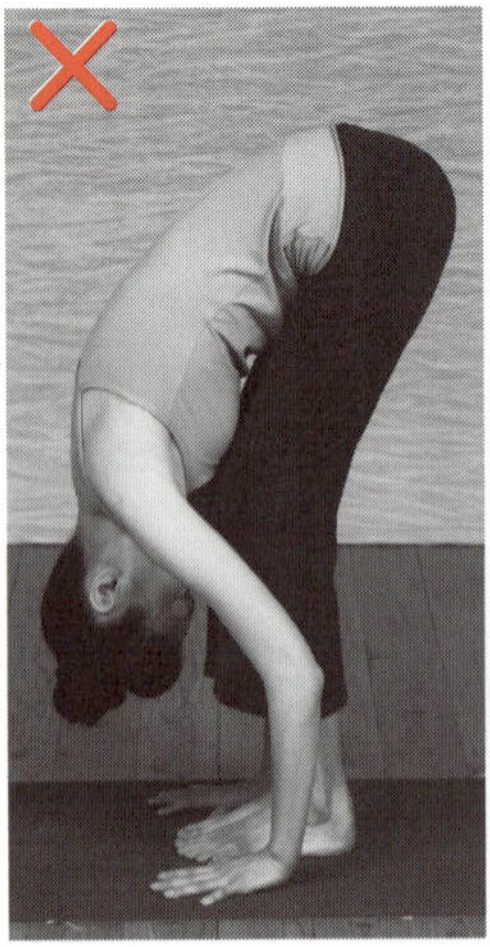

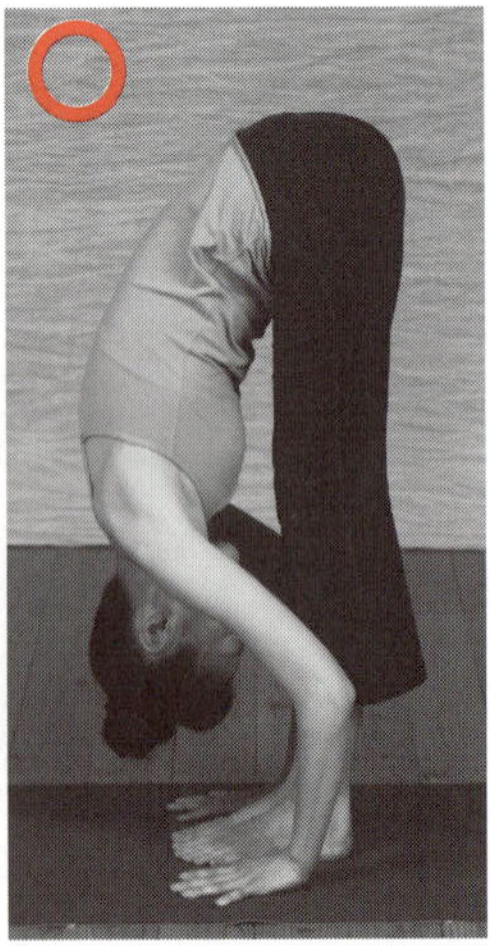

3. ウッターナ アーサナ

太ももの後ろの大きな筋肉であるハムストリングスは、内側と外側があります（図）。働きは、股関節の伸ばし（伸展）と、膝関節の曲げ（屈曲）です。当然、逆の動きで伸張されます。

伸張させる方向は股関節を曲げて膝関節を伸ばした位置で、まさにウッターナアーサナの姿勢になります。

実は、生理学的に、緩めたい筋肉と反対の動きをする筋肉を働かせると、効果的にその筋肉を緩める事が出来ます。こうした作用を、「相反神経抑制」と言います。

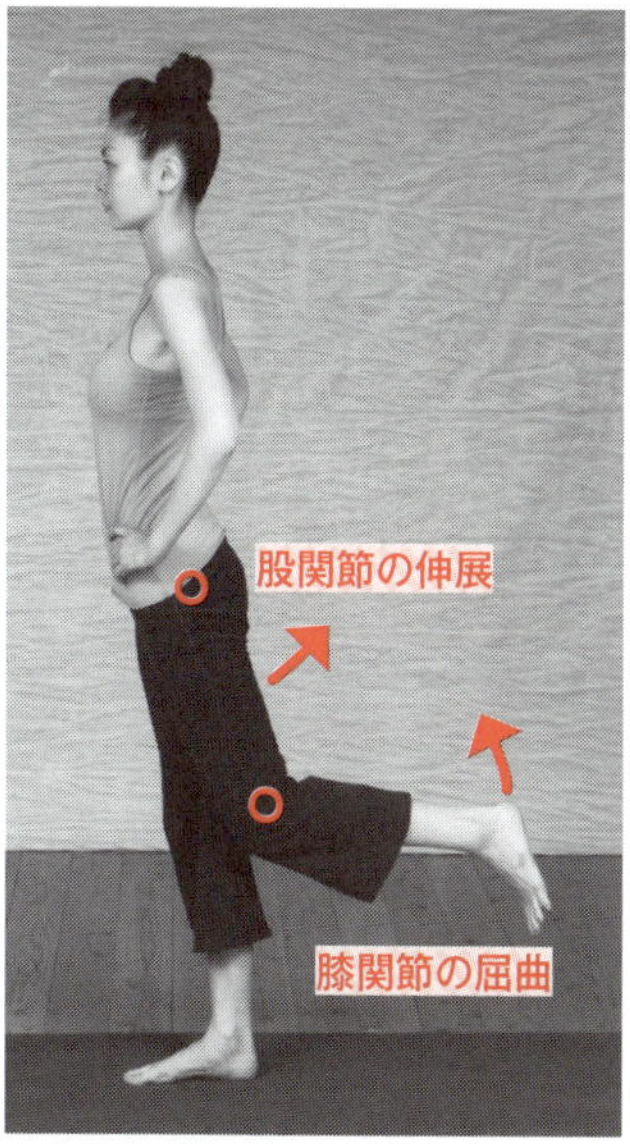
股関節の伸展
膝関節の屈曲
ハムストリングスのはたらき

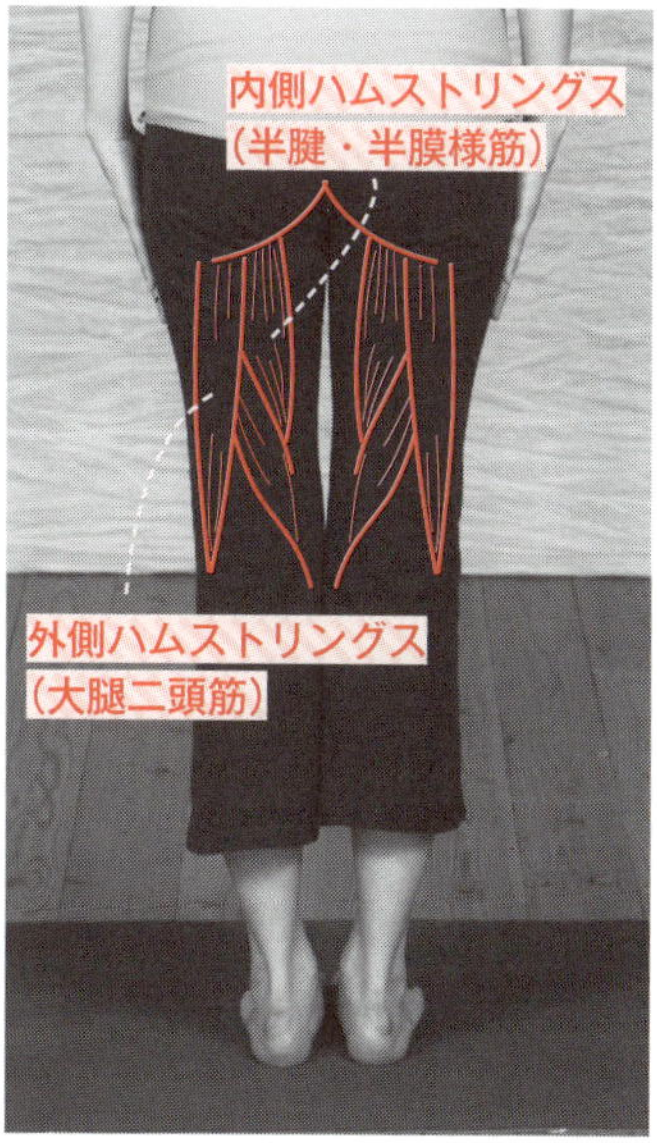
内側ハムストリングス
（半腱・半膜様筋）
外側ハムストリングス
（大腿二頭筋）
ハムストリングス

では、太ももの裏の筋肉の反対側の筋肉とは、何かと言えば、股関節を曲げる筋・腸腰筋（図）と、膝関節を伸ばす筋・大腿四頭筋（図）です。この2つをしっかりと働かせると、神経の作用で、太ももの後ろの筋肉は伸ばされ易くなります。

感覚としては、股関節の引き込みと、膝のお皿の挙上させる感じです。

身体が動きを出すには、一方の筋肉が収縮したとき、もう一方の筋肉は緩まないといけません。両方が緊張したら、動かないですよね。筋肉は神経的に協調し合っているのです。

このように、ほとんどの筋肉は表と裏の関係を持っていて、滑らかに動くためには、裏表の協調した働きが必要なのです。

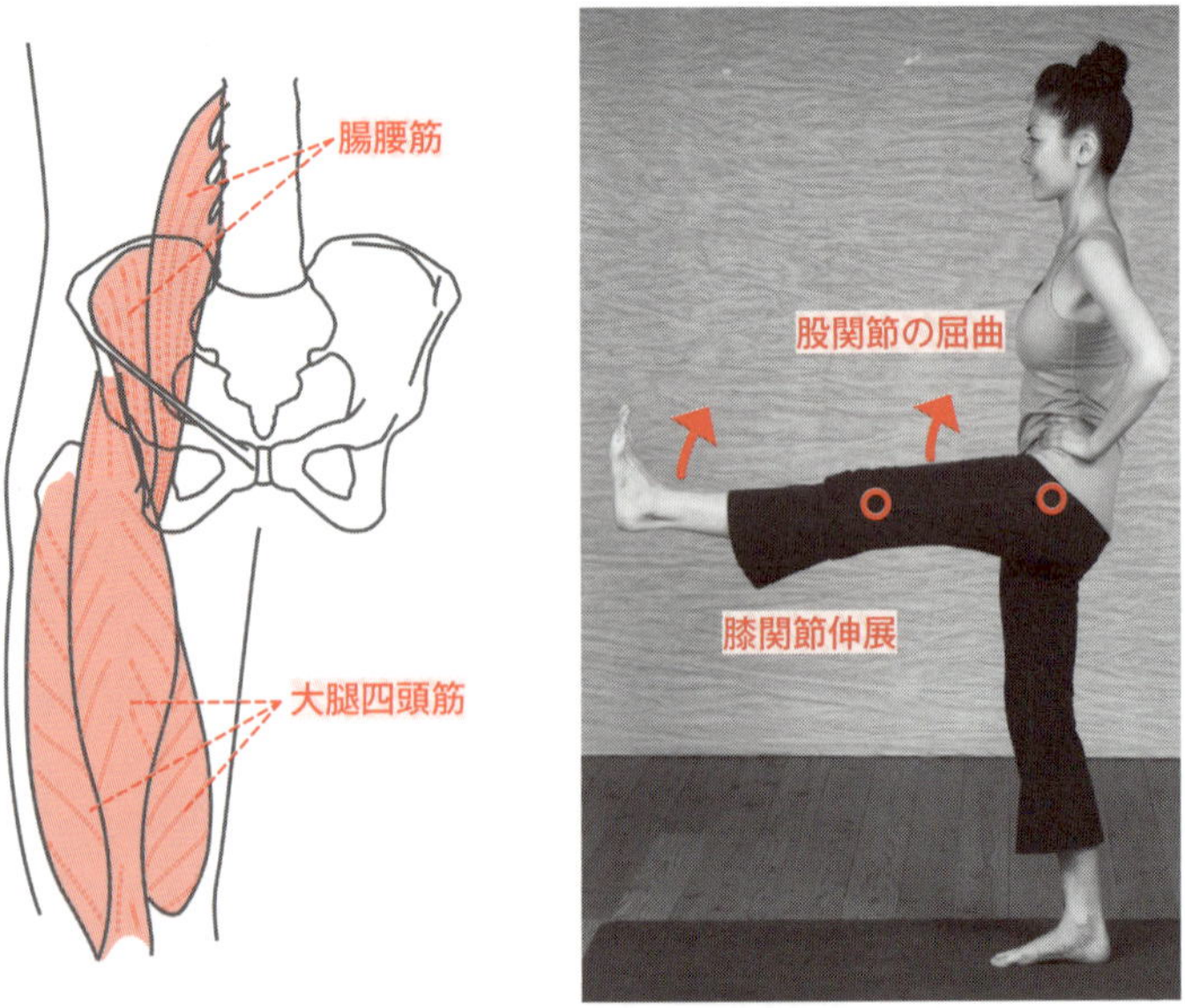

ハムストリングスと反対側の筋肉

Work and Feel!

「相反神経抑制」を使って、太ももの裏を緩めてみよう

仰向けで寝ます。その姿勢から、ベルトを使って膝を伸ばしたまま、片脚を天井の方に上げていきます。

理想であれば、床と垂直まで上がっているのですが、途中で止まったり、膝が曲がってきたりする方がいるかもしれません。それが、現時点での、膝裏の筋肉の硬さです。

そこで、手を使って、より顔の方へ膝を伸ばしたまま引っ張ってみて下さい。すると膝裏の筋肉の伸ばされた痛みを感じると思います。

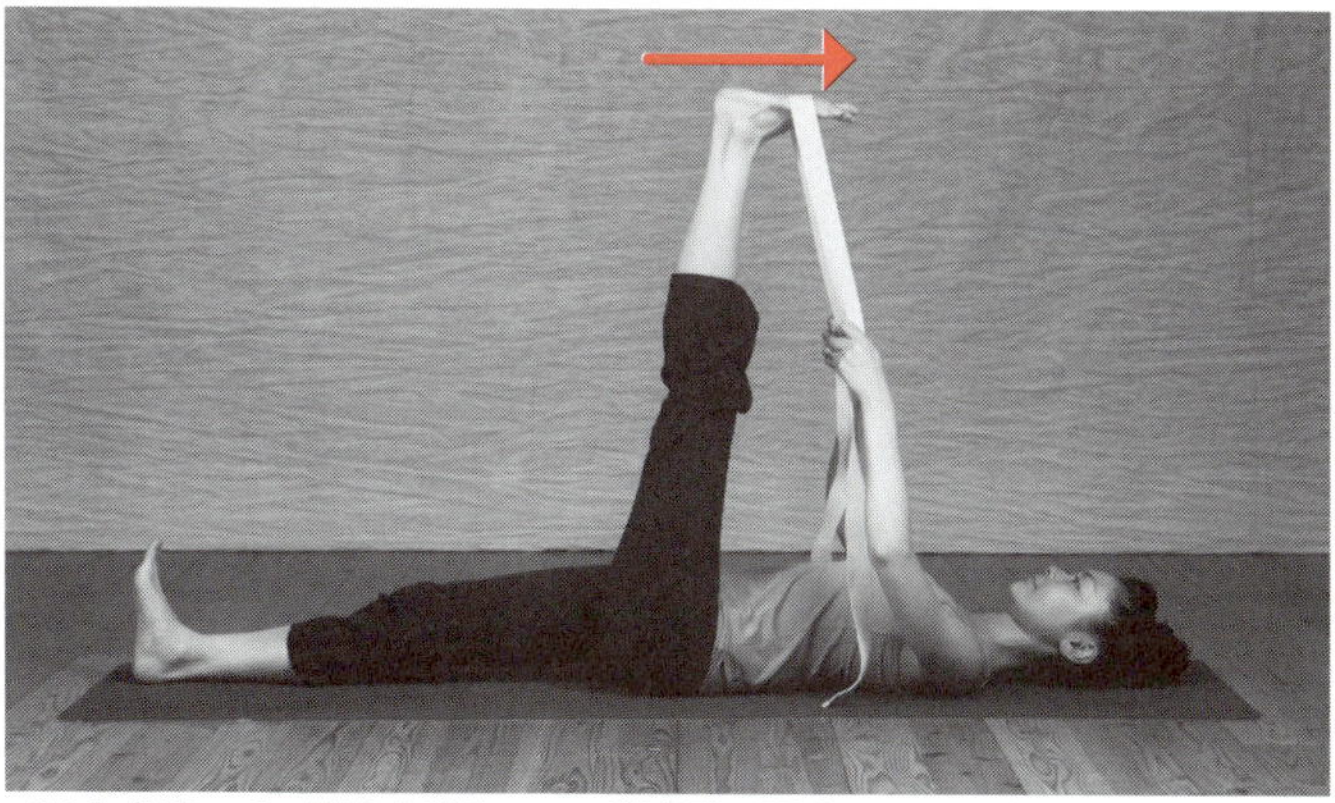

ベルトを使って、脚を上げる → 脚を引っ張る

次に、手を離して、太ももとお腹の力で、その脚の状態を保持してみましょう。

すると、太ももの強い収縮のみを感じ、さっきほどの膝裏の痛みは感じないか、減弱したと思います。

手や紐を使って持ってくるのではなく、自分の力を使って伸ばされた長さが、本来の筋肉の長さです。

伸張のため（可動域の拡大）には、反対側の筋力が必要という事です。

※　ウッターナアーサナをする時、初心者の方は、始めから無理に膝を伸ばさず、曲げた状態で、まず大腿と腹部を近づけ、そこから膝を伸ばす様にするとよいでしょう。

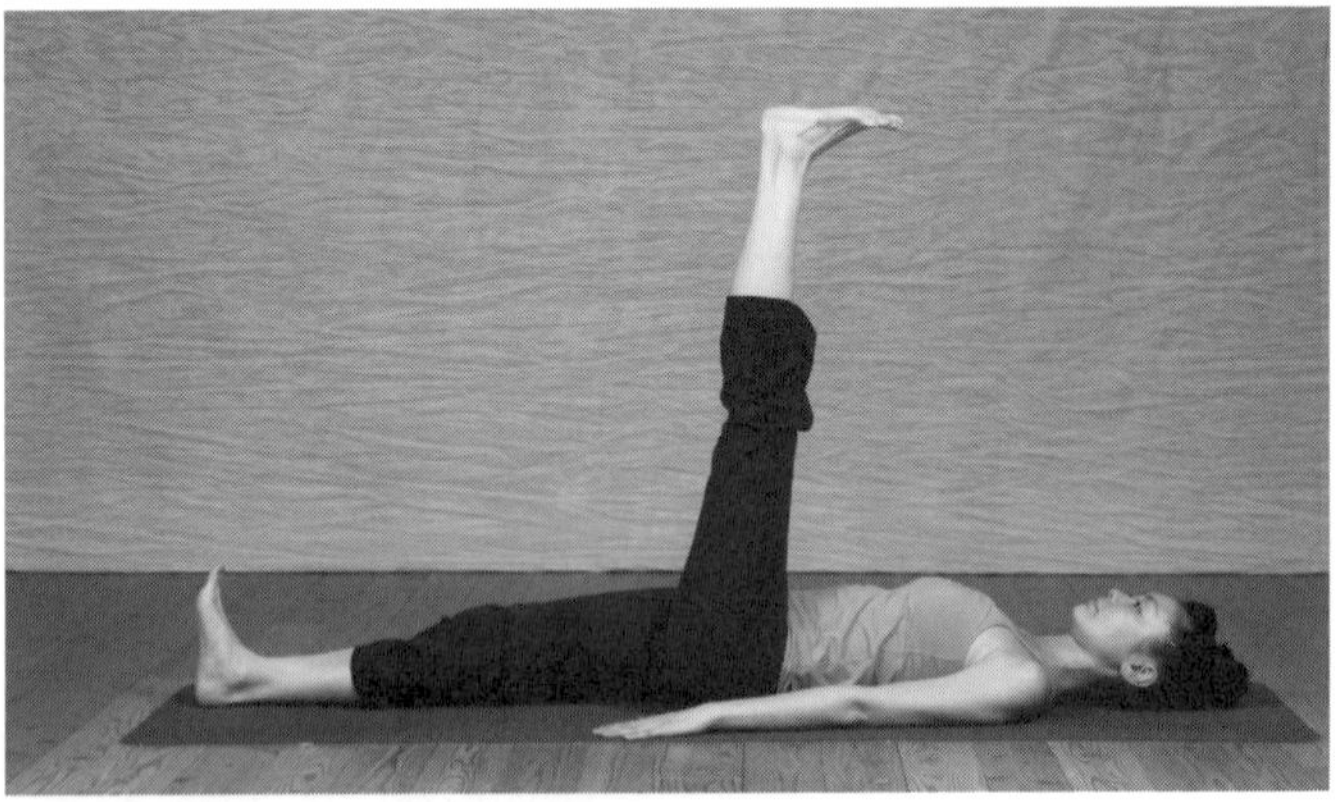

太ももとお腹の力で、脚を保持してみる

Check Point 2

お腹は出ていませんか？
――お腹は引き上げます。

Key Word

脊柱の伸び

前屈する場合、ただ潰れる様に曲げる前屈と、体を伸ばしながらの前屈とがあります。しっかりとお腹を引き上げ、全体を伸ばしながら前屈することで、脊柱を守ることができます。イメージとしては、腰から上に伸びて前に倒れる感じです。

脊柱の中で一番曲げ伸ばしをする所は、腰椎です。そのため、前屈では腰椎にストレス

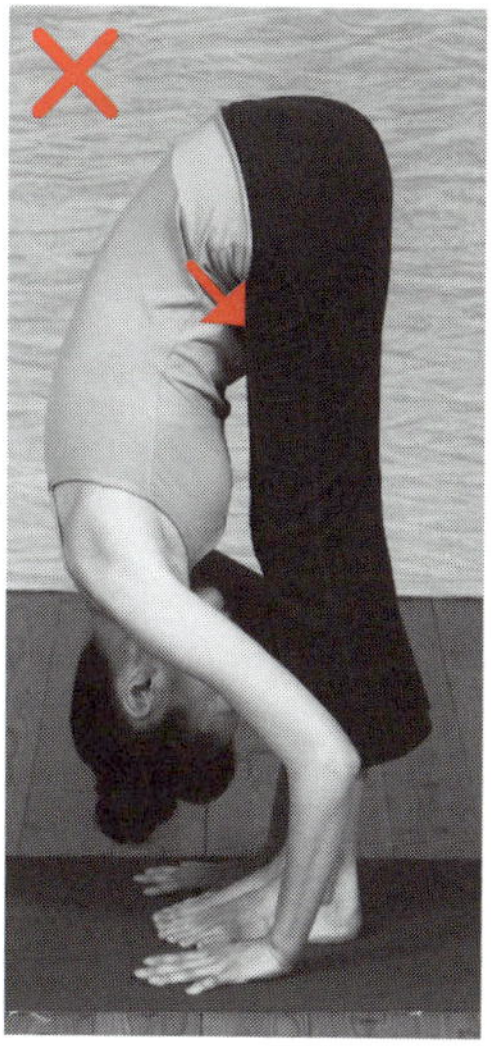

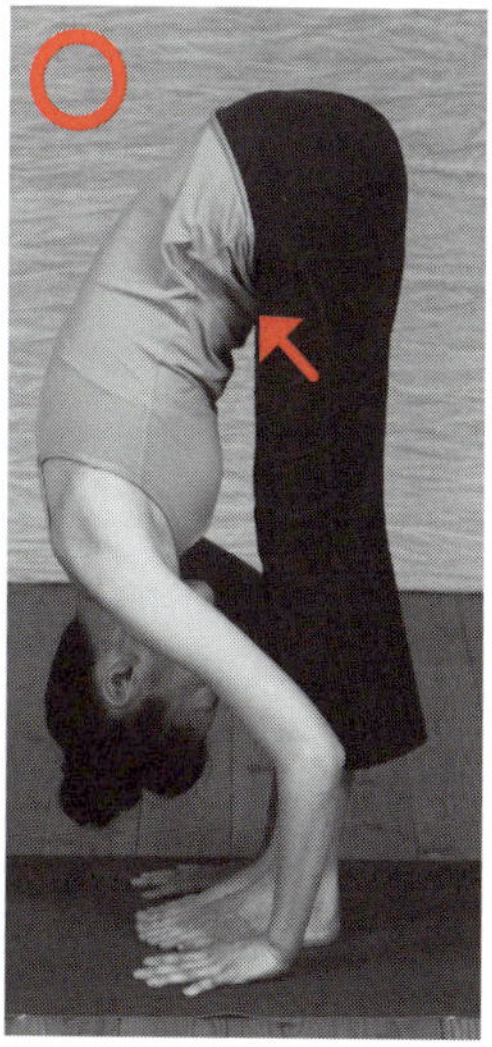

が集中し易くなります。

腰部の前面は内臓などのような柔らかいものしかありません。お腹が出てしまっている方は、腹筋がリラックスしている状態で、腰椎に負担が掛かりやすい状態です。

これを避けるために腹部の引き上げが必要になるのです。腹部を引き上げることで、腹圧が上昇し、前から押される形で腰椎が守られます。

この感覚は、きついズボンのチャックを閉める時に似ています。ただ閉めるのではなく、下から上に、伸びるように引き上げる感覚です。

Work and Feel！

お腹の引き上げで、脊柱を支えてみよう

脊柱の伸びと、お腹の引き上げとの関係で、脊柱を支える方法を体感できる、次のような実験をしてみて下さい。

座った状態で、身体の力をすべて抜いて身体を丸くしてみて下さい。パートナーは、軽く肩を上方から下に押します。すると、腰に圧迫力を感じると思います。次に、お腹（特に下腹部）を引き上げながら、同じ様に身体を丸くしてみて下さい。そして、同じように、パートナーに上から押してもらって下さい。

すると先ほどのような腰の圧迫力は感じなかったと思います。この様に、お腹の引き上げは圧迫力を軽減させ、脊柱を支える働きがあります。

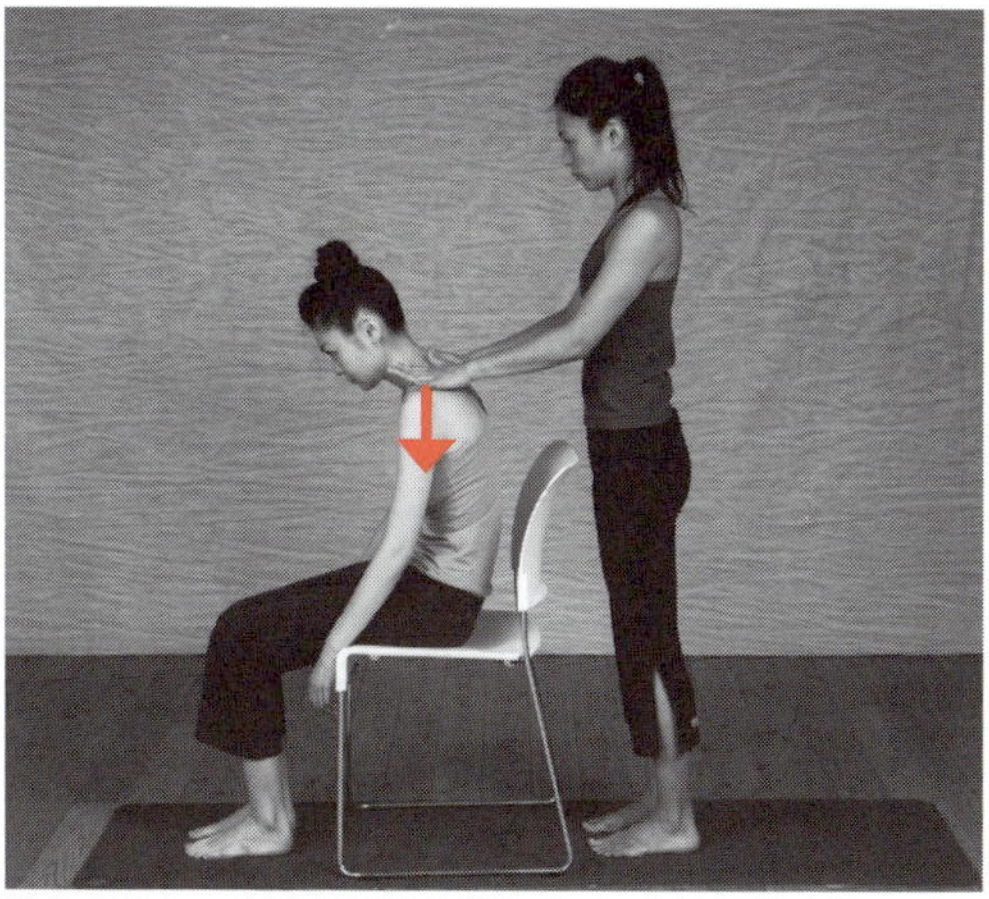

脱力の時と、お腹を引き上げた時で、腰の圧迫を比べる

より強く腹部の引き締めを感じるには、次の2つの前屈を比べて、その違いを体感してみて下さい。

座った状態で骨盤を立てて坐骨を感じます。その状態から、腰を後ろに突き出す様に身体を丸めてみます。

次に、骨盤を立てたまま、その骨盤を動かさずに、お腹を引き上げながら、前に丸くなってみて下さい。お腹の前にある棒を乗り超えて遠くに頭を伸ばす感じです。腰は後ろには突き出さない様にします。

すると、先ほど以上に下腹部に緊張を感じたと思います。これが、腰を守ってくれる安定性です。

この時に働いている主な筋肉は、腹横筋《ふくおうきん》と内腹斜筋《ないふくしゃきん》です。

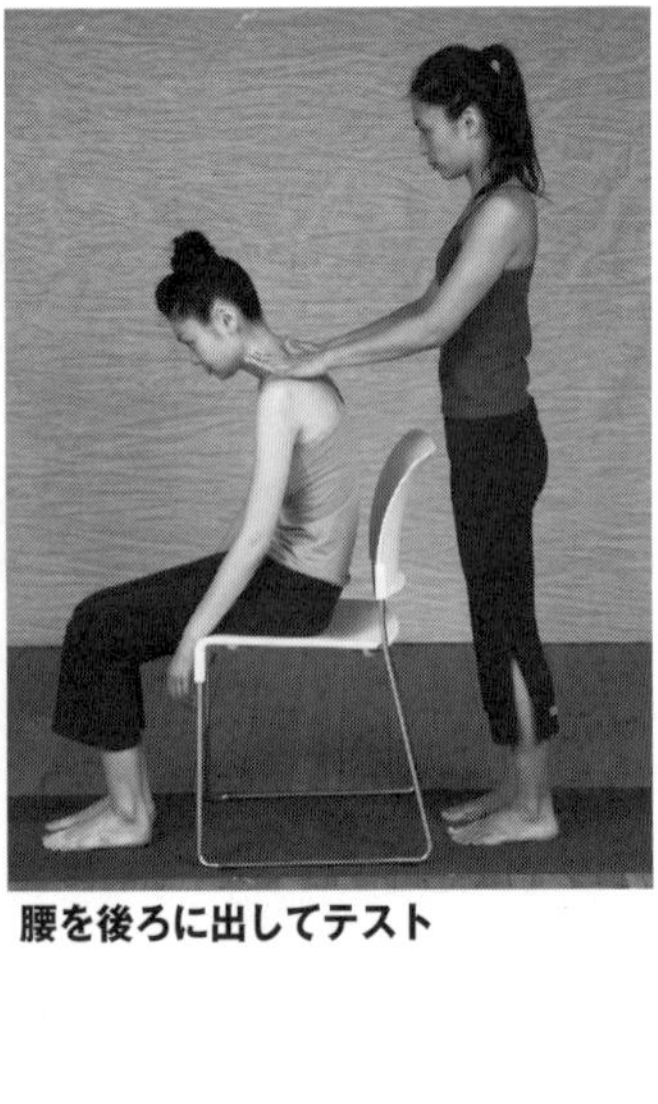

腰を後ろに出してテスト

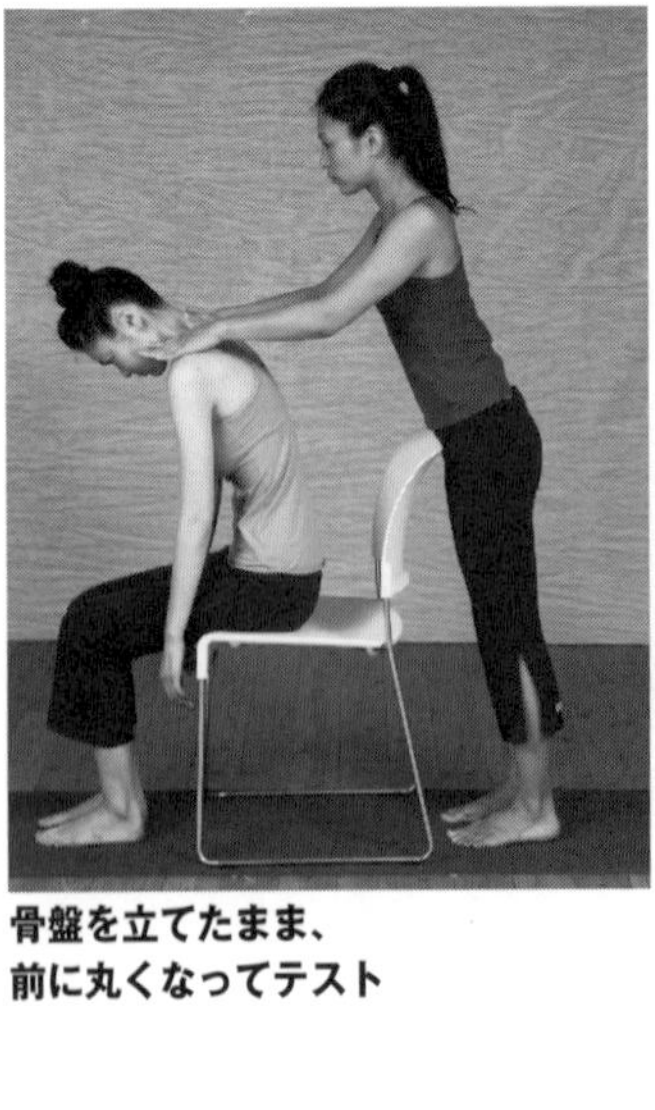

骨盤を立てたまま、
前に丸くなってテスト

これらの筋肉と同時に、骨盤底も意識して引き上げると、より明確に感じられると思います。

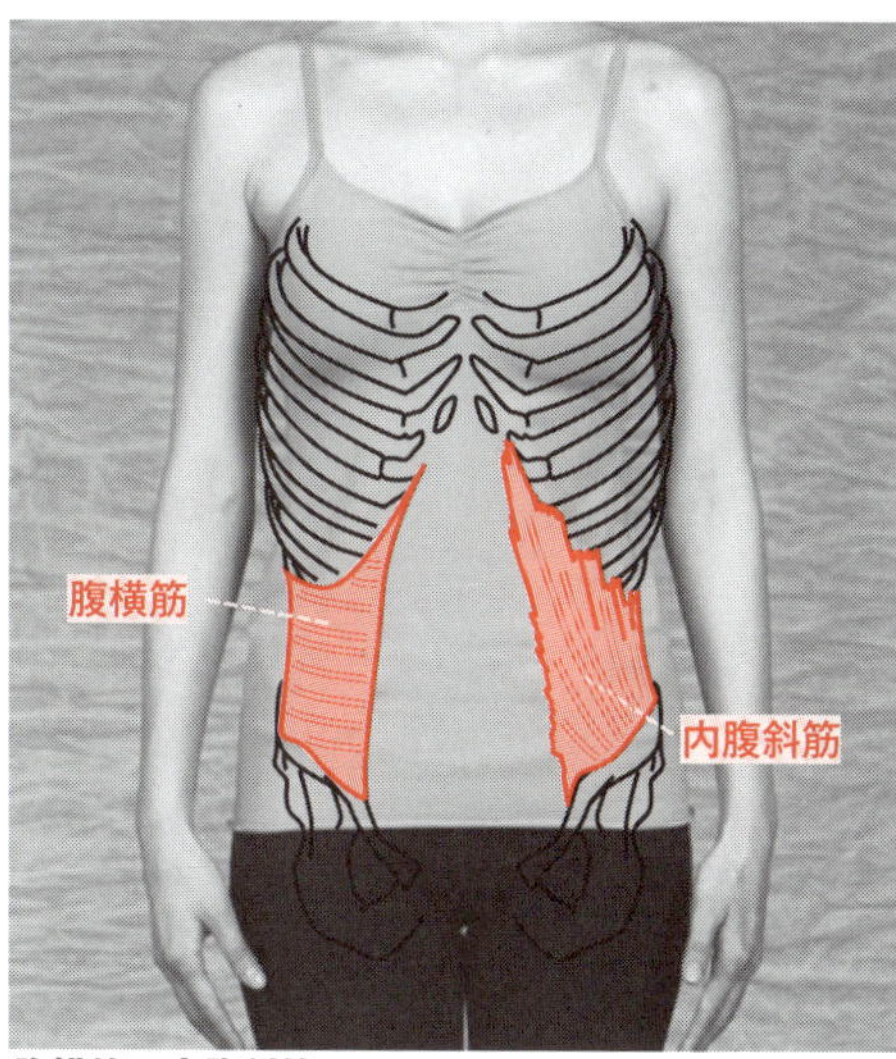

腹横筋、内腹斜筋
（腹横筋は、内腹斜筋より下層の筋肉です）

Check Point 3

怖い顔になっていませんか？——顔はリラックスして膝に近づけます。

Key Word

顔と胸椎

　このアーサナをしていると、頑張って曲げようとして、よく怖い顔をしている方がいらっしゃいます。これは、過剰な緊張を作り、呼吸も止まってしまいます。リラックスして、膝に近づけるようにしましょう。

　どうしても苦しい方のために、顔を意識した胸椎の使い方をお教えしましょう。この方法を意識するだけで、楽に前屈できるようになるはずです。

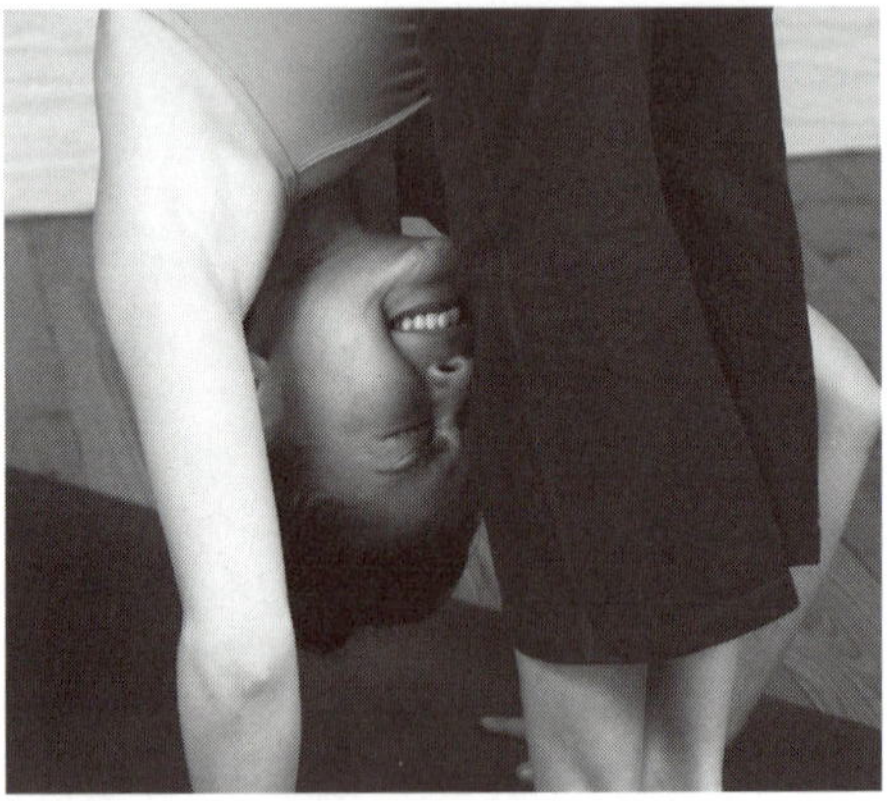

このアーサナのように前屈する場合、腰だけでなく胸椎の曲げもを深めたいので、頭部を使います。

ここでは、顎を引かずに、自然なまま、顔全体を膝に向けて近づけていく様にします。すると、胸椎が奇麗に曲がってくれます。

Work and Feel !

頭の動きで、胸椎の動きを誘導してみよう

顎と胸椎のところで説明しましたが、頭部と胸椎はとても密接な関係です。

椅子に座って、背筋を伸ばします。体はそのままで顔だけを前に出していって下さい。顔は下も上も向かず、真っすぐ前を向いたままです。

するとどうでしょう、胸が曲がってきませんか？

逆に、後ろに戻してみましょう。胸も起きてきたと思

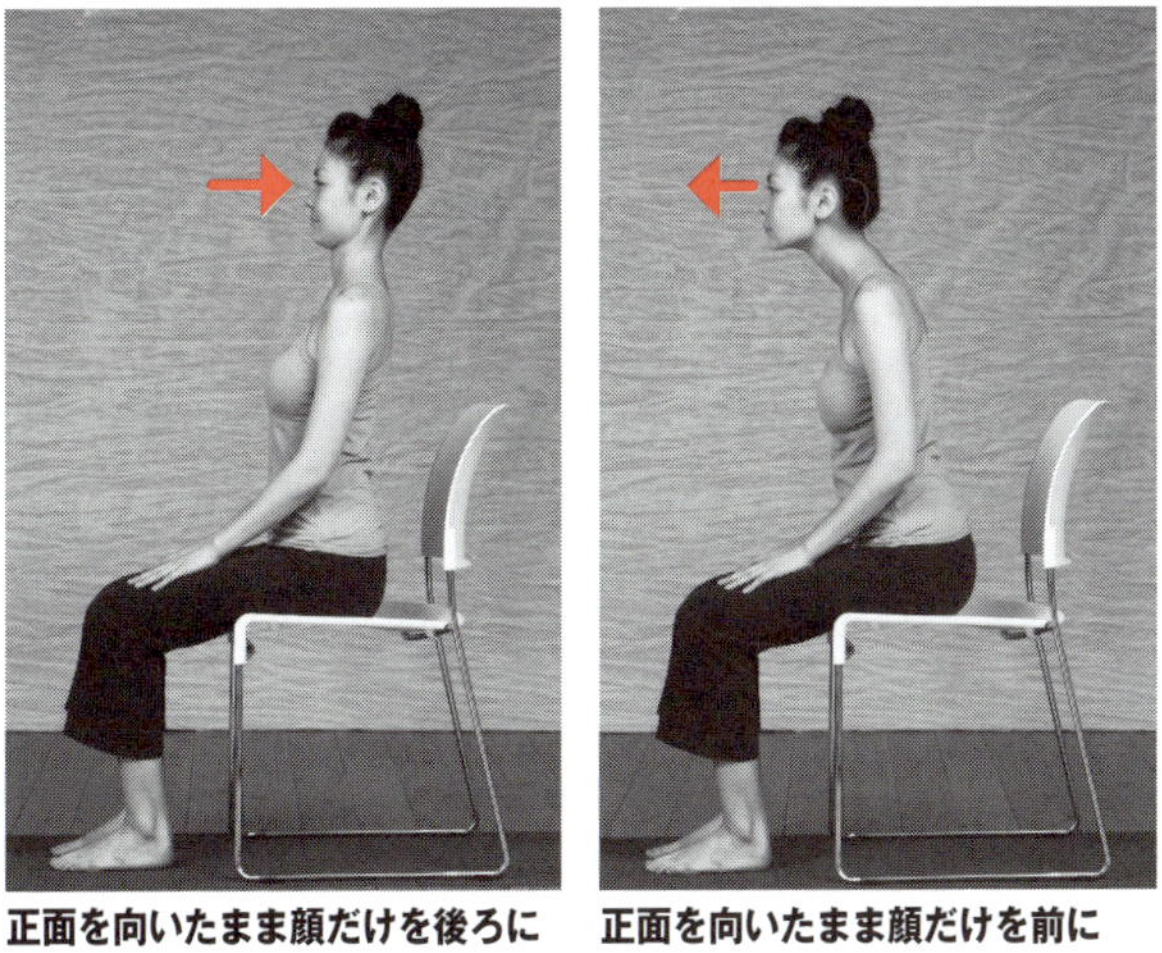

正面を向いたまま顔だけを後ろに　　正面を向いたまま顔だけを前に

います。

この様に、顔をそのままで、動かす事で胸椎の動きを誘導する事が出来ます。

実際にアーサナをするときは、顔全体を膝に近づけるイメージをすることで、比較的楽にポーズをとることが出来るはずです。

Work and Feel !

「脊柱の波」を応用して、より深い前屈をしてみよう

ここでも「脊柱の波」を応用することで、より深い前屈が出来る様になります。

ある程度前屈した状態から、まずお腹を引き込んで伸ばし、その「波」が腰から首に向かって流れるように意識して動かしてみましょう。

このとき、その波に従って、頭頂→鼻→顎という順

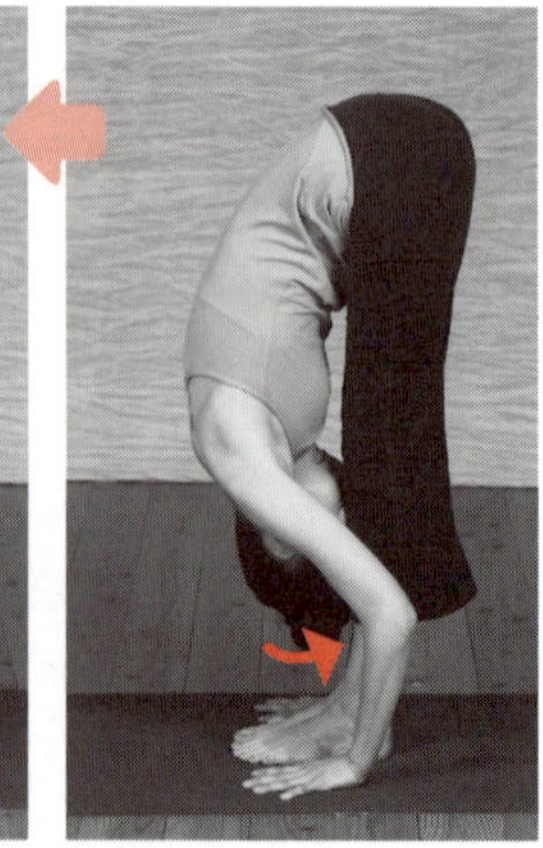

膝に頭頂を付ける

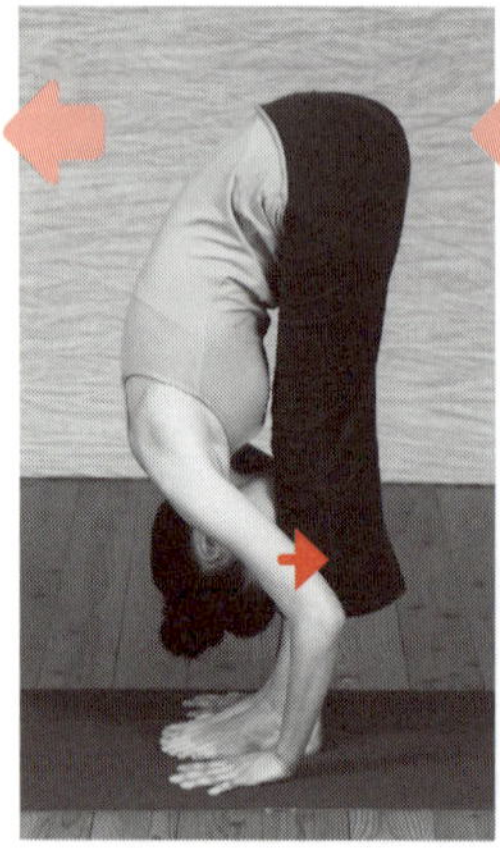

膝に鼻を付ける

番に膝に付けるようにします。これで、より深い前屈が出来ると思います。

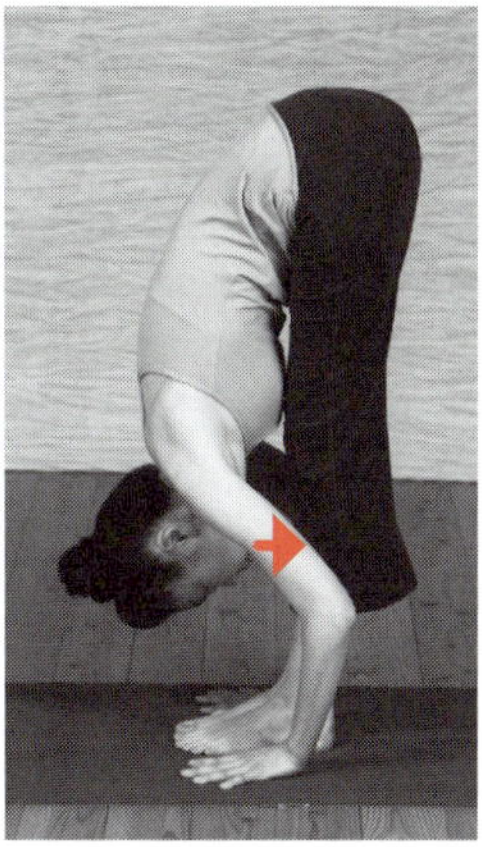

膝に顎を付ける

COLUMN 3

腹式呼吸とは

ヨガでも、腹式呼吸の話がよく出てきます。この腹式呼吸と比較されて話されるのが、胸式呼吸です。この2つの違いや、呼吸の仕組みについて、少し整理してみましょう。

機会があれば、誰かが寝ている姿を観察してみて下さい。寝ている時のお腹を見ると、上下しているのが分かると思います。これは、息を吸うために横隔膜（図）が下がって、内臓を押し出すために起こる現象です。

この、お腹の出入りを強調する方法を、腹式呼吸と言っています。

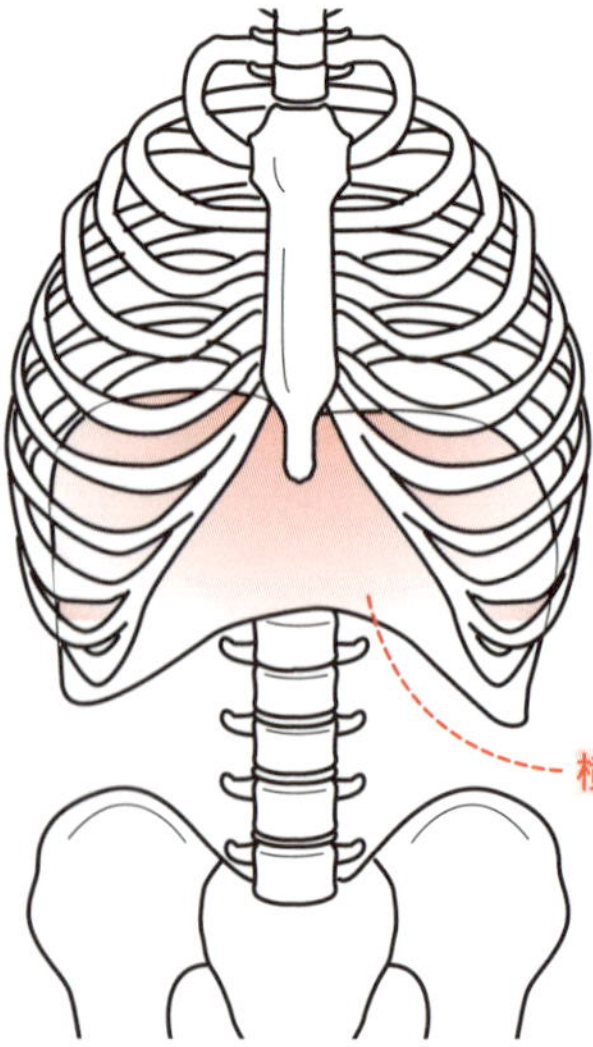

腹式呼吸を行っている主な筋肉が、横隔膜です。この筋肉の働きが、吸気（息を吸う）の動きの、ほぼ7割を担っています。

逆に、呼気（息を吐く）は肺の弾性力で、普通は筋力は使いません。風船がしぼむのと同じですね（図）。

つまり、普段の呼吸では、吸気の時だけに筋力を使っている事になります。肺も3分の1しか使用していません。

また、呼気と吸気の長さの割合は、だいたい呼気：吸気＝2：1と、呼気が長くなります。

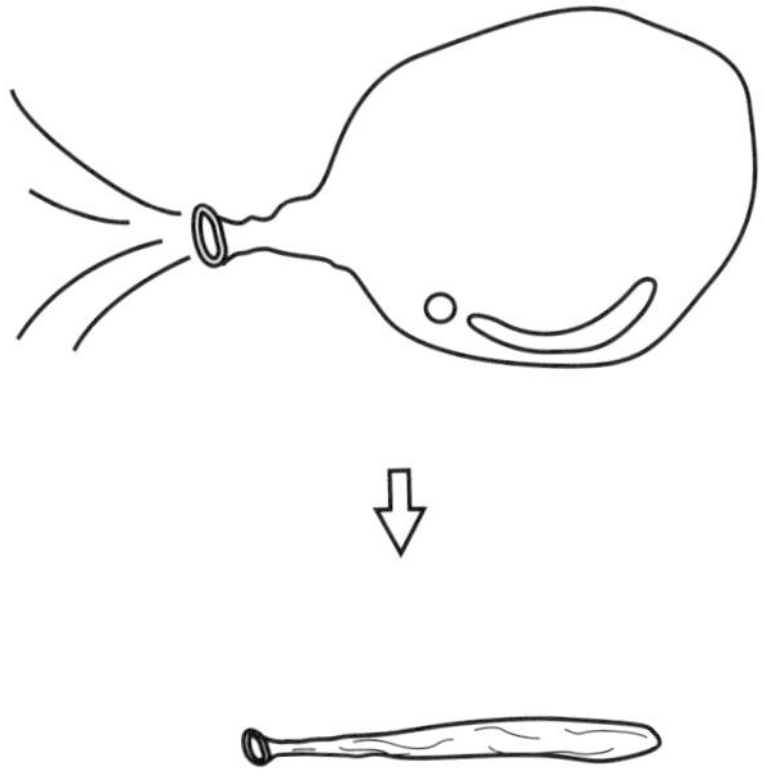

さて、ヨガなどで意識的な腹式呼吸する際は、特に呼気を強調します。積極的にお腹の筋肉を動員して、内臓を押し入れ、横隔膜を持ち上げる事で息を吐き出します。

つまり、腹式呼吸にも、
①吸気の横隔膜を意識する方法、
②呼気の腹筋を意識する方法
があり、また、
③両方意識する方法
があって、この3通りの方法があるという事です。

効果としては、
①は、腹筋をリラックスさせ、内臓の

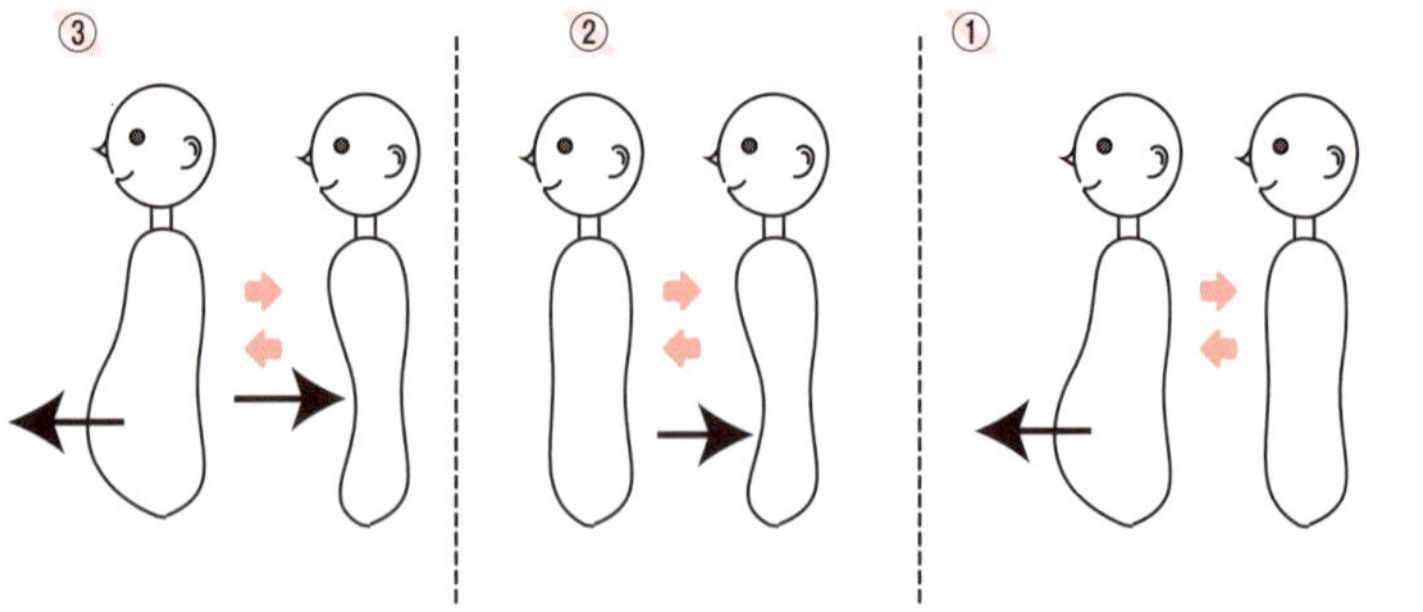

COLUMN 3

はたらきを促します。
②は、腹筋を強くし、身体を安定化させます。
ただし、この効果は一長一短で、
①は、過ぎると腹筋が弱くなって、背骨などに負担がかかる様になります。
②は、過ぎると内臓を圧迫し、消化不良を起こします。
ですから、③を行うか、使い分ける事が重要で、①か②の一方だけを強調すると、上記のような問題が生じますので気をつけて下さい。強さと、リラックスはどちらも大切という事です。

腹式呼吸は、お腹に手を当てて、吸気の時にお腹を出し、呼気の時に引き入れてみて下さい。呼気時のお腹の硬さを確認して下さい。

胸式呼吸は、肺の容れ物である肋骨を積極的に広げて、呼吸する方法です。この時は、吸気のために主に肋間筋《ろっかんきん》や、頸部の筋肉を動員します。

胸式の時は、下部の肋骨を左右から手で挟み込んで、左右の動きを促してみて下さい（図）。

上部の前は、両手を当てて、顎を引きながら吸ってみましょう（図）。

パートナーがいる場合は、肋骨の後ろに手を当ててもらって、その部位も広げてみましょう。

肋骨全体を広げられる様に練習してみて下さい。

また、仰向けに寝て、床との関係性の中で呼吸を感じることも有効です。前胸、腹部、背部を使い分けてみて下さい。

ちなみに、ヨガの完全呼吸は、腹式も胸式も両方使う方法になります。

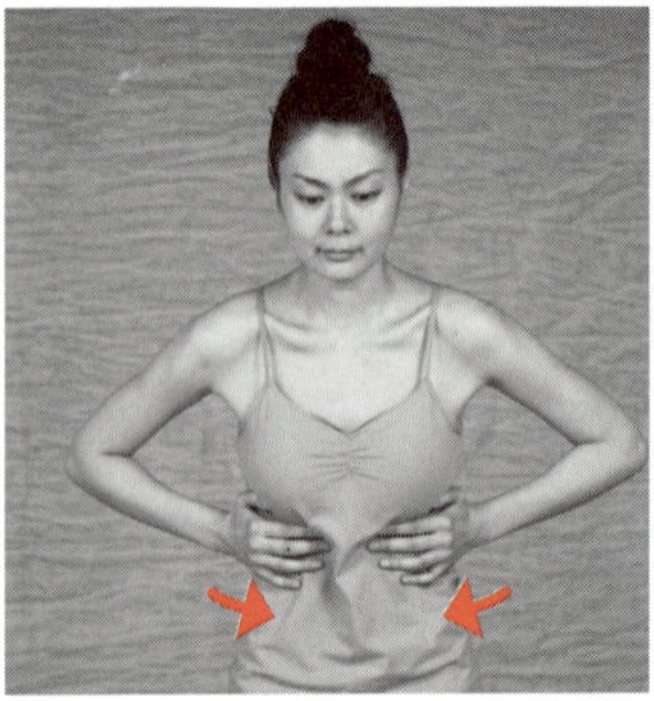

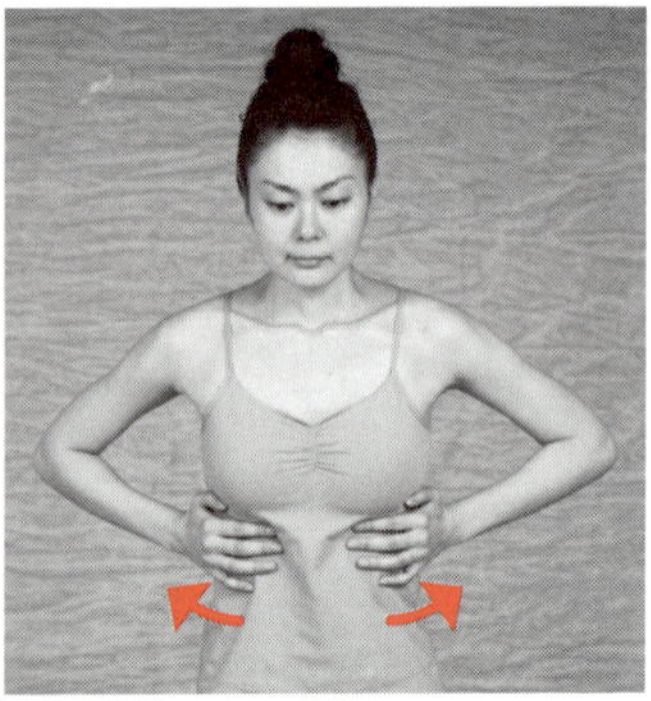

呼気　胸式呼吸（肋骨下部）　吸気

COLUMN 3

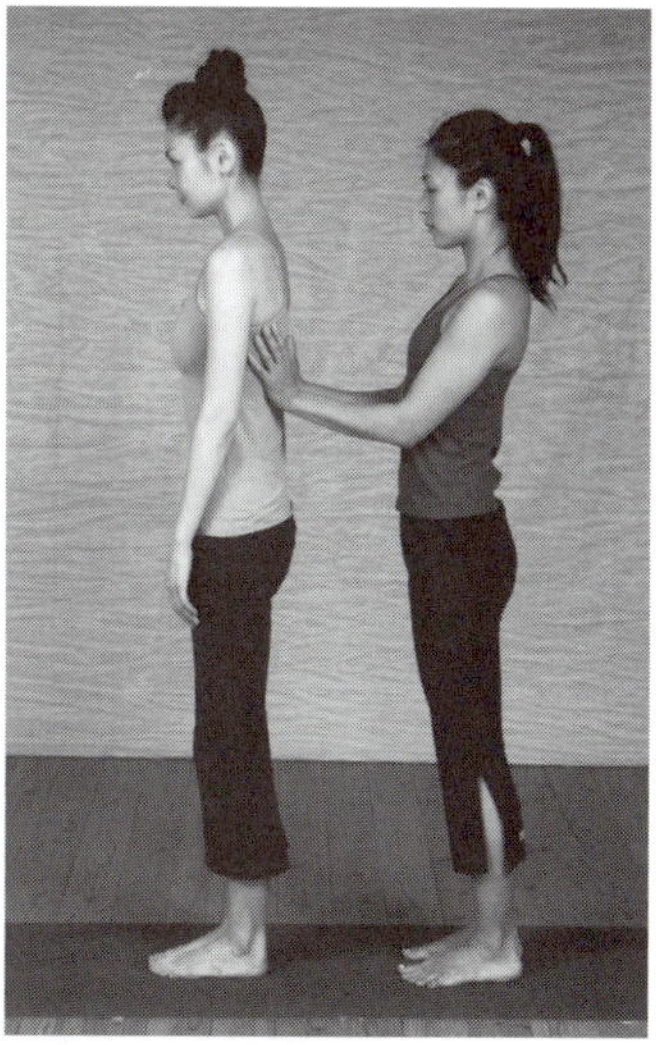

胸式呼吸（肋骨背部）

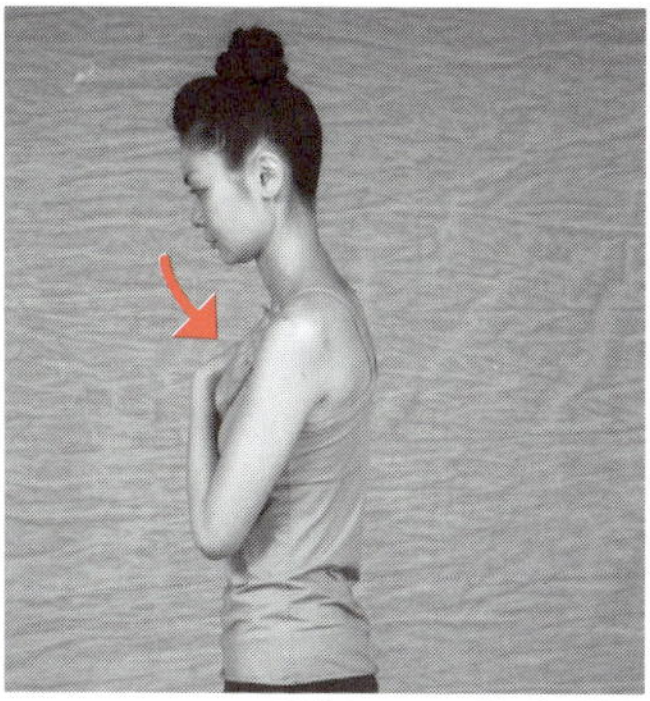

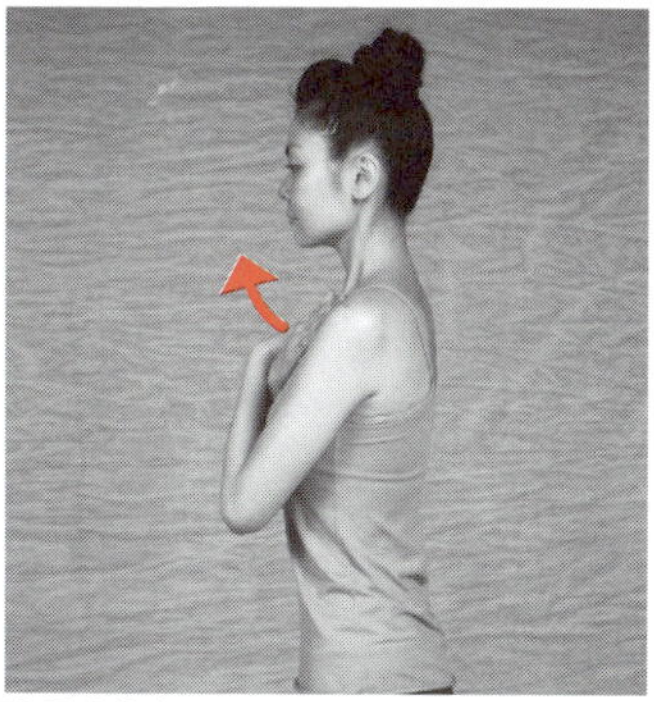

呼気　胸式呼吸（肋骨上部）　吸気

For Instructors 3

呼吸数

日常では、1分間に約12回呼吸すると言われています。つまり、5秒に1回くらいです。ヨガでは、意識的な深い呼吸を行いますので、回数はその半分くらいになります。仮に10秒に1回の深さと考えると、1分間に6回となります。

アーサナでは、3～5呼吸の姿勢の保持を行います。時間に換算すると、概ね30～50秒間という事になります。筋肉のストレッチの原則が30秒以上の伸張ですので、アーサナはストレッチの面からも、理にかなっている訳です。

呼吸は、運動の強度の指標としても重要です。呼吸が止まる様な強さは、身体を硬直させ、逆に硬くしてしまいます。特に、痛みが出ると逃避反射（別名、屈曲反射）という反射が出ます。熱い物に触れたときの働きです（図）。

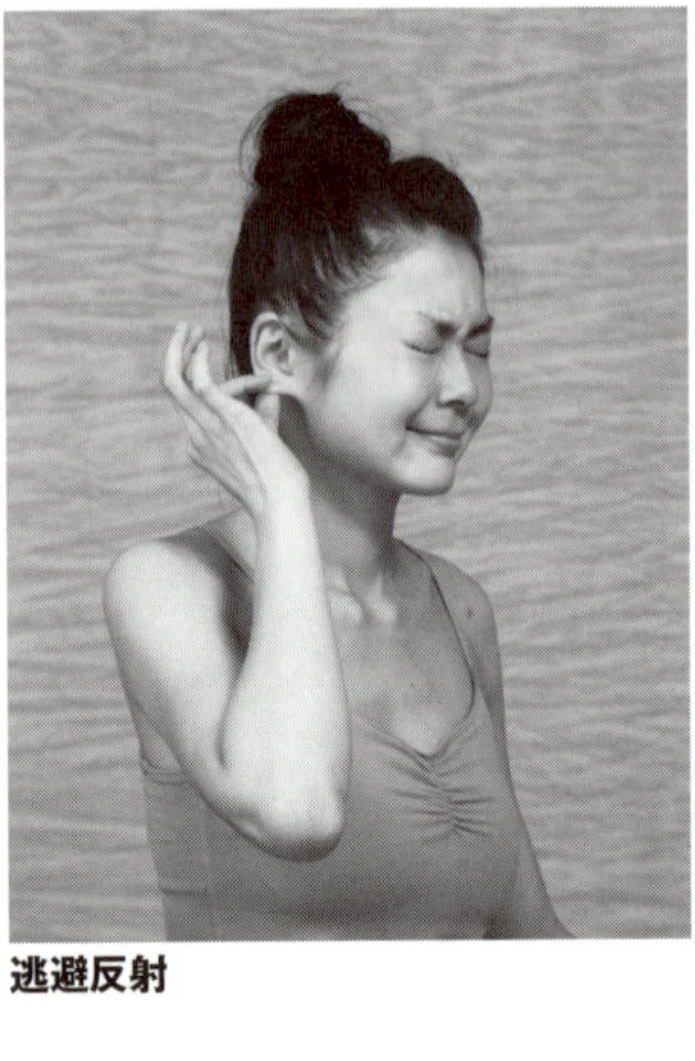

逃避反射

3. ウッターナ アーサナ

これは、身体を縮める動きなので、筋肉を伸ばす目的とは反対の効果になってしまいます。痛みが出ない範囲で、深く呼吸が出来る強さ、または深さが一番自身の身体に合っているという事です。

ところで、なぜ口ではなく、鼻で呼吸する必要があるか、よく生徒さんに聞かれる事があります。

鼻はそもそもが呼吸器として発達した器官です。人間の鼻には鼻毛があります。これは雑菌やウィルスが、身体に直接入ってこないようする為のフィルターです。

一方で、口は食べ物を摂取するためのところです。

このことは、イルカやカメを想像してもらえれば分かると思いますが、皆、鼻を水面から出して呼吸していますね。そう、口ではないんですね。

身体の構造的な観点からも、鼻呼吸が有効だと分かります。咽頭《いんとう》で食道と気管が合流していること自体が、人間特有な構造なのです。食べ物を食べて咽《む》せたり、誤嚥《ごえん》したりするのもこのためです。

そしてヨガの呼吸でとくに重要なのは、呼吸を十分に行う事です。十分に肺から空気を絞り出すために必要なのは、「圧力」です。簡単な方法を実際に行ってみましょう。

まず、口を大きく開けて、「ハァ」と息を吐ききってみて下さい。

そのまま、続けて口をすぼめて、息を吐いて下さい。

どうでしょうか？　吐ききったと思ったところから、さらに空気が出せたと思います。

これが圧力です。口をすぼめたことで圧力が掛かり、さらに息を出すことが出来たのです。

今は口をすぼめましたが、鼻の穴も狭いですので、圧力が掛かりながら、空気を出す事が出来ます。このことを知っているだけで、呼吸を十分に行えるようになります。

呼吸器疾患の方では、この口すぼめ呼吸というものを練習します。気付いた方もいると思いますが、ウジャイ呼吸も声帯を狭めることで圧力をかけていますね。このようにして、効率よく換気を行っているのです。また、鼻には加湿という役割もあります。乾燥している季節では特に重要になります。

私もそうでしたが、慢性鼻炎を子どもの頃に煩っていた方は、呼吸の方法を良く知らない事があります。「呼吸法」を習う機会なんて、普通はないですから。ですので、呼吸が上手ではない方に指導する時、あまり呼吸を細かく指示してしまうと、逆に苦しくなってしまうこともあります。この場合、出来るだけ他のイメージを使って、促す事がいいと思います。

例えば「花の香りを味わうように鼻から吸ってみて」とかですね。力むのではなく、香りを味わうように優しく、少しずつ、鼻呼吸に慣れてもらって下さい。

関連のアーサナ

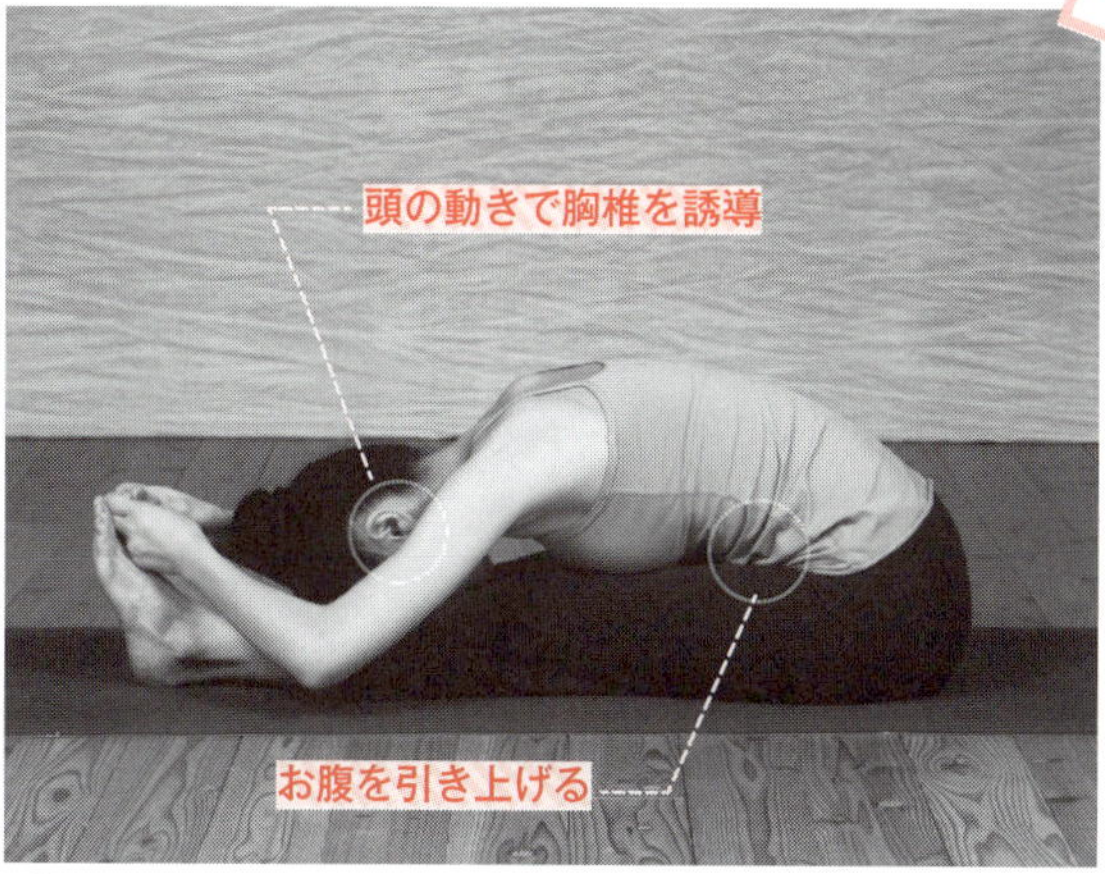
頭の動きで胸椎を誘導
お腹を引き上げる

パスチモッターナアーサナ

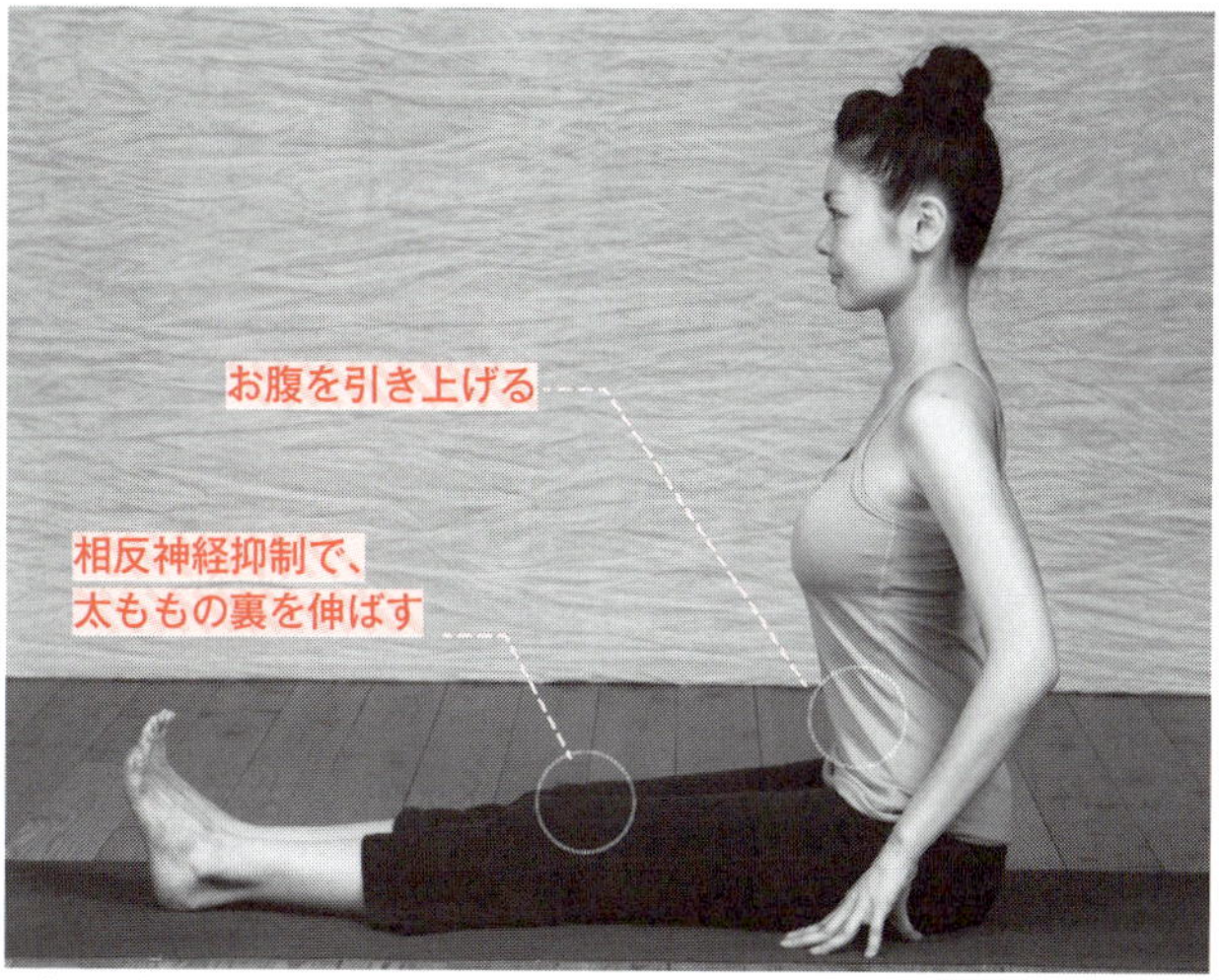
お腹を引き上げる
相反神経抑制で、
太ももの裏を伸ばす

ダンダアーサナ

4. クンバカアーサナ
（プランクポーズ）

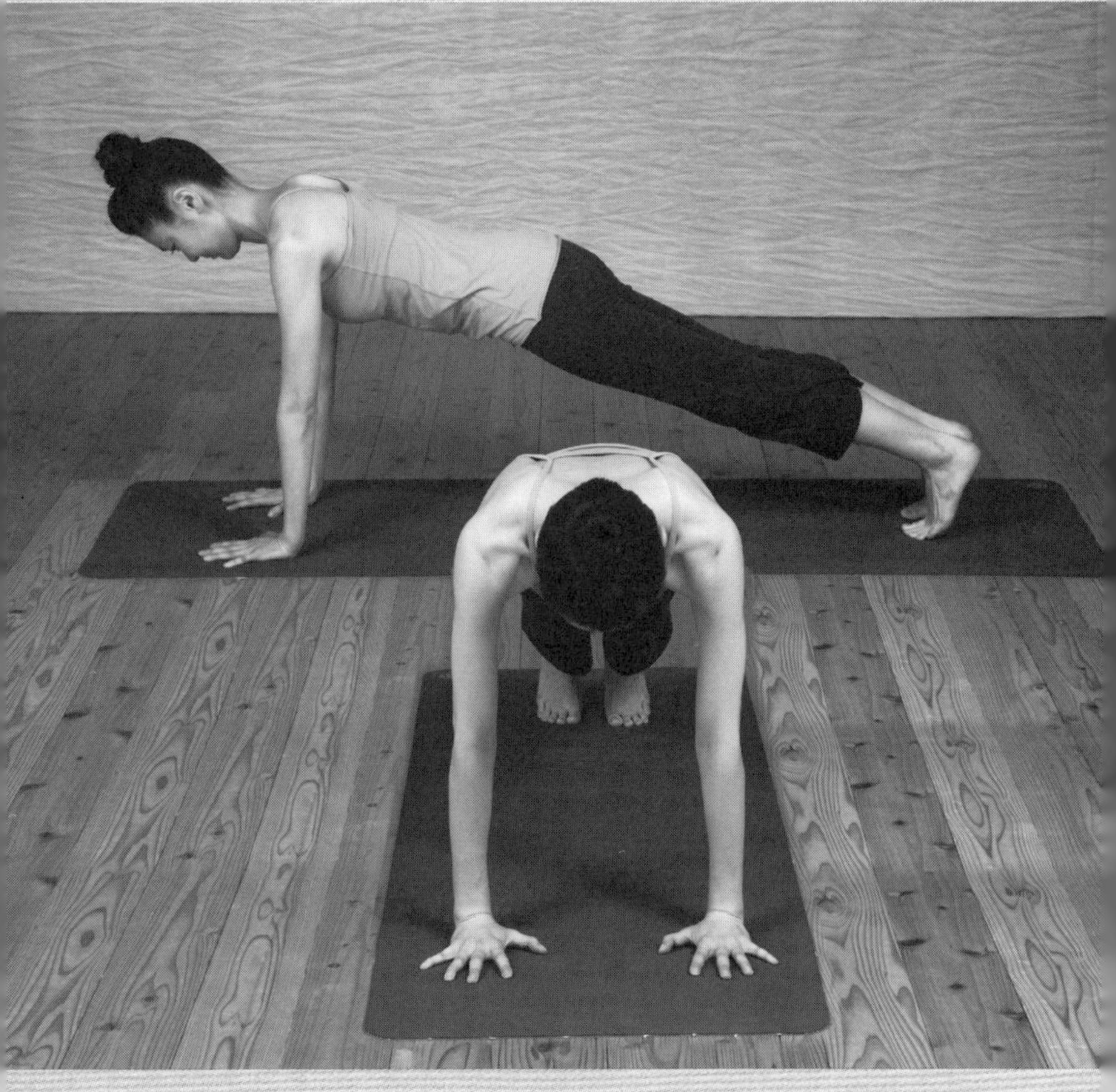

Kumbhakasana

Check Point 1

肘が伸び過ぎていませんか？
——肘は真っ直ぐにし、筋力で支えます。

Key Word

過伸展

肘の過伸展《かしんてん》とは、膝での反張膝と同じ現象のことで、肘関節が正常よりも著しく反っている事を言います。

膝の「膝カックン」の様なものが、肘でも起こります。

やはり、靭帯や骨などの他動的要素に頼った状態なので、自

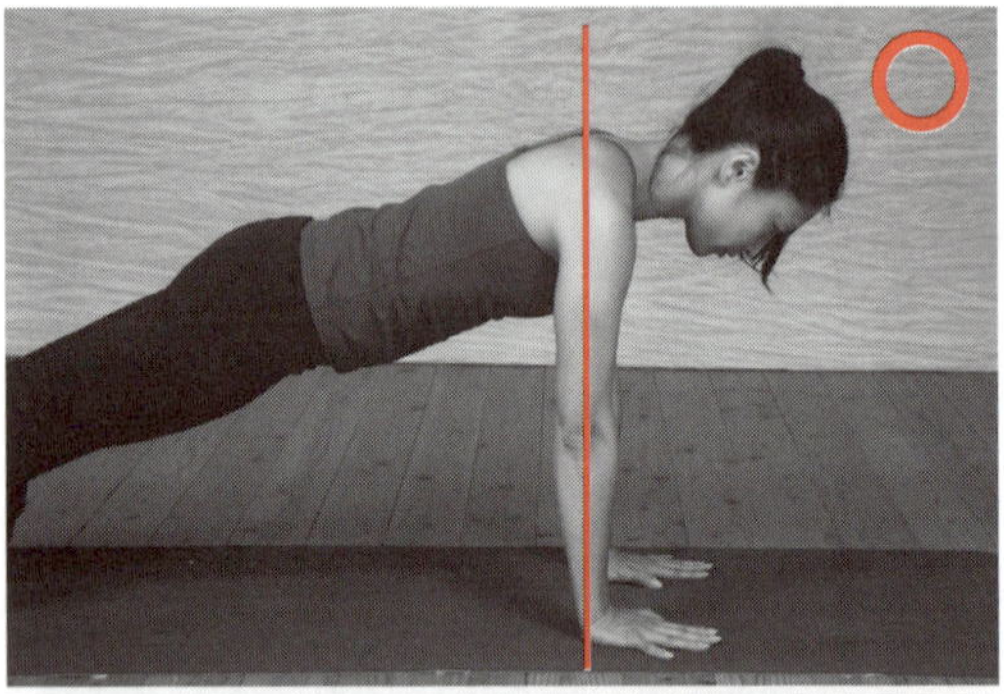

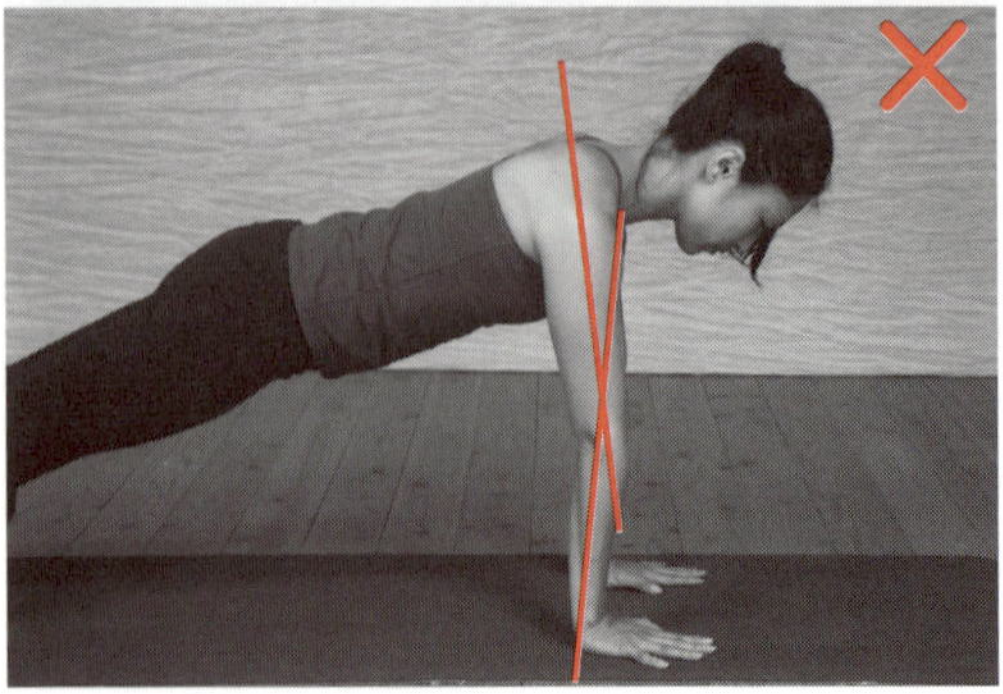

4. クンバカアーサナ

身の意思による制御がし辛くなり、危険を伴います。

この傾向にある方は、少し肘を曲げて体重を支える練習をするといいでしょう。

はじめは「プルプル」と驚くほど震えると思いますが、徐々に力がつけば大丈夫です。

また、肘を曲げるのと同じ様に、肘の内側を向かい合わせるのも、過伸展の予防になります（図）。

大切なのは、骨や靱帯に頼り切るのではなく、筋肉を使って自分の意志で制御することです。制御できることが「安全」を与えてくれます。

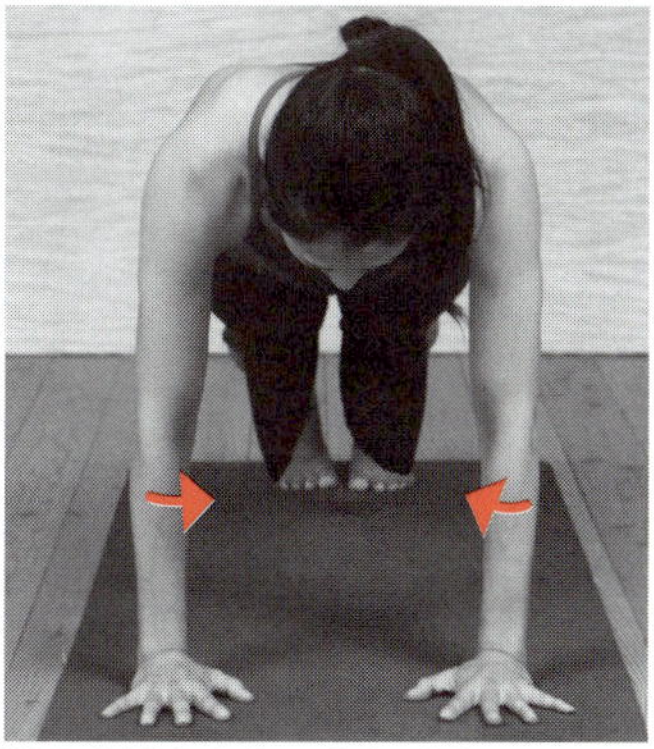
肘の内側を向かい合わせる

Work and Feel!

筋力で支える感覚を掴もう

プランクポーズから、軽く肘を曲げ、片脚を曲げて外側から肩の出来るだけ近くの腕に膝をつける様に体重を前に持っていってみて下さい。

筋力の弱い方は、肘がぷるると思います。そこで、5呼吸味わいましょう。徐々に出来る様になります。

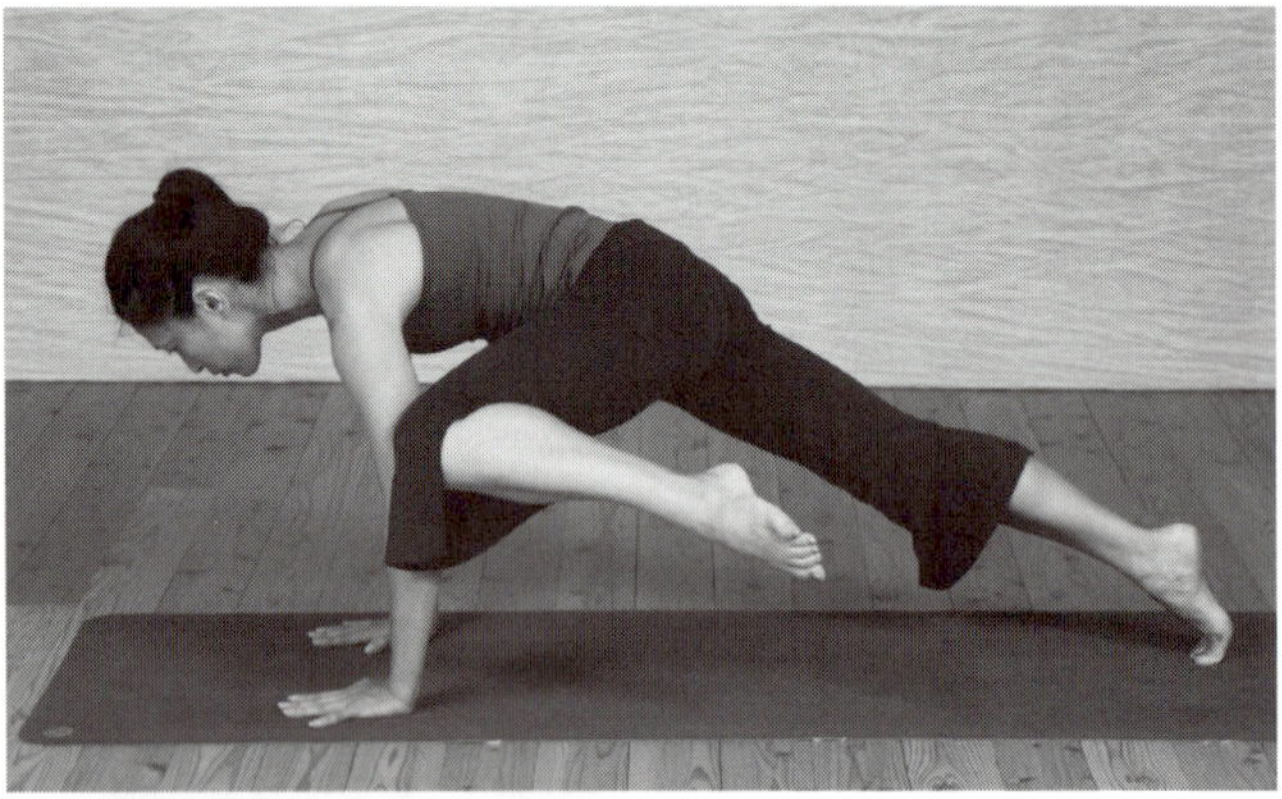

片足支持でプランクポーズ（前荷重）

Check Point 2

肩甲骨が「翼」になっていませんか？

――肩甲骨は広く、肋骨に寄り添います。

Key Word

翼状肩甲

このアーサナの時に、肩甲骨が「翼」のように背面に突き出して浮いている状態は、肩の土台の筋肉が十分に働いていない証拠です。

この状態では、身体を支えられずに、ぶら下がる状態になり、胸鎖関節に負荷をかけることになります。

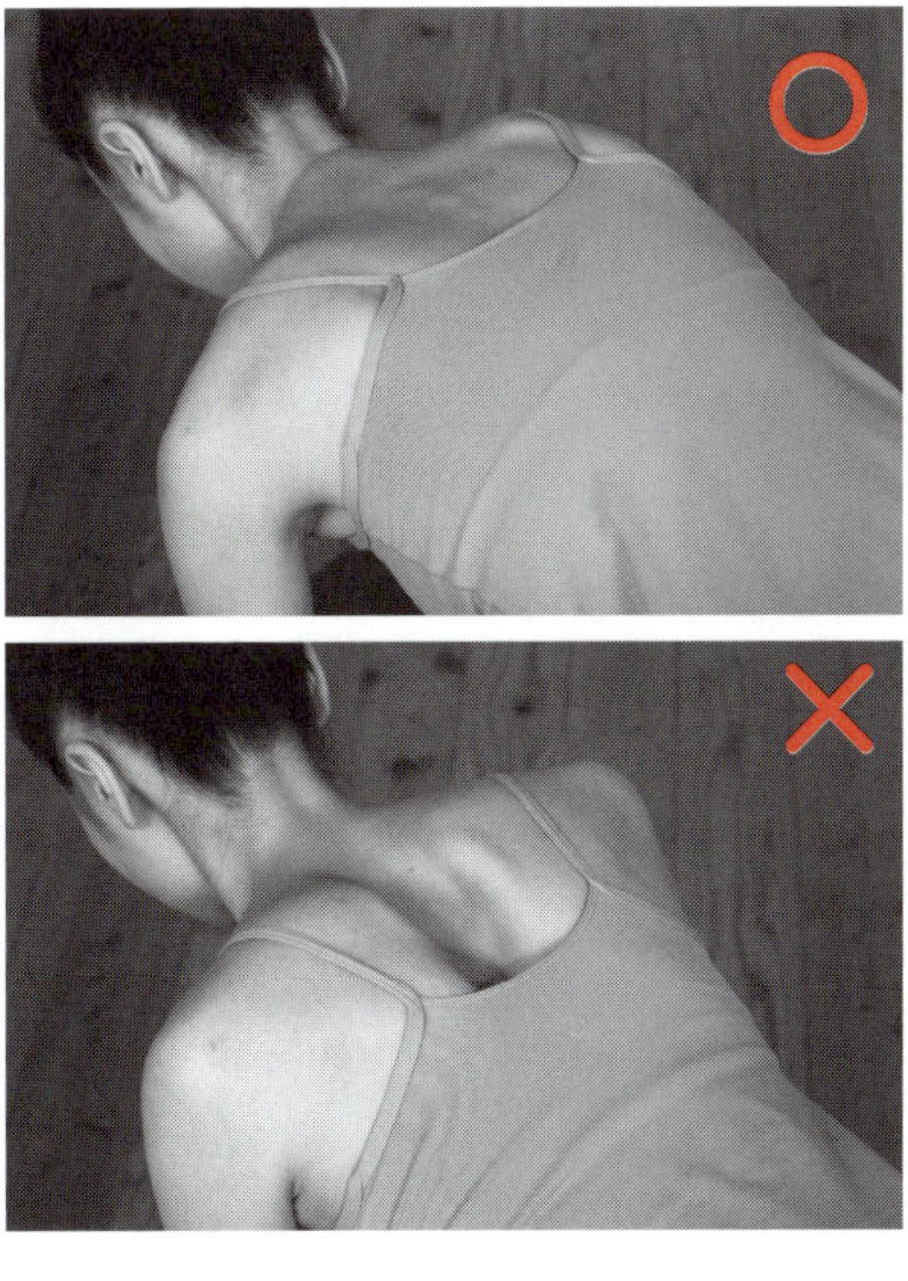

背中に手を回して、頚の方へ上げていってみて下さい。すると、肩甲骨の内側が浮いてきて、掴めると思います。

このような状態を翼状肩甲《よくじょうけんこう》と言います。肩甲骨が、肋骨から浮き上がった状態です。

ヨガでは腕で身体を支えるアーサナが多く存在します。腕の土台は肩甲骨ですから、肩甲骨と肋骨を結びつけている筋肉が重要になります。

その筋肉は図の筋肉・前鋸筋《ぜんきょきん》です。変わった形の筋肉で、鋸《のこぎり》状になって、肋骨から、肩甲骨と肋骨の間を通って、肩甲骨の内側縁に付いています。はたらきは、肩甲骨を前に突き出すような動き（前突）で、体重を支える時に、床を押し返す様になります。

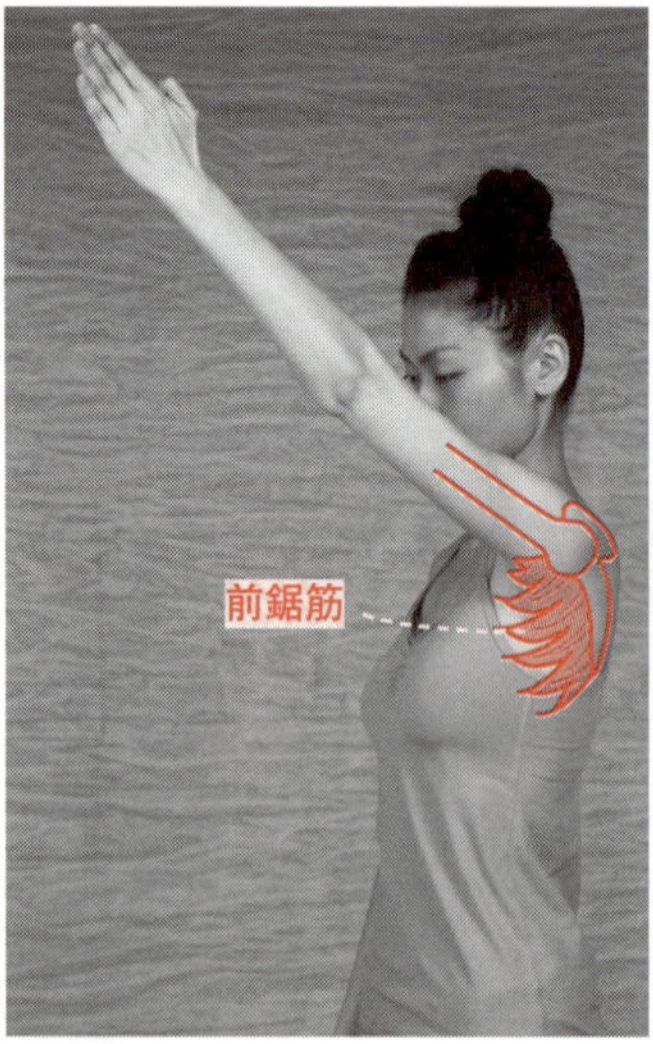

前鋸筋

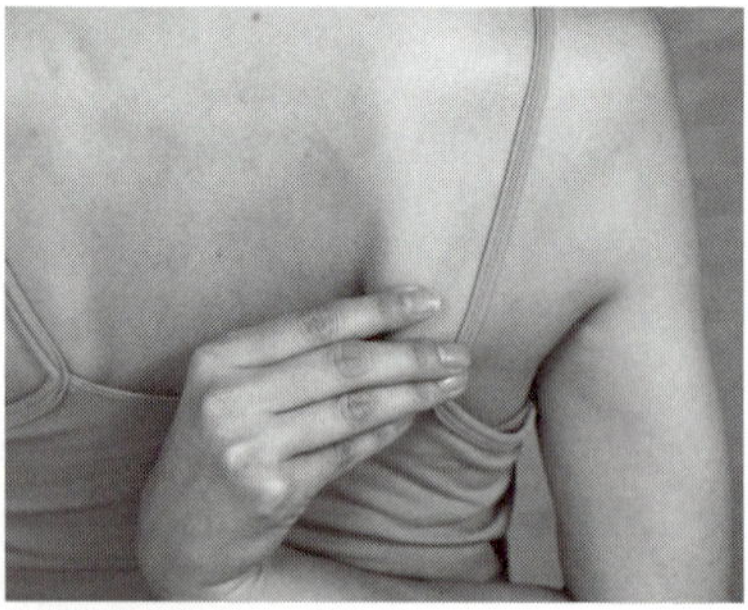
翼状肩甲を触ってみる

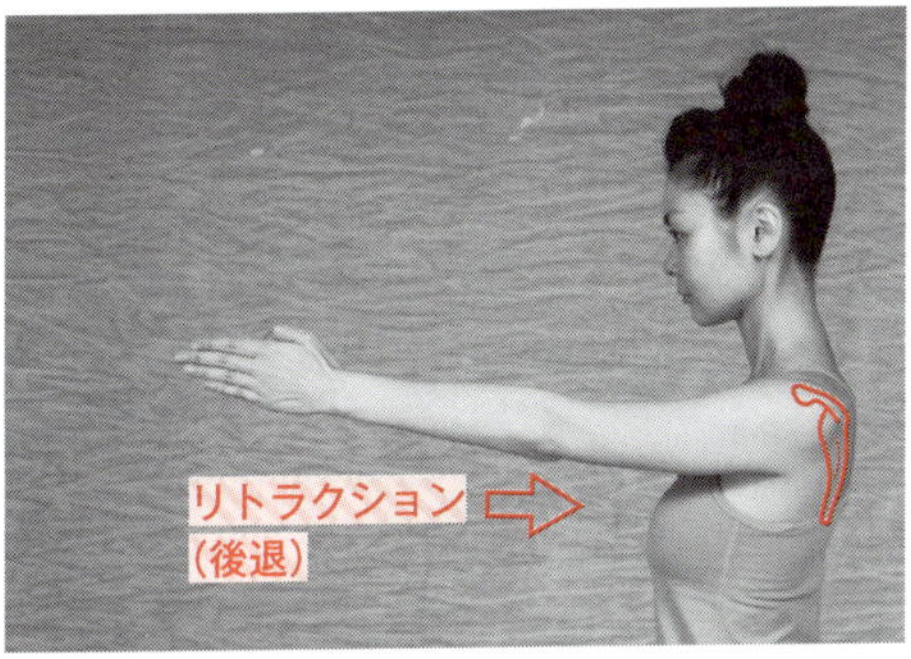

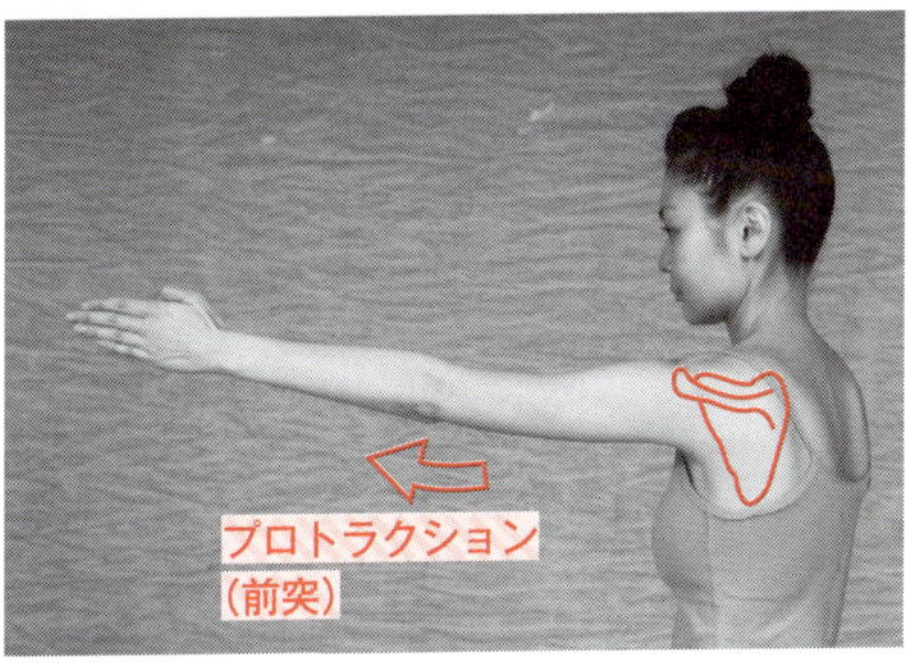

前鋸筋のはたらき（前突）

Work and Feel !

肩甲骨の位置で、腕の強度が上がるのを体感しよう

腕立て伏せの状態で、肘は伸ばしたまま、体を床に近づける様に下げてみましょう。肩甲骨が寄って背中から離れる感じです。

次に、そこから逆に天井に背骨が引っ張られる様に体を上げていってみて下さい。少し背中が丸くなってもかまいません。腕は伸びたままで、体が動いているのですから、はたらいているのは、体と肩甲骨の間の

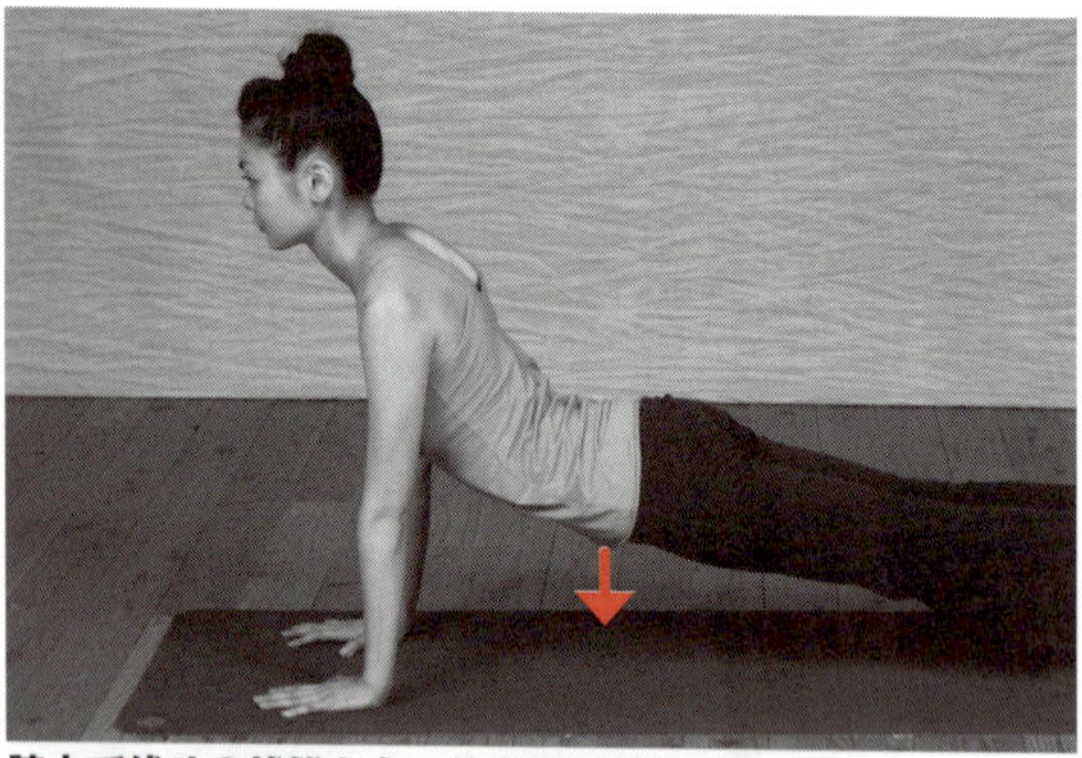

腕立て伏せの状態から、体を床に近付ける

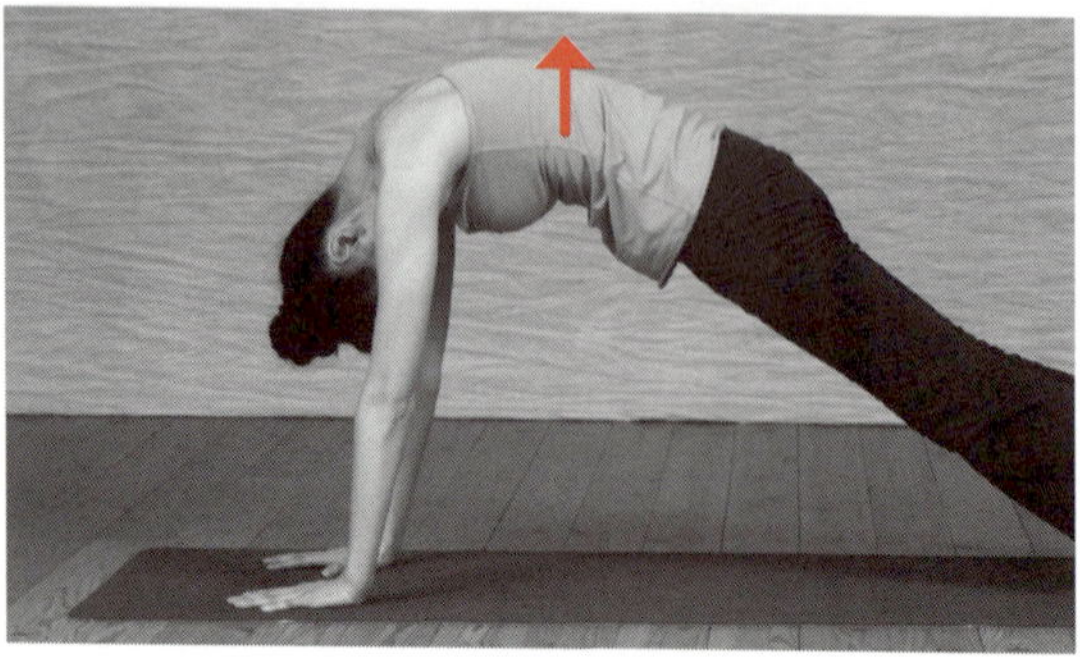

天井に引っ張られる様に、体を上げる

筋肉です。

しっかり使われている時には、肩甲骨の間が広くなります。逆に弱いと寄ってしまいます。

プランクポーズが辛い方は、膝をついて行って下さい。

逆に、辛くない方は、これを片手で行ってみましょう（図）。翼状になっていませんか？

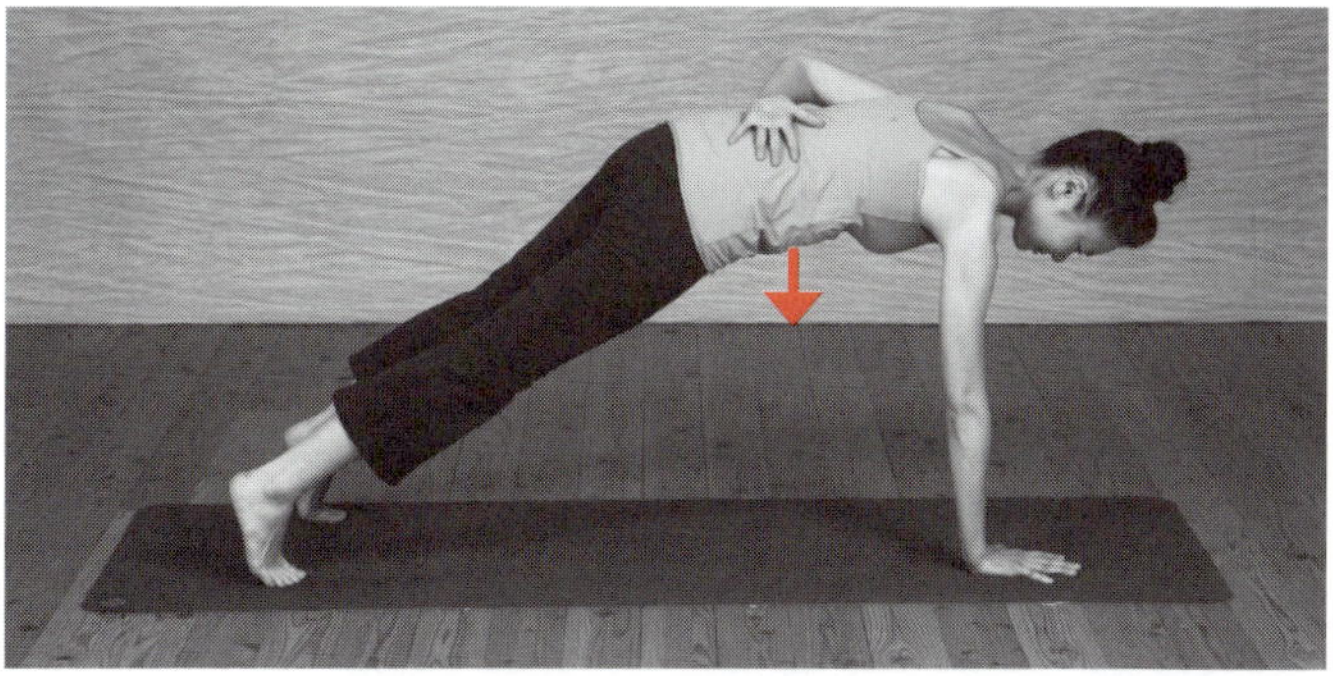

肘を伸ばしたまま、身体を下げると、肩甲骨は正中に寄り、背中から浮く

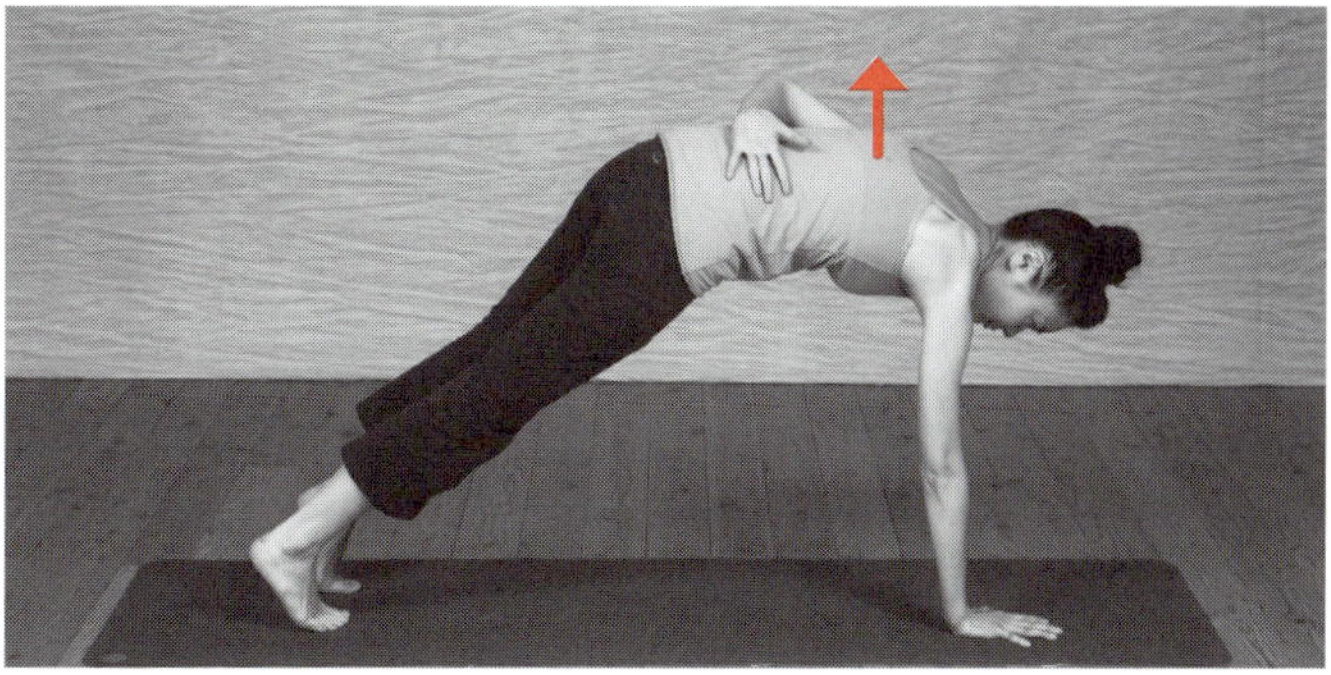

肘を伸ばしたまま、身体を上げると、左右の肩甲骨間が広くなる

Check Point 3

体が弓なりになっていませんか？
——頭から踵までの真っ直ぐを作ります。

Key Word

中心

ダンダアーサナも同じですが、真っ直ぐというのは、自分ではなかなか自覚し辛いものです。

このアーサナを長く保持する事で、自分の弱いところを確認できます。

頭は板状筋《ばんじょうきん》、肩甲骨は前鋸筋、腕は上腕三頭筋、骨盤は腹筋群です。

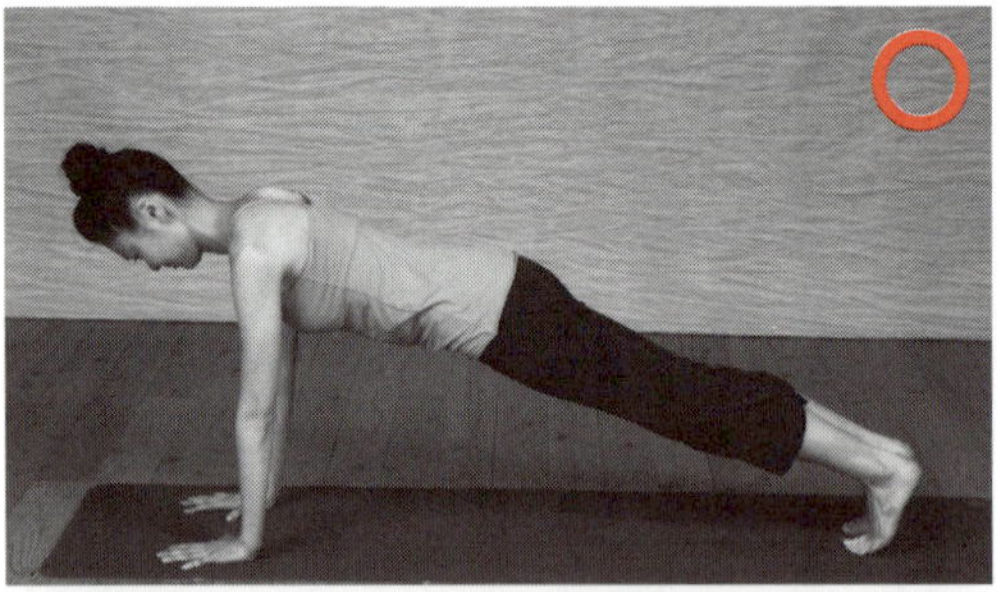

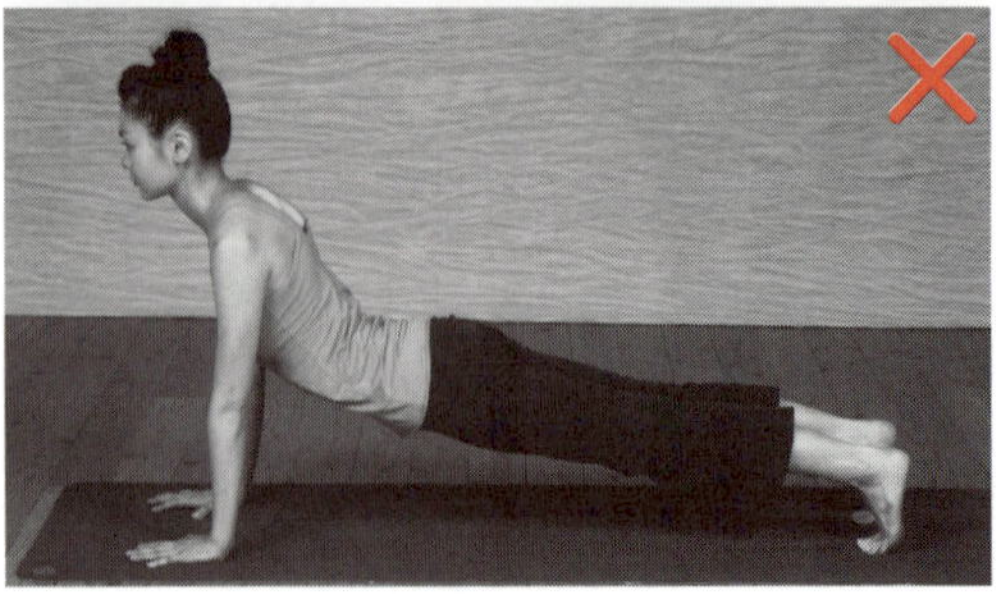

腰が反って弓なりになるよりは、少しお尻を上げてお腹を強調する方がいいでしょう。

Work and Feel !

「真っ直ぐ」の感覚を掴もう。

どうしても、自分では真っ直ぐの感覚が分からないなら、次の方法を試して、その感覚を覚えて下さい。

背中にポールや棒を置いて、「後頭部」、「肩甲骨の間」、「仙骨」の3点が触れる様にしましょう。最近のヨガスタジオにはだいたいボルスターが置いてあると思うので、それを乗せても良いです。

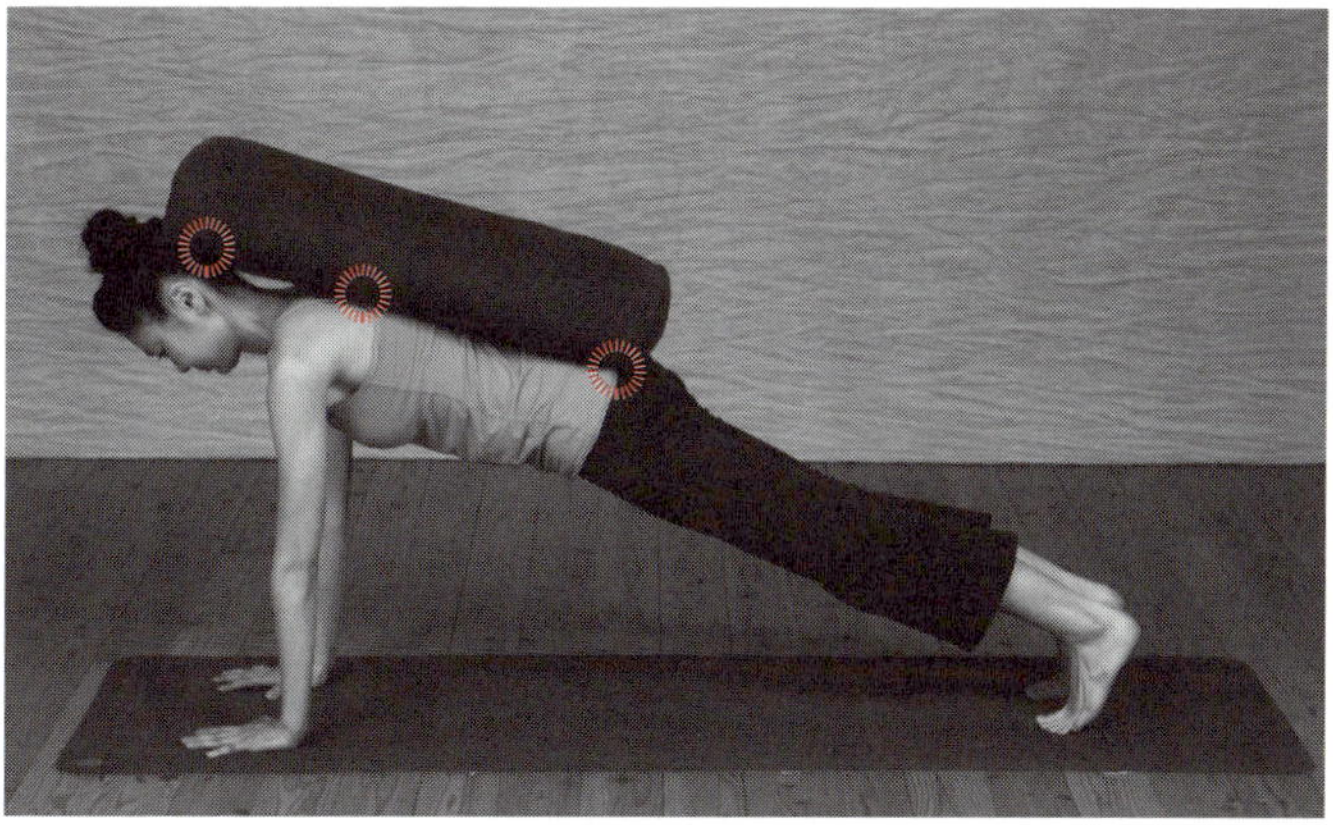

ボルスターを乗せて、真っ直ぐの感覚を掴む

このアーサナでは、重力は背中からお腹に向かって掛かっていますので、頭は下に、胸も下に、腰も下に落ち易くなります。

しっかりと、この重力に負けない為には、顎を引いて頭を持ち上げ、腕を押して、胸を持ち上げ、お腹を締めてお腹と、お尻を持ち上げます。

慣れてきたら、片手や片足を浮かせてみると、どこが弱いかをより自覚できると思います。

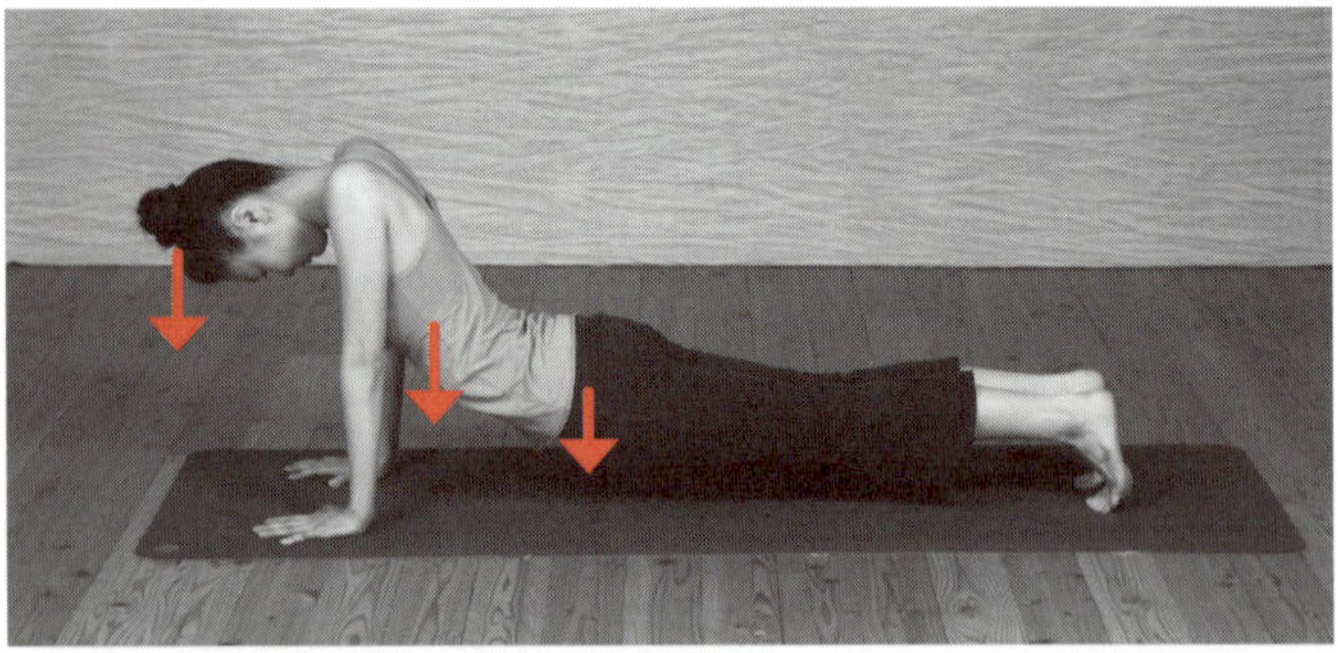

頭、胸、お腹が下に落ちやすい

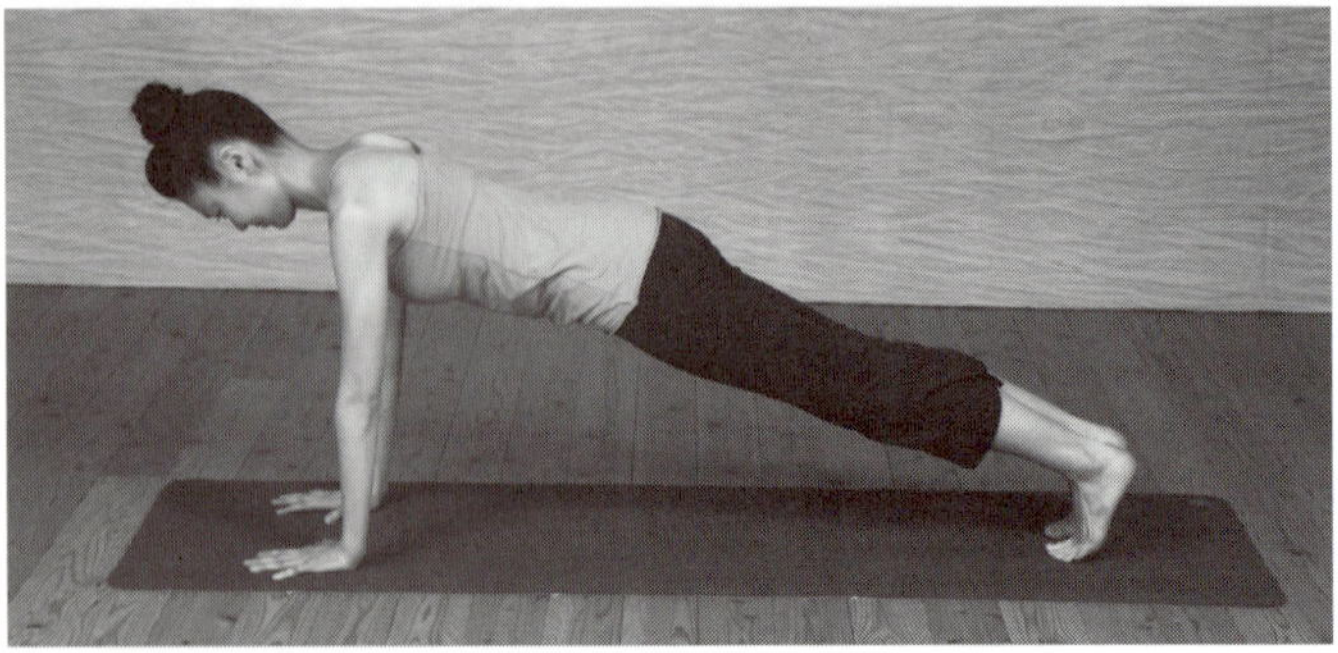

重力に負けないように、持ち上げる

4. クンバカアーサナ

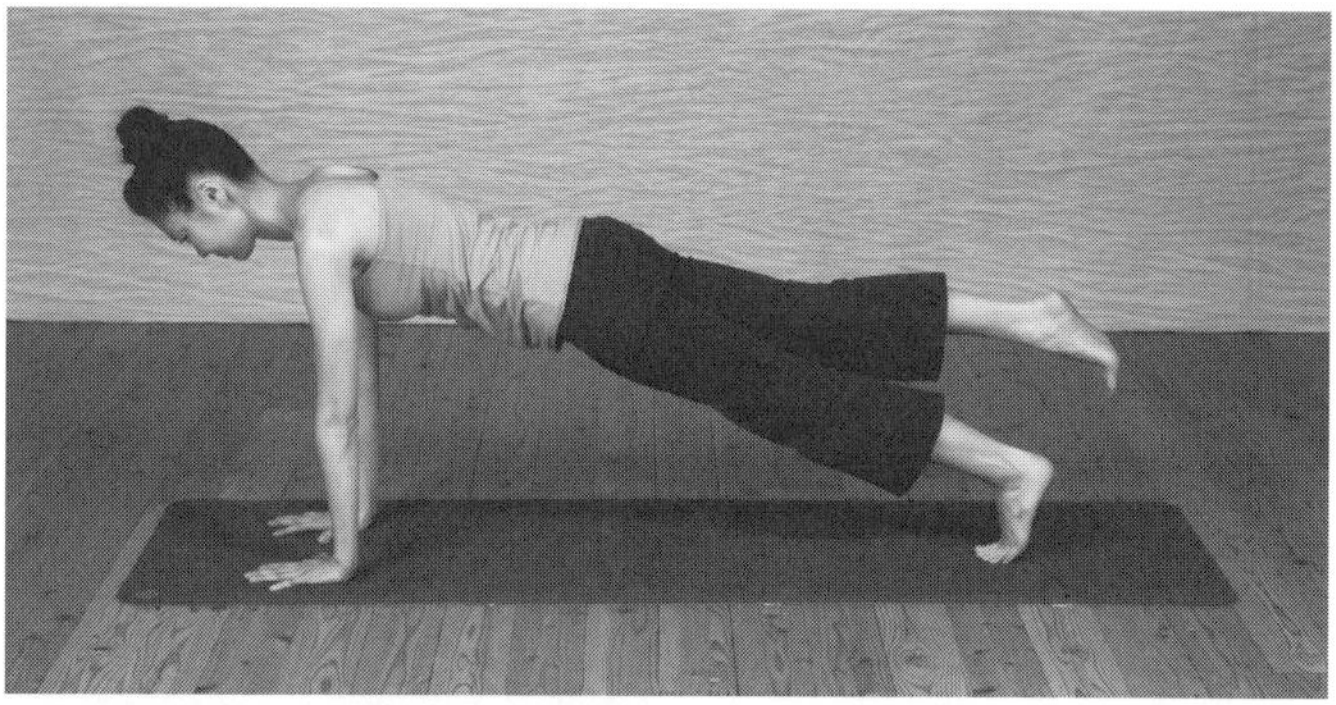

慣れてきたら、片足を浮かせてみる

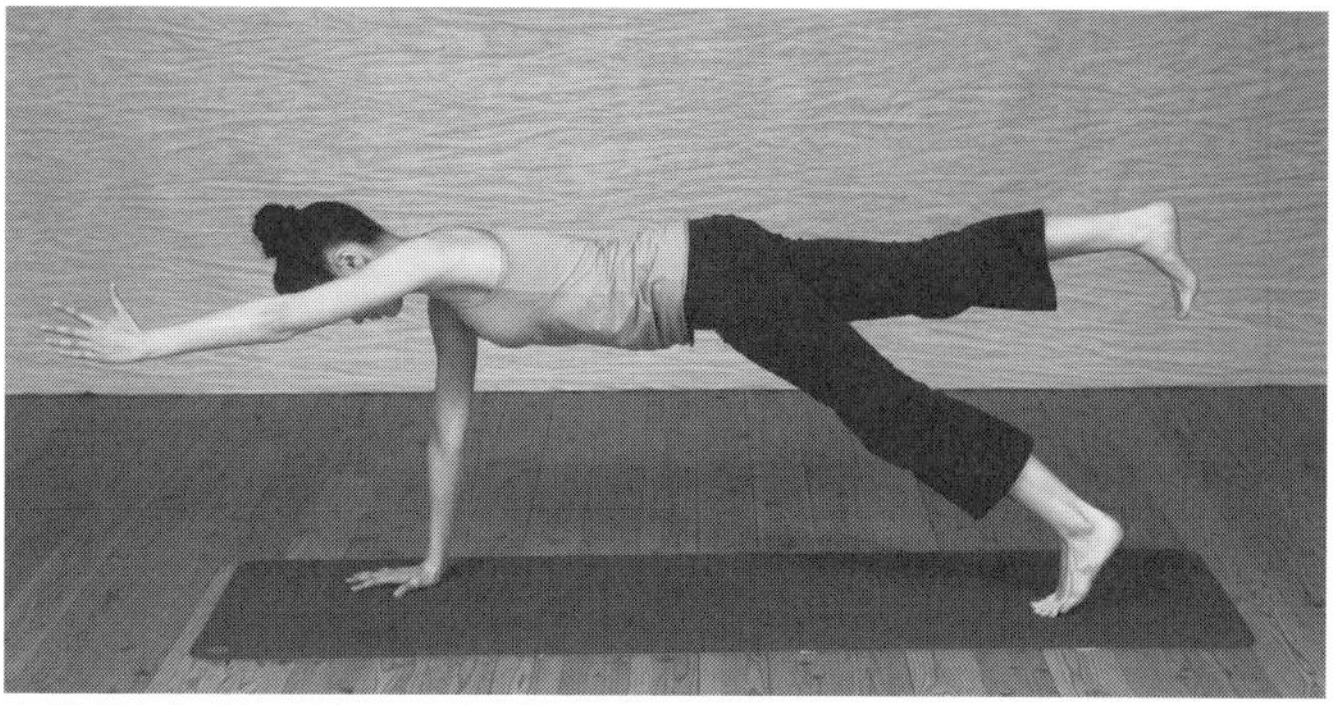

余裕があれば、対角の手足を浮かせてみる

関連のアーサナ

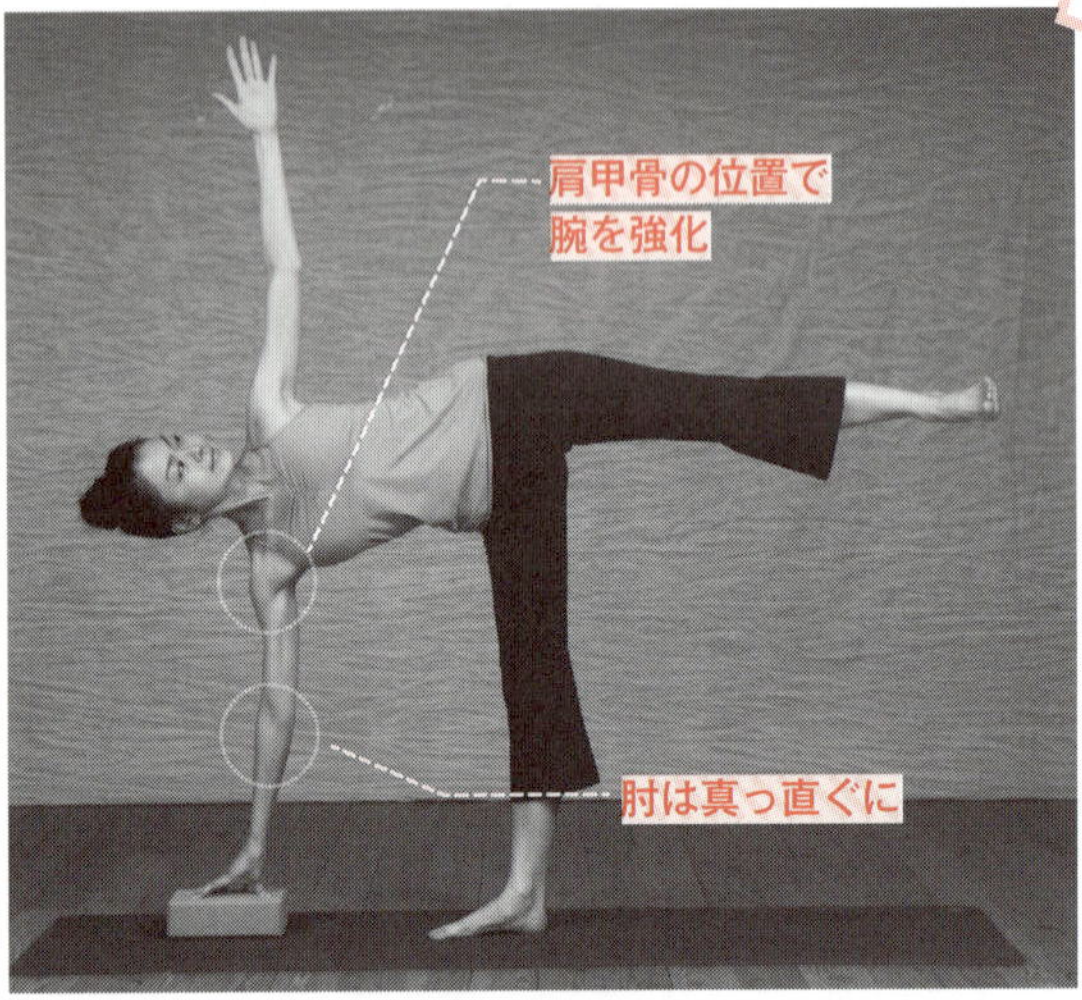

肩甲骨の位置で
腕を強化
肘は真っ直ぐに

アルダチャンドラアーサナ

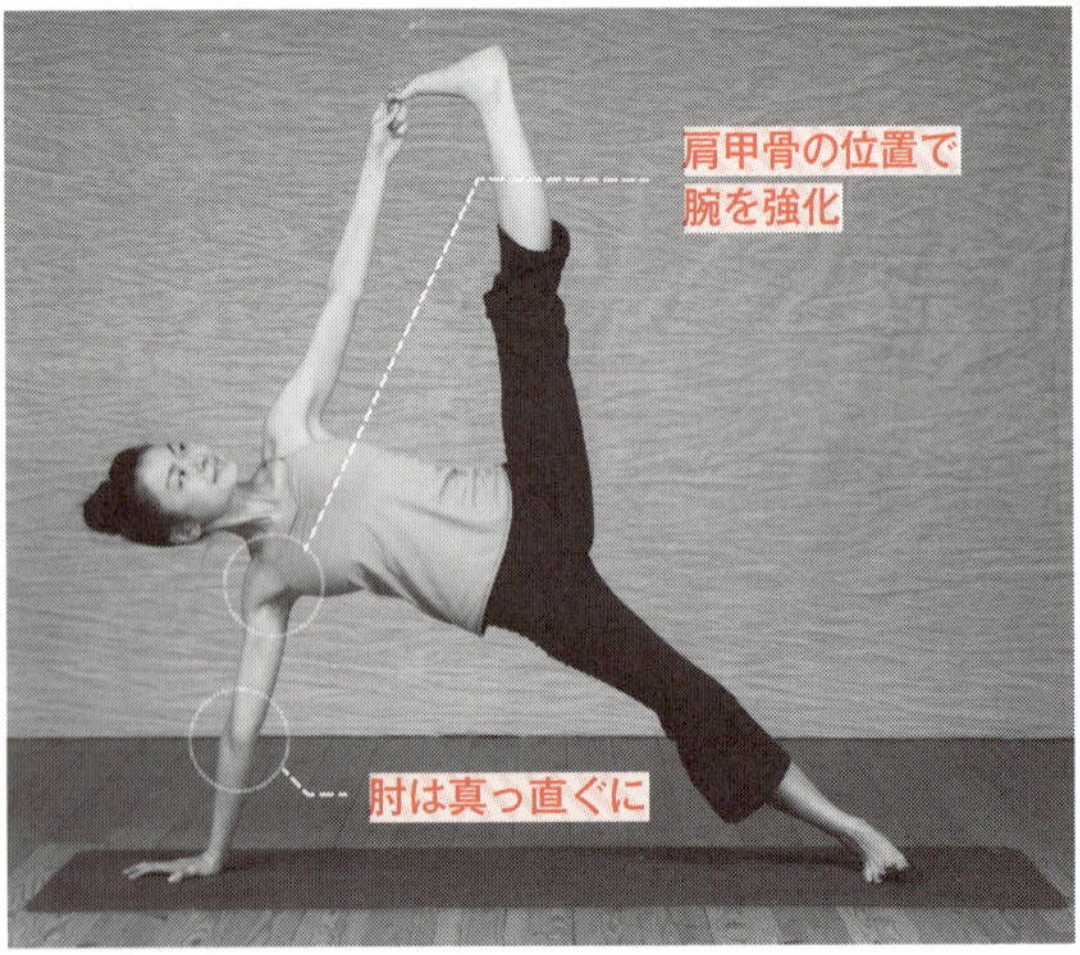

肩甲骨の位置で
腕を強化
肘は真っ直ぐに

バシシュタアーサナ

COLUMN 4

日常への応用

ヨガをすることで、日常ではどのような変化があるでしょうか。まず、筋力、柔軟性などが高まるでしょう。階段の昇り降りや、満員電車でのバランスが楽になるかも知れません。

精神的に落ち着き、ストレスに強くなるかも知れません。ヨガの一番の目標は心の制御ですが、広い心になり、協調性が出てくれば、かなりヨガの効果が出ていますね。

「足を知る」事で幸せを感じる事もあると思います。1日1回、幸せを感じられたら素晴らしいと思います。

人によって現れる変化は異なると思いますが、少なくとも良い変化があるからこそ、みなさんに愛好されているのだと思います。

私の場合、日常のふとした動作に変化を感じました。床のゴミを取る時、気が付けばアルダチャンドラアーサナになっていたり、立って靴下を履く時、ブリクシャアーサナになっていたり。ゴルフのボールを取る時はヴィーラバドラアーサナⅢですよね。電車を待っている時も、ターダアーサナですね。

アーサナは身体の使い方に変化を与えますので、日常の動作もきっとアーサナ風になると思います。楽しいですね。周りから見たら、少し怪しいかも知れませんが（笑）。

ここまで見てきたように、アーサナは解剖学的にも肉体に負担のかからない身体の使い方を教えてくれています。日常生活をしていて、ふと「○○アーサナの脚の使い方だと楽だ」とか、色々な発見をしていけると、より身近で、楽しく、役立つ学びができると思います。

アーサナでなくても、電車に乗る時でも、立っている時に少しつま先立ちにしてみたり、座っている時に後ろにもたれ掛からずに、足を少し浮かせてみたりして、身体の変化を楽しんでみて下さい。その行為こそ、アーサナなのだと思います。

For Instructors 4

身体の個性

数人の人が並んでいるの見たら、骨格、姿勢の特徴を見比べてみて下さい。実に様々なものがありますよね。そう、皆さんもご存じの通り、骨格は個人によって千差万別。そもそも、顔がそれぞれ違うのも、顔面の骨格に筋肉が着いている訳ですから、骨格が違うことの表れでもあります。

人の骨格は、殆どが遺伝（先天性）によるものです。自分の親と体付きを比べてみると、本当に似ているところが多くあります。それは、プールや海水浴場で、親子の姿を見ていると、よく分かります。それでもやはり、違いはあります。

発育の段階で、スポーツなど特徴的な活動を行えば、骨格にもその影響が表れます。普段の姿勢は、生活習慣、生活環境、怪我など、さらに多くの影響を受けます。

つまり、生まれた後の習慣によっても骨格は変わり得る、という事です。

左右差も、ほぼ全ての人が持っています。利き手がある様に、利き足もあります。顔ですら左右が違います。噛み癖のような癖にも、左右に偏りがありますね。もっと言えば、脳自体が左右違う特徴を持っているわけです（優位半球など）。ですから、左右差があって、当然と言えば当然です。

人によっては経験したスポーツの特性のために、正中からズレたところで身体が落ち着く人もいます。特に成長期のスポーツは大きな影響を与えます。

何が言いたいのかと言えば、「アーサナが隣の人と違う」とか、「左右で感じが違う」のも、実は当たり前なのです。

無理に右利きを左利きに直す事もないですよね。アーサナも同じです。差を無理に近づけようとはせずに、まずそれを受け止めて、上手く付き合う方法を考えて下さい。

アーサナは基本的に左右行いますので、身体の左右差を感じる良い機会でもあります。例えば、力の弱い方を長めに保持するようにするなど、方法によってはある程度、矯正にも使えます。無理せずゆっくりと整えていって下さい。

ただ、あまりにも左右差が大きいと問題になることもあります。例えば、歩行の様に左右の対照的な動きが必要な場合、その差が許容範囲内か外かという事が問題になります。差が大き過ぎれば、何かしらの専門的アプローチが必要かもしれません。

そうでもない限り、その差を無理に正そうとする事はお勧めしません。そのことが、逆に身体に無理をさせる事になるかも知れません。個性として捉えた方がいいと思います。むしろ、左右対称であっても、「動く範囲」、つまり関節可動域が狭ければ障害が出ることがあります。

普段の生活で、右利きの人であれば、右側より左側が動きが少なくなると思いますが、それでもそれぞれ十分に動く範囲があれば、あまり問題は出ません。

例えば、右肩が左肩より下がっているとすれば、その下がり方が問題なのではなくて、その姿勢によって動く範囲が少なくなる事が問題なのです。下がっていても、十分に動くならば殆ど問題が出る事はありません。

ここで覚えておいて欲しいのは、左右差は「身体の個性」であり、左右対称に拘るよりも、関節可動域が制限されていないことの方が大切であるということです。

5. チャトランガダンダアーサナ

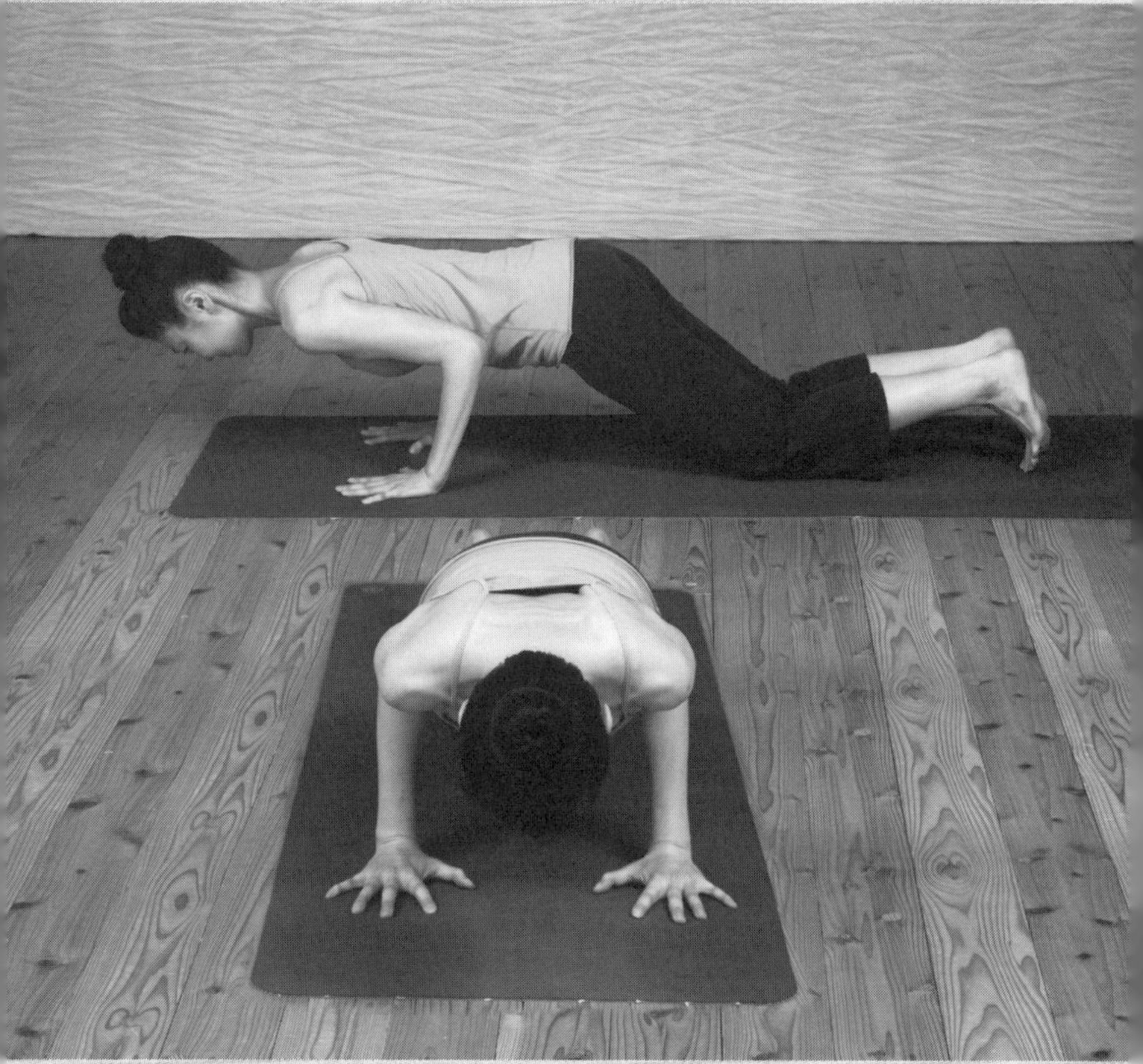

Chaturanga Dandasana

Check Point 1

肩が床に落ちていませんか？
――肩と肘は、床と平行に位置します。

Key Word

肩の位置

上体を床と平行にするこのアーサナは、とても強さを必要とします。

肩に関して、体を支えきれないと、肘が天井方向に抜けて、肩は床の方に落ちてしまいます。こうなると、強さではなく、ぶら下がっている様な状態です。これでは、特に肩の前面に負担がかかってしまいます。

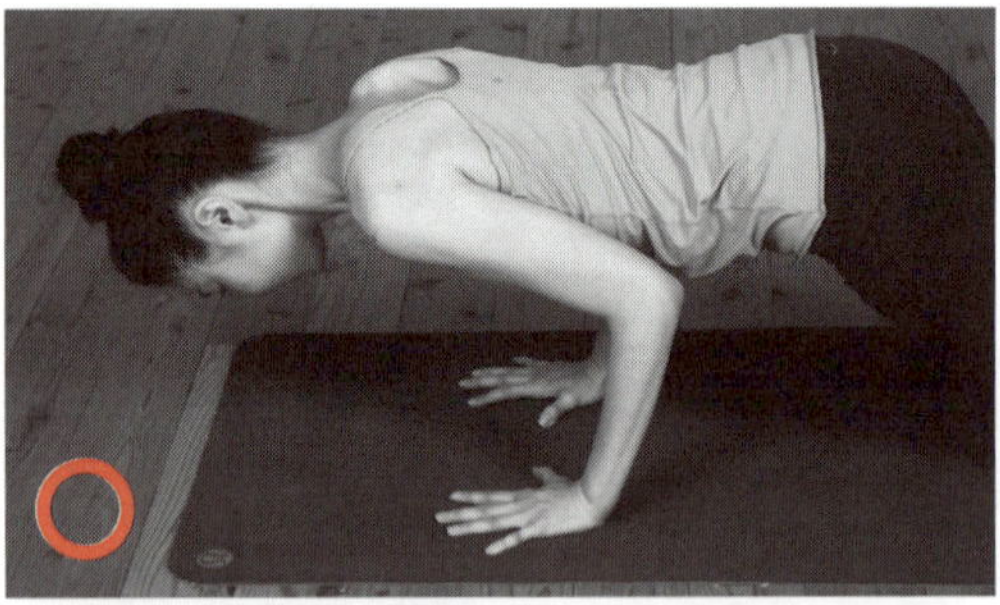

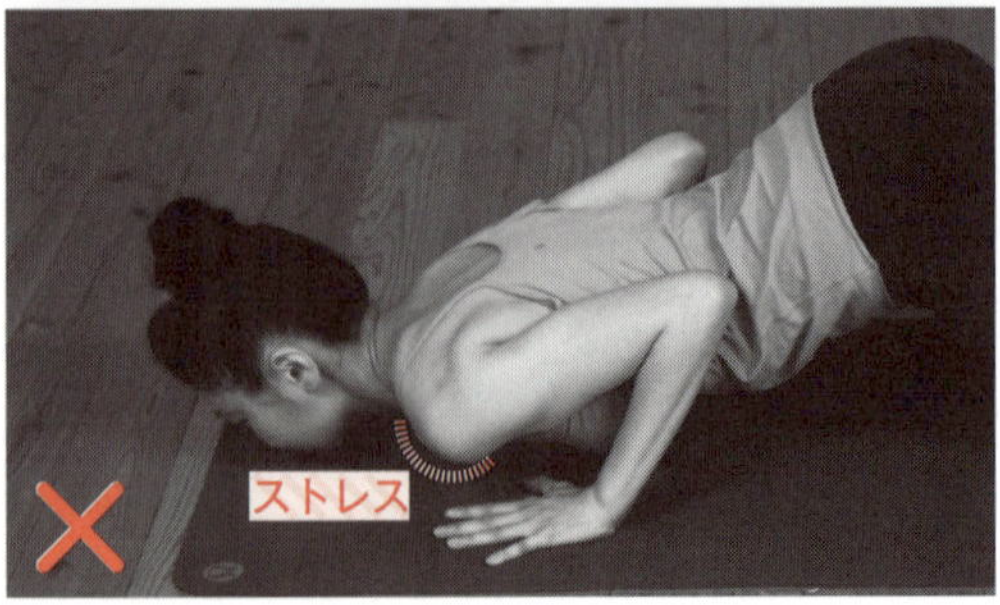

5. チャトランガダンダ アーサナ

また、腹部に関して、緩んでしまった腹部につられて腰が反ってしまい、弱い状態になってしまいます。

チェックするポイントは、肩~肘までの上腕部が床と平行になっているかどうかです。

Work and Feel !

肘の曲げ方を工夫して、「身体のつながり」を感じよう

膝立ちから、肘を曲げて身体を降ろしていきましょう。

この時、体を下に落とす感じではなく、前に移動させるつもりで肘を曲げていきます。

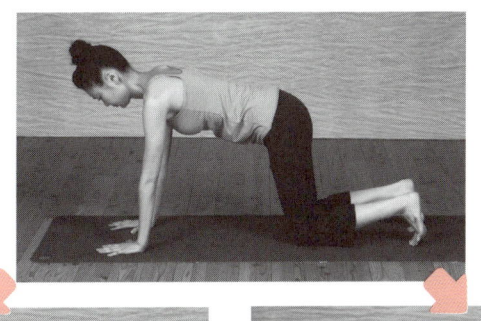

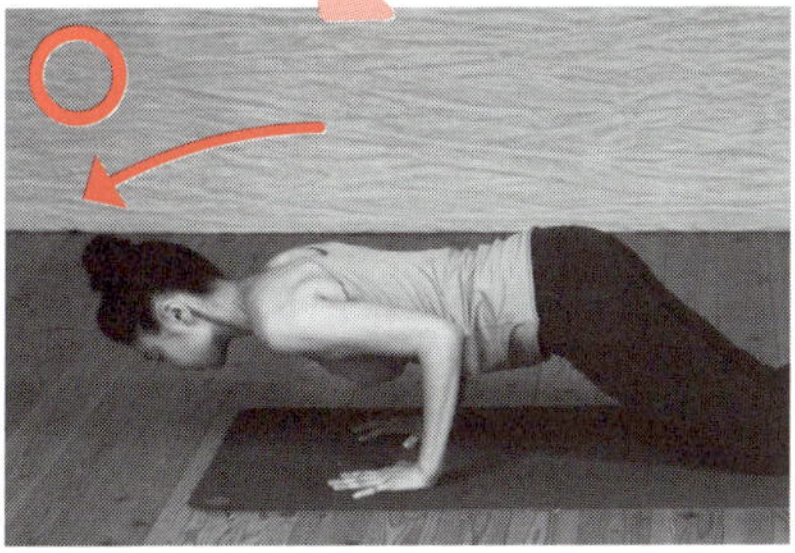

体を前に移動させるつもりで下げる

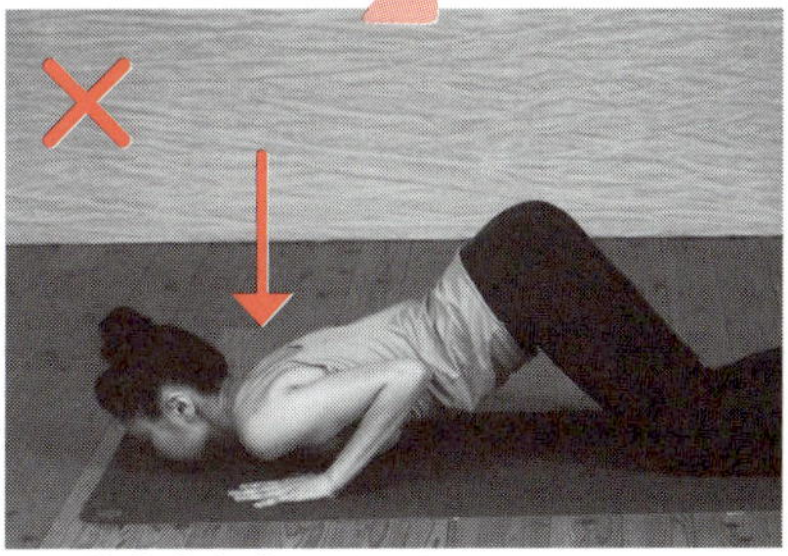

下に体を落とすのはNG

次は、同じように、前に移動させるつもりで肘を曲げていくのですが、今度は、顎を出す方法と、少し引く方法の両方で試してみて下さい。どうでしょうか？　顎を引いた方がお腹に力が入って、肩にも力が出ると思います。

このように、このアーサナでは体のつながりを感じる事が出来ます。

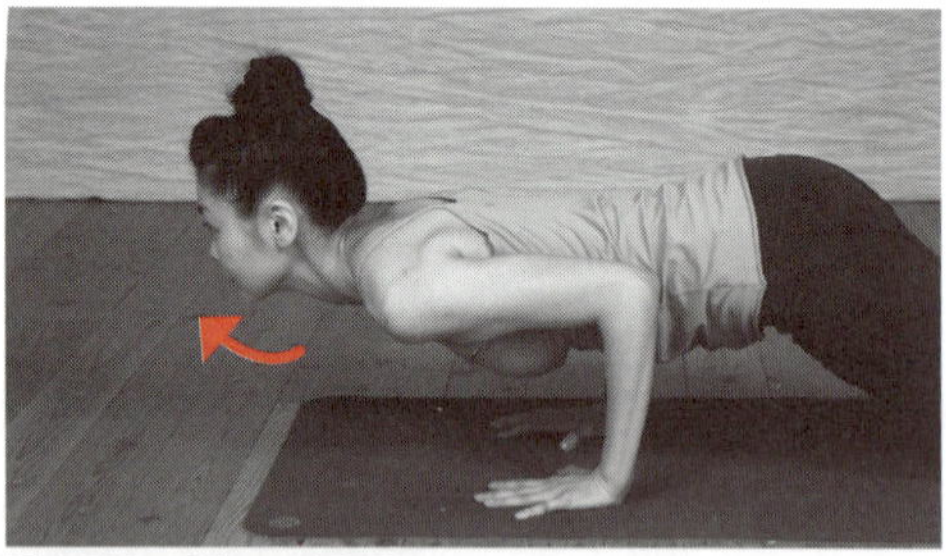

顎を出してやってみる

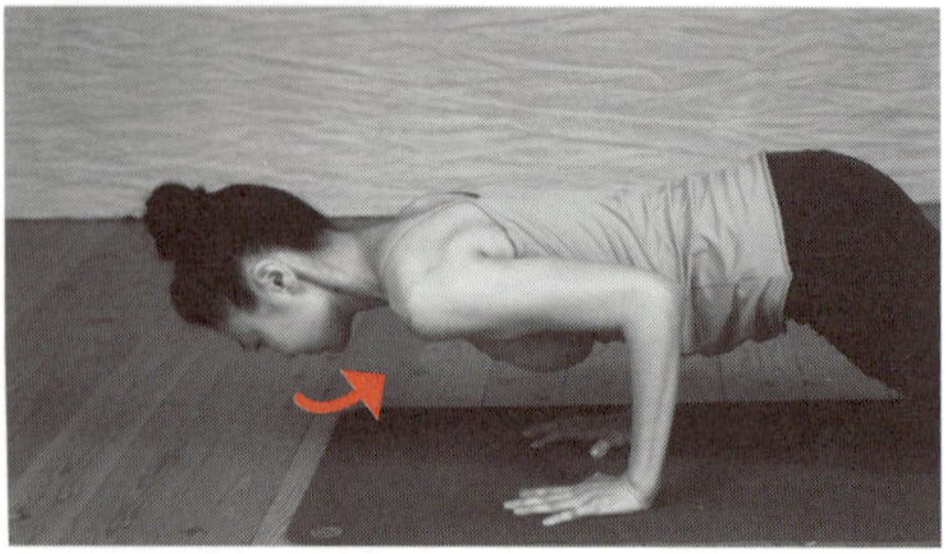

顎を引いてやってみる

Check Point 2

脇が開いていませんか？
——脇を閉じ、肩を引き下げます。

Key Word

肩の強さ

このアーサナでは、上体を腕で支えるために、脇を開いてしまう方が多くいます。脇を開けた方が、なんだか力が入るような気がします。

しかし、それは逆です。ここでは脇を締めることで、肩を引き下げやすくなり、肩と肩甲骨、首の強度を高める事ができるのです。

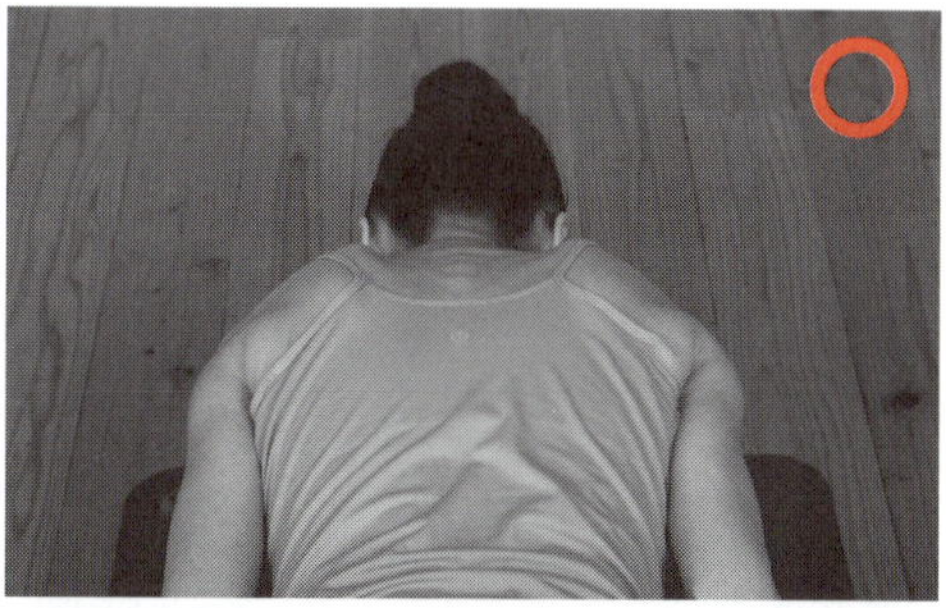

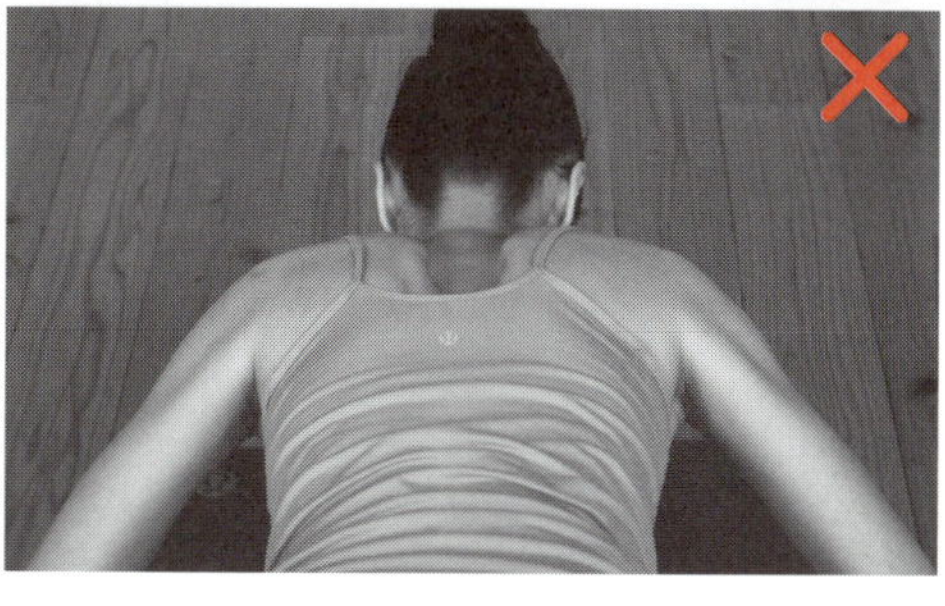

脇が開くと、肩が上がり、首が落ち込んで、全身の力が使えなくなり、腕だけに頼る形になります。

全身のつながりで支えるので、他のアーサナと同じ様に、肩甲骨と耳との距離を保って、脇を締めて体を安定させましょう。亀が甲羅から首を伸ばすようなイメージを持つと、分かり易いと思います。

Work and Feel !

手を突っ張って、肩甲骨の意識を高めよう

肘を伸ばした状態で、机に手をつきます。その手に体重を乗せて、肩甲骨を上げ下げする様にして、体を上、下に動かしてみましょう。肩甲骨を下げる時は、亀が首を伸ばす様に、肩甲骨を下に引き下げる感じです。

脇を締めて、肩甲骨を引き下げる筋肉は図の筋肉です。

さらに少し顎を引くと、お腹にも力が入ってくると思います。

慣れないうちは、肘が曲ってきてしまうと思いますが、腕が棒の様になっているとイメージして、肩甲骨に意識を持っていって下さい。徐々に、楽にできる様になると思います。

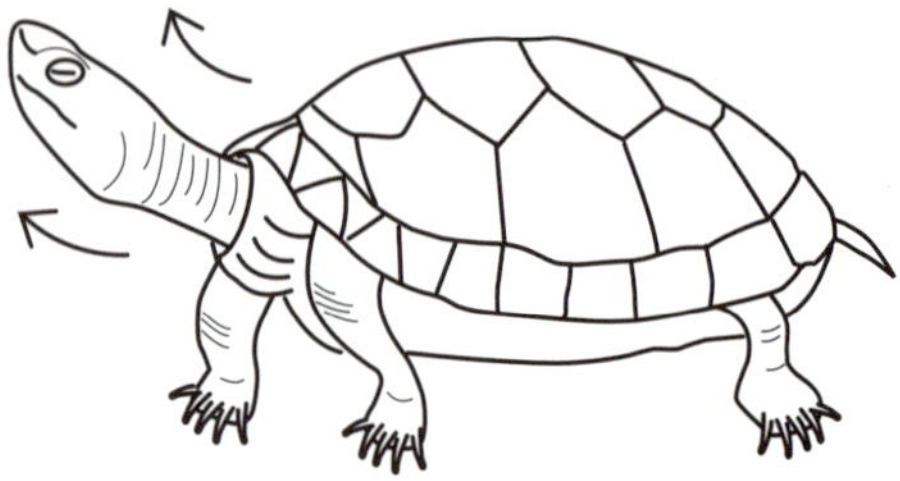

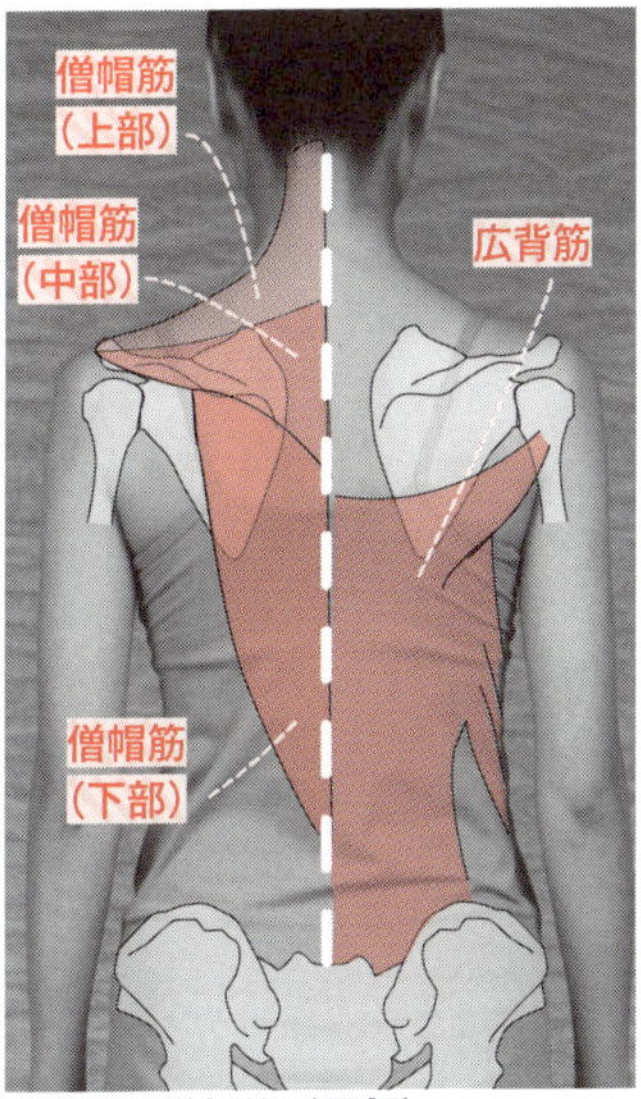

広背筋と僧帽筋（下部）

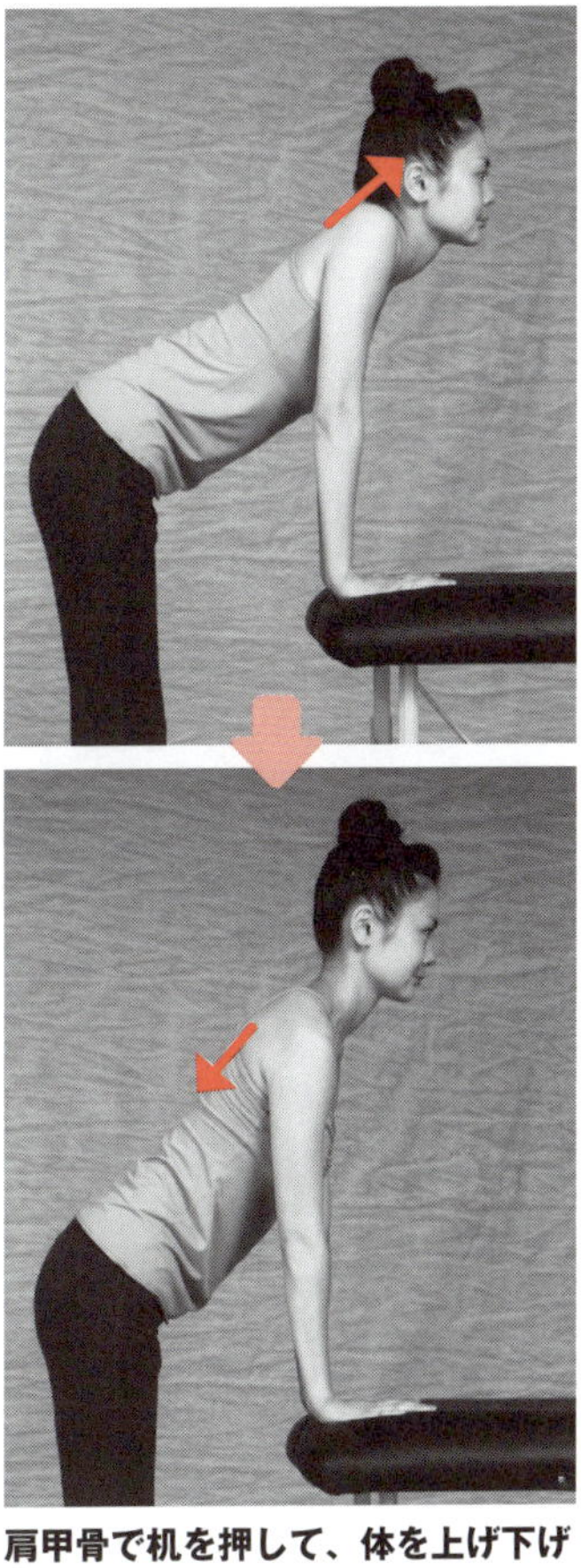
肩甲骨で机を押して、体を上げ下げ

Check Point 3

お尻は出ていませんか？
――骨盤底を少し引き締めて、お腹を引き上げます。

Key Word

骨盤底の締め

このアーサナの時、腰から反って、お尻を出してしまう方がいます。

この状態は、坐骨が開き、骨盤帯《こつばんたい》が不安定な状態です。

「骨盤底《こつばんてい》」（図）を引き締める様に力を入れ、お腹を引き上げると、腰が入って、上体から腰にかけての強度が増します。

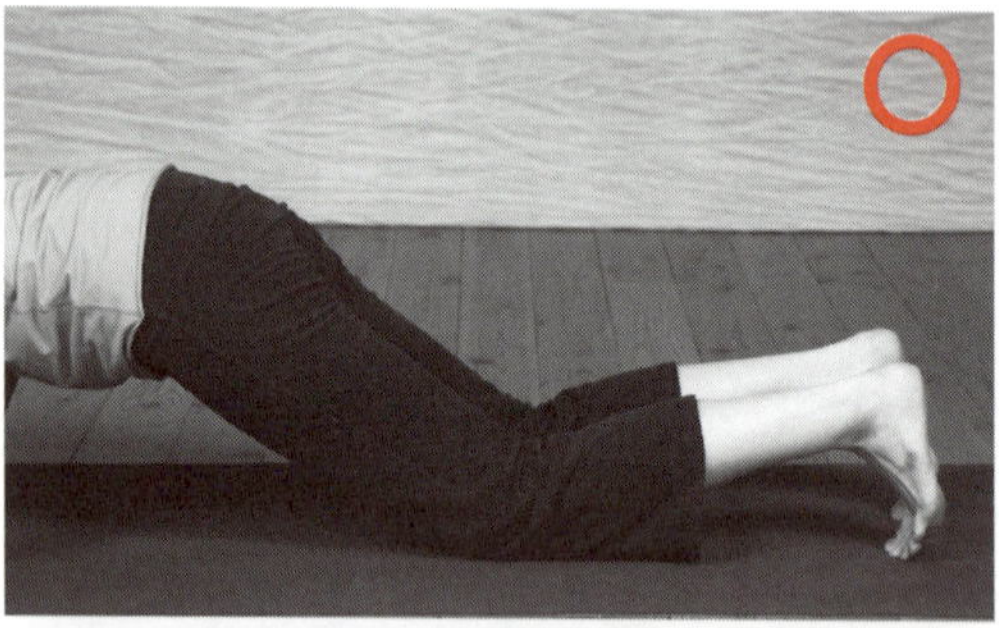

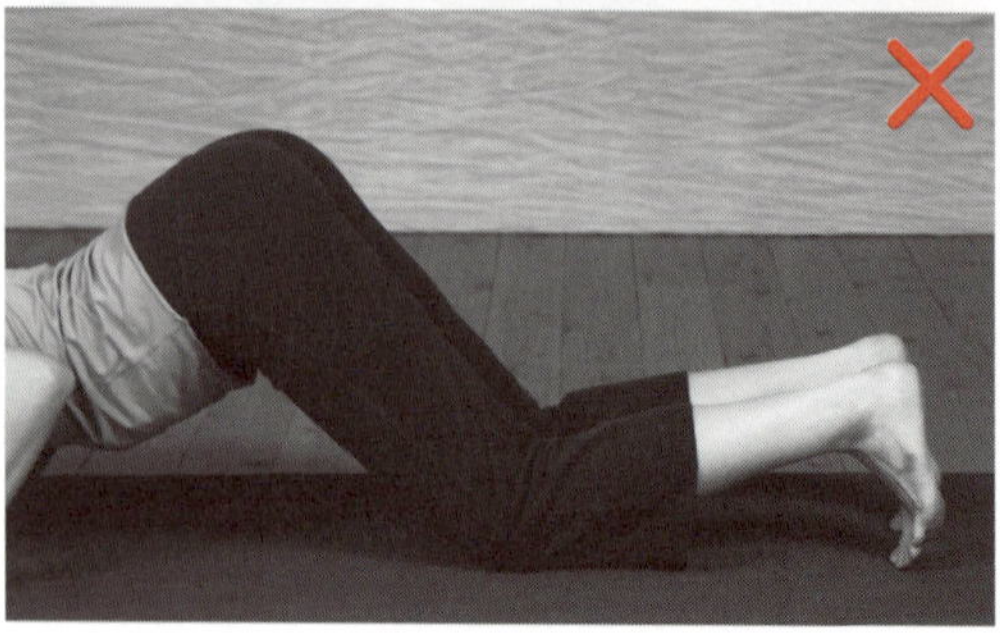

骨盤底を引き締める時は、お尻を強く締めるのではなく、会陰を締める感じで行います。ヨガではムーラバンダといいます。

この安定によって、内臓などは支えられ、お腹の中の圧力が調整されています。骨盤の安定にも関係しています。

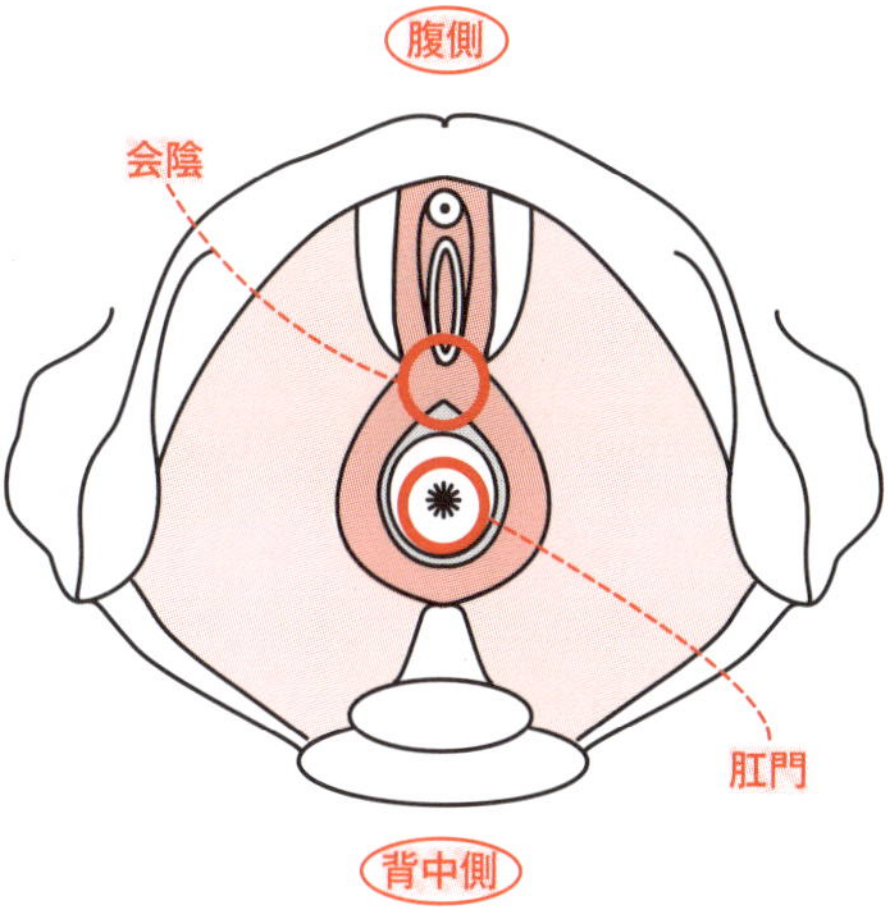

骨盤底と会陰（女性の骨盤を下方から見た図）

Work and Feel！

骨盤底と、お尻の筋肉の違いを体感しよう

足を平行にして立った状態で、肛門周囲（主に前方）に力を入れてみて下さい。お尻を触っていると、中央が引き込まれる様な感じがすると思います。でも、お尻は柔らかいままですね。

次に、お尻を思いっきり強く締めて下さい。触れてるお尻はかちかちになったと思います。

この2通りの方法の大きな違いは、骨盤の動き（後傾）を伴う、伴わないかです。骨盤を動かさないで、骨盤底を引き上げましょう。

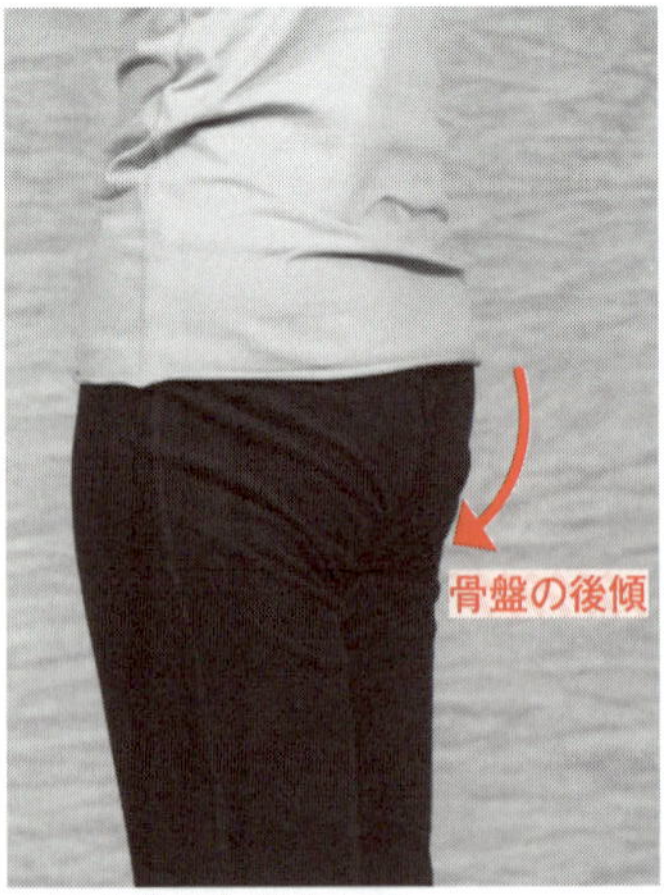

お尻全体に力を入れる

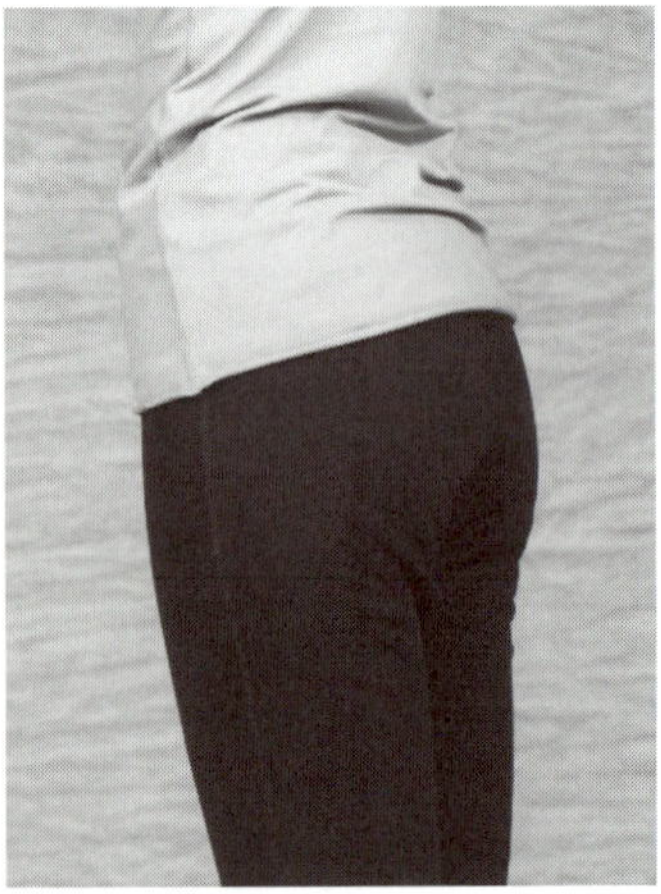
肛門（会陰）中心に力を入れる

Work and Feel！

お尻と、脚の筋肉の関係性を体感しよう

先ほどは、骨盤底に力を入れた時と、お尻の筋肉へ力を入れた時の違いを感じてもらいました。では、身体の他の部分への影響はどうでしょう。

今度は、太ももの辺りに意識を向けながら、先ほどと同様に、骨盤底に力を入れた時と、お尻に力を入れた場合を比べてみて下さい。

お尻の筋肉に力を入れた時には、太ももが外旋、つまり外側に回ろうとしているのを感じませんか？

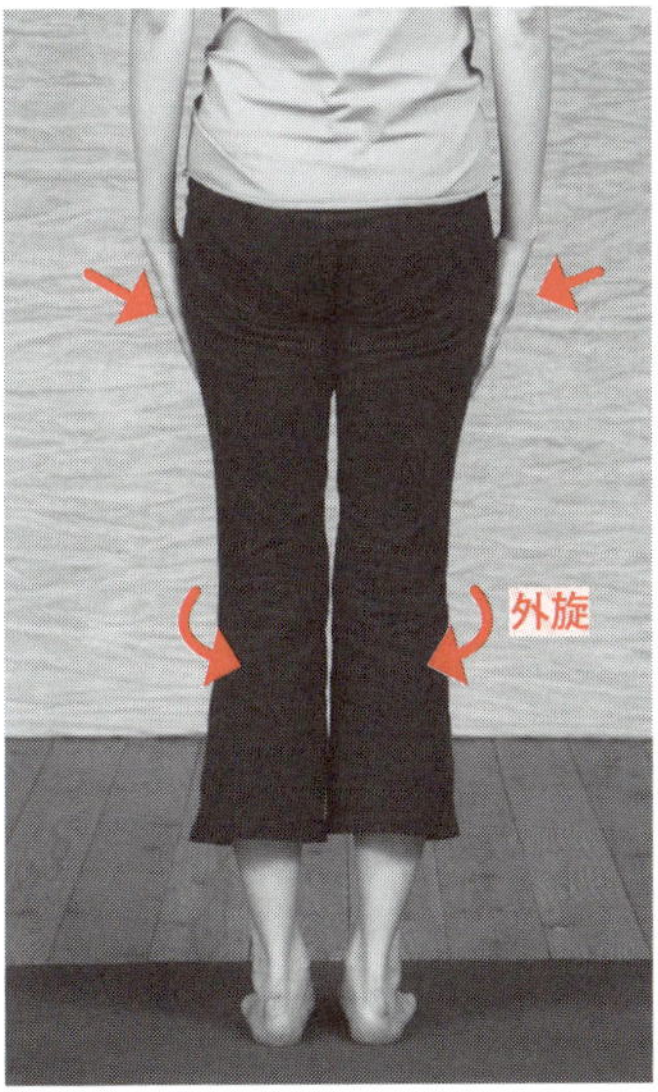

お尻全体に力を入れる

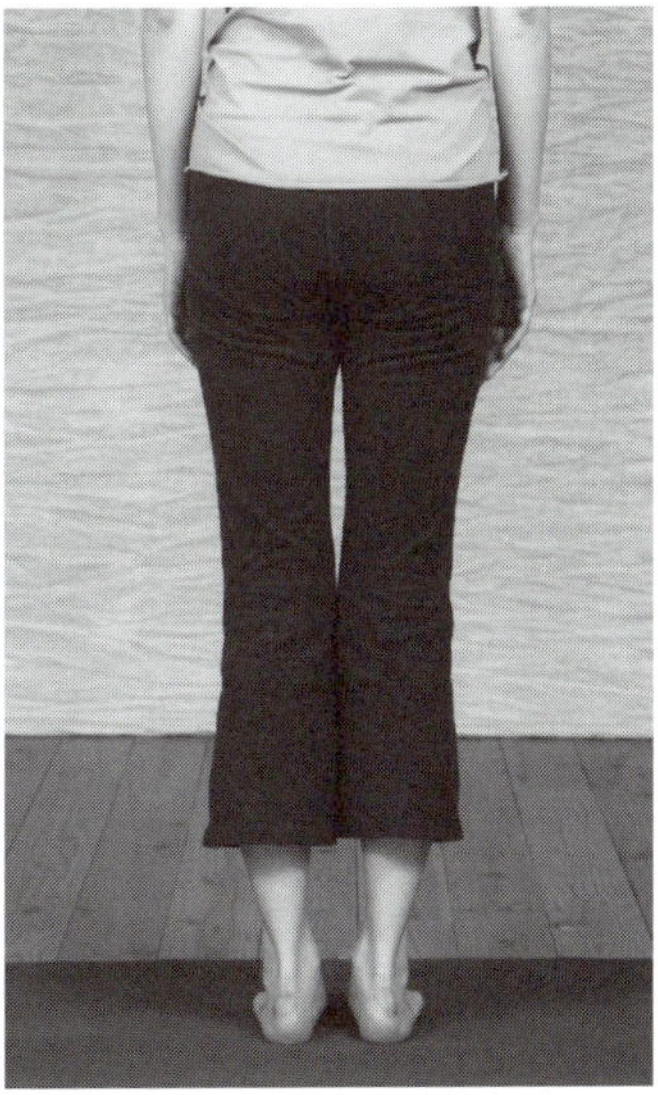

肛門（会陰）中心に力を入れる

これは、お尻を形作る筋肉である大《だい》殿筋《でんきん》のはたらきです。骨盤底の肛門周囲の筋肉に力を入れても、同じような感じはしないはずです。

このように、お尻の筋肉と、太ももの動きは関係性が強いため、お尻の力が強過ぎると、脚の動きに影響してしまいます。ですので、安定の為には、お尻ではなく、肛門、会陰の力を意識しましょう。

ヴィーラバドラアーサナⅢの足は、この方法を理解すると効果的にとる事が出来ます。

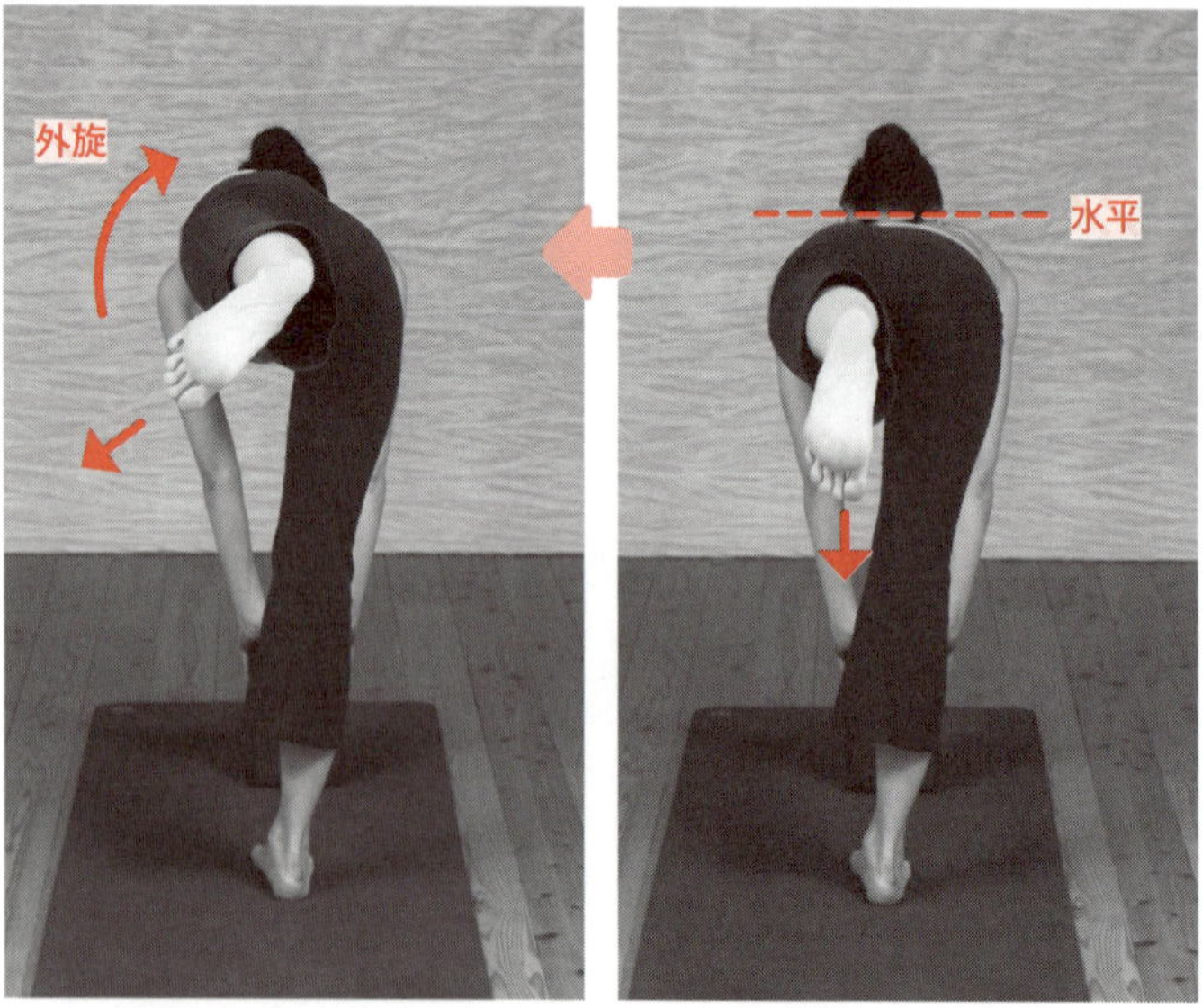

ヴィーラバドラアーサナⅢの足：脚の外旋とニュートラル

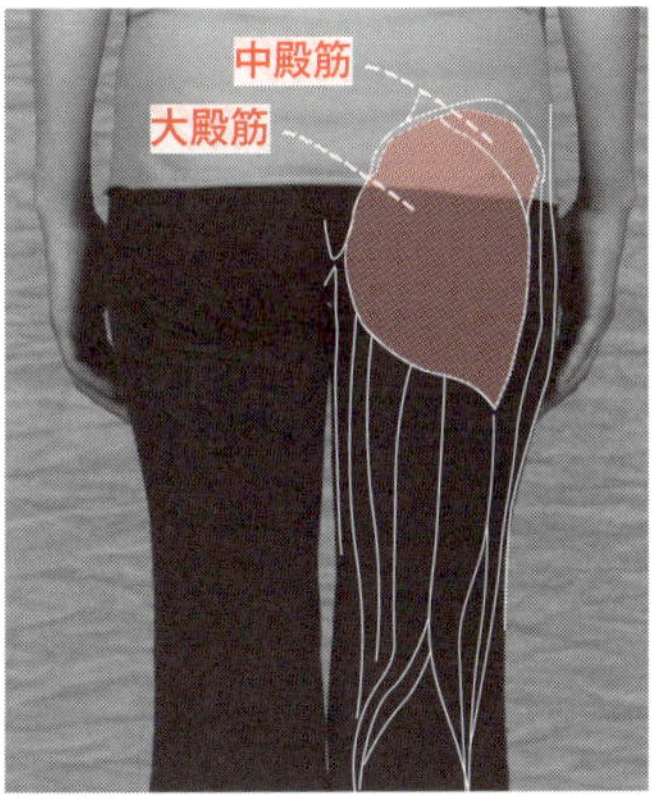

大殿筋

関連のアーサナ

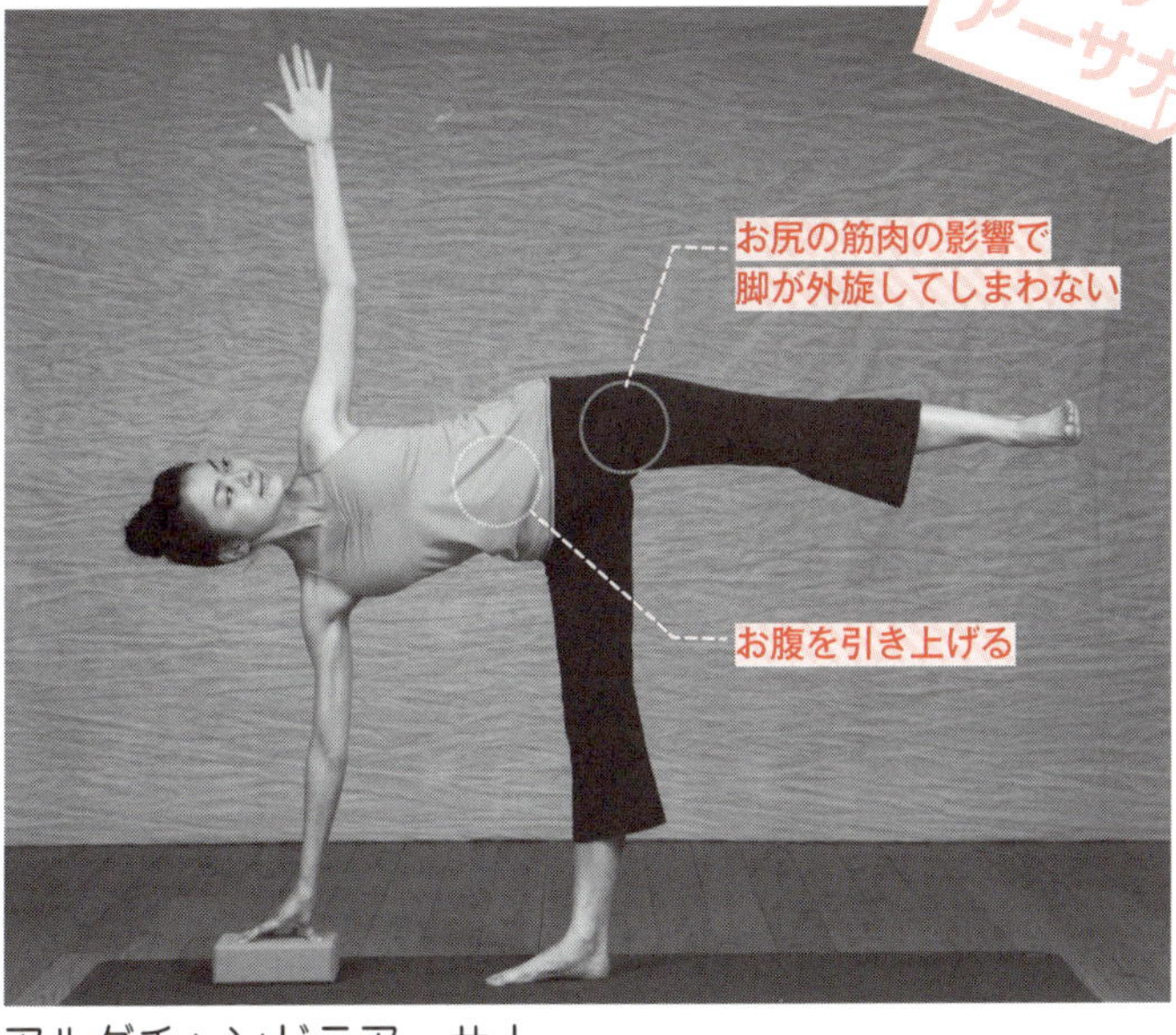
お尻の筋肉の影響で
脚が外旋してしまわない
お腹を引き上げる

アルダチャンドラアーサナ

COLUMN 5

自己制御

怪我をしない為には、自分に掛かっているる機械的なストレスを、自分で制御できることが大切です。

靭帯など、意識的に動かせないものに頼っているような状態では、確実な制御は難しくなります。

自分の身体の中で、自身の意思で動いてくれるのは筋肉だけです。筋肉を上手に使いこなせる様に、アーサナ中も、はじめは筋肉に意識を持っていくことも、いい練習だと思います。

ただ、最終的には、無意識的に制御できるのが目標ですね。

そのアーサナを自分で制御できているのかを確認するには、動きをそのまま巻き戻しの様に動かすという方法があります。

例えば、チャトランガダンダアーサナの場合、しっかりと、すべての部位で強さが整っているならば、下まで身体を下げても、またそのままの状態でクンバカアーサナ（プランクポーズ）まで戻ることが出来ます。腕立て伏せみたいなものですね。

ただし、例え戻れたとしても、戻るときにお腹が出て落ちたり、顎が上がってしまっては、自分で制御出来ているとは言えません。降りた時の状態そのままで戻って下さい。

難しい方は、膝を着いた四つ這いで行うなど、難易度を下げて行ってみて下さい。そして、自分の身体を制御している感覚を掴んで下さい。

自分で自分の身体を確実に制御してこそ、安全があるのです。

For Instructors 5

肩甲骨面

肩は、日常的にも目的を遂行するのに一番使うところです。それと同時に、五十肩、肩関節脱臼など、障害が起こり易い部位でもあります。何故でしょうか。

その要因は、肘と比べればよく分かることですが、大きな違いは自由度と、安定性にあります。肩は、動く範囲が３６０度と、大きく動く関節です。

しかし、大きな自由度を得ている分、逆に関節としては不安定であるとも言えます。

では、不安定なままかというと、身体的にはしっかりと補強する機構が存在します。

構造体として、関節の包みである関節包《かんせつほう》と靭帯《じんたい》、上腕骨頭が落ちないように乗せておく適切な位置（図）（アライメント）であり、また適合性を高くする関節唇《かんせつしん》、また筋肉として主に回旋運動に関与する回旋筋群などがあります。

その他に、動かし方として、重要な機構が存在します。それが肩甲骨面上の動きです。

肩関節は、肩甲骨の関節窩《かんせつか》と上腕骨の上腕骨頭《じょうわんこっとう》とが向き合って動きます。この向き合い方が、正面同士である場合、例えば体重がかかって押される時、一番強い位置と言えます。

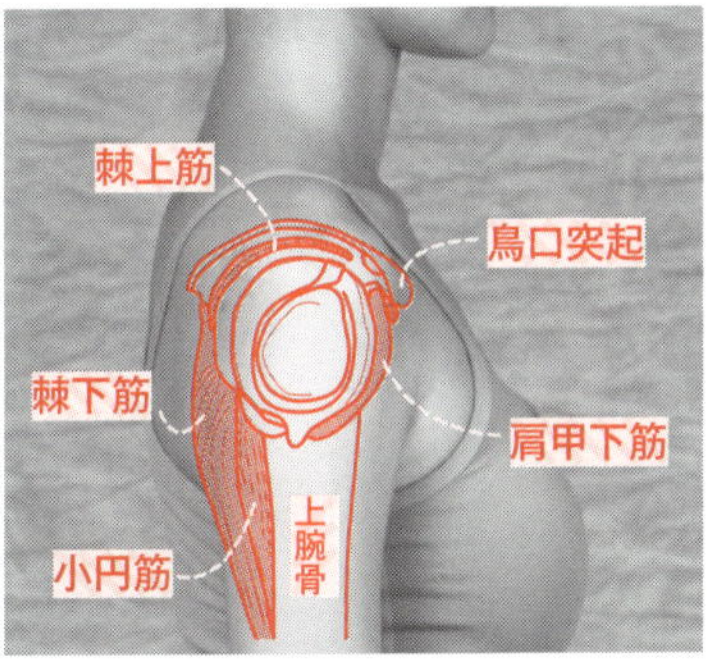

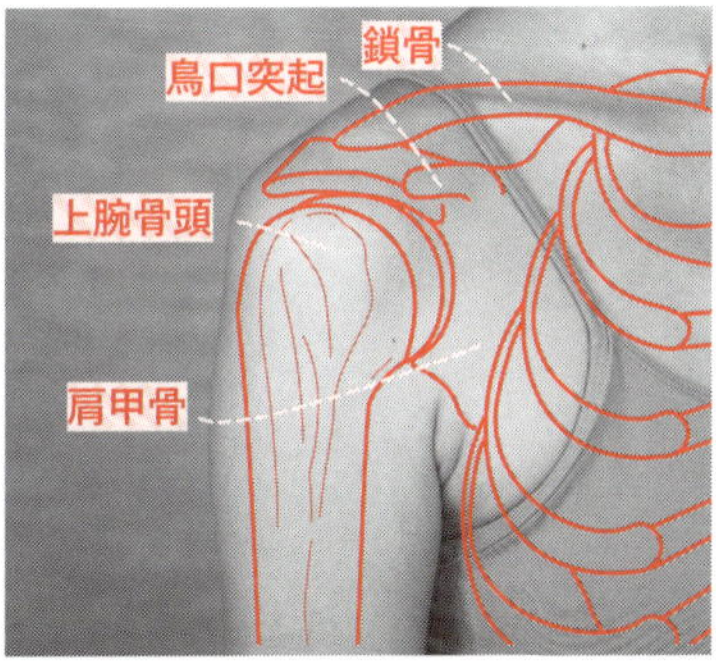

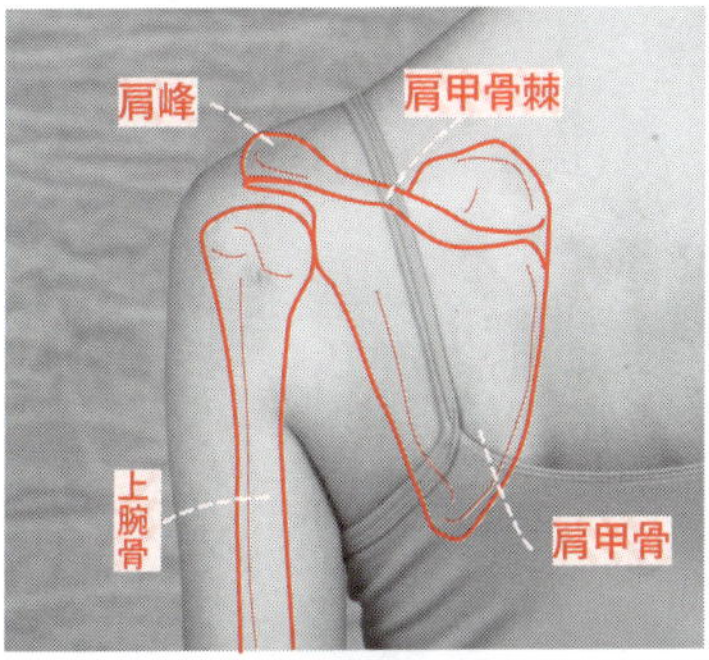

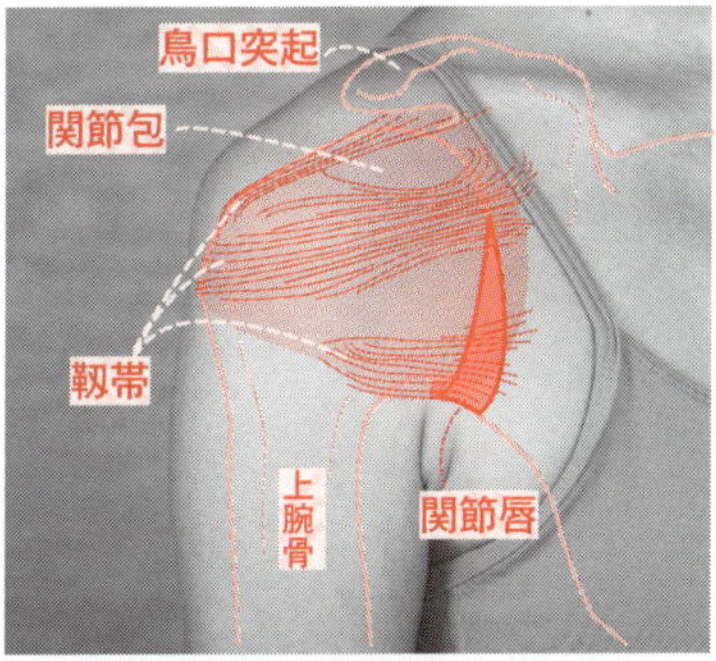

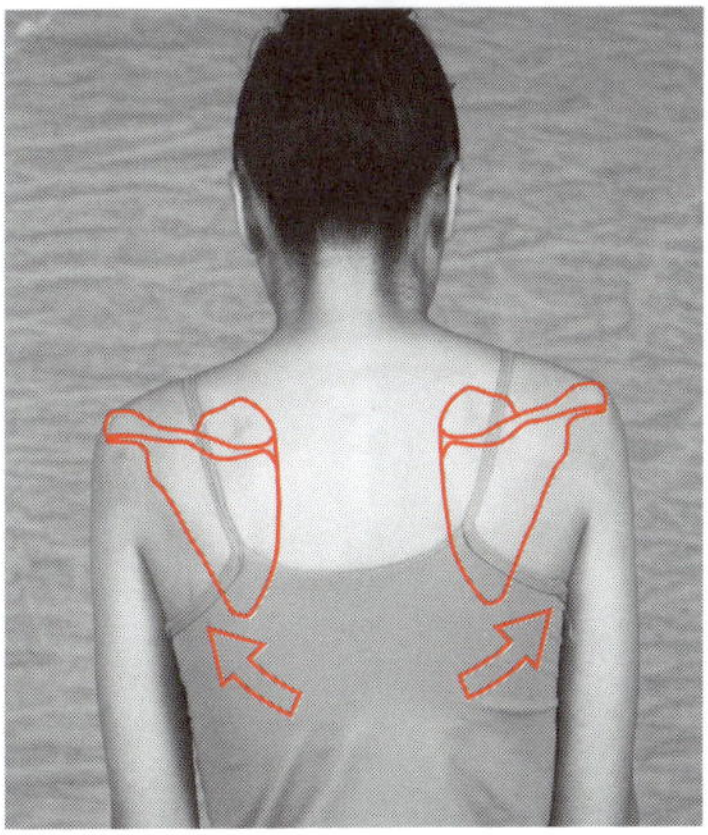

肩甲骨上方回旋。
上腕骨頭が乗っている位置（安定）

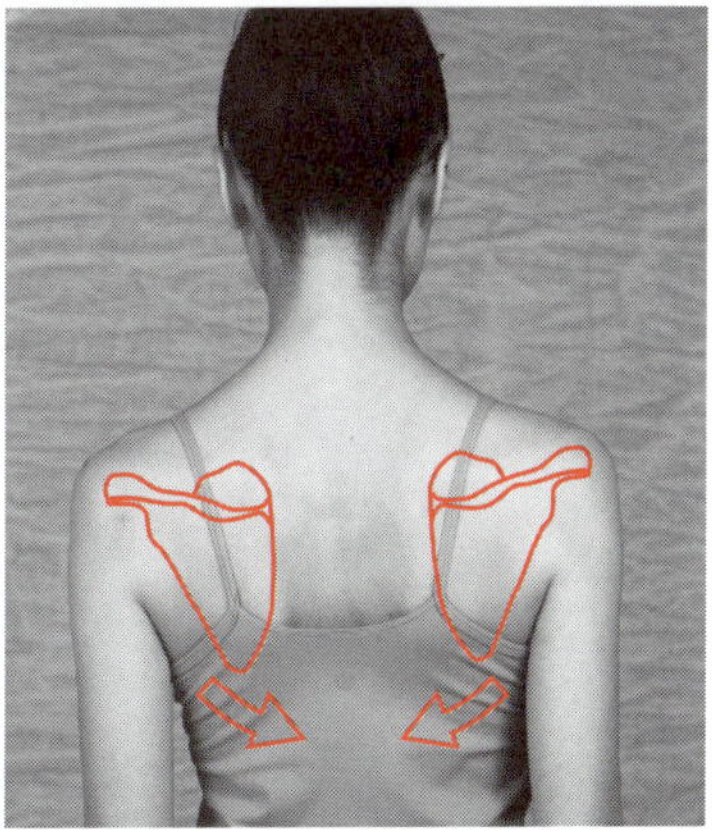

肩甲骨が下方回旋。
上腕骨頭が落ちやすい位置（不安定）

もし、向き合い方が関節窩に対して、上腕骨頭がそっぽを向くよう場合だと、接しているところが少ないので、滑ってしまったり、ストレスが集中してしまったりする危険性があります。

ですから、肩甲骨の関節窩と上腕骨の上腕骨頭は、出来るだけ正面で向き合っていることが望ましいのです。この理想的な位置は、言い換えると肩甲骨面上で上腕骨が動いている位置と言えます。

まず、肩甲骨の傾きを探します。

肩甲骨の上に横に走る隆起が触れると思います。これを肩甲棘《けんこうきょく》と言います。この傾きを持った延長線が肩甲骨面です。

この面上に一致した上腕骨の動きが、安定した位置と言えます。

腕を目的の位置に持っていきたい場合は、肩甲骨も一緒に付いていくようにすると肩甲骨面は変わりませんから、安定していることになります。

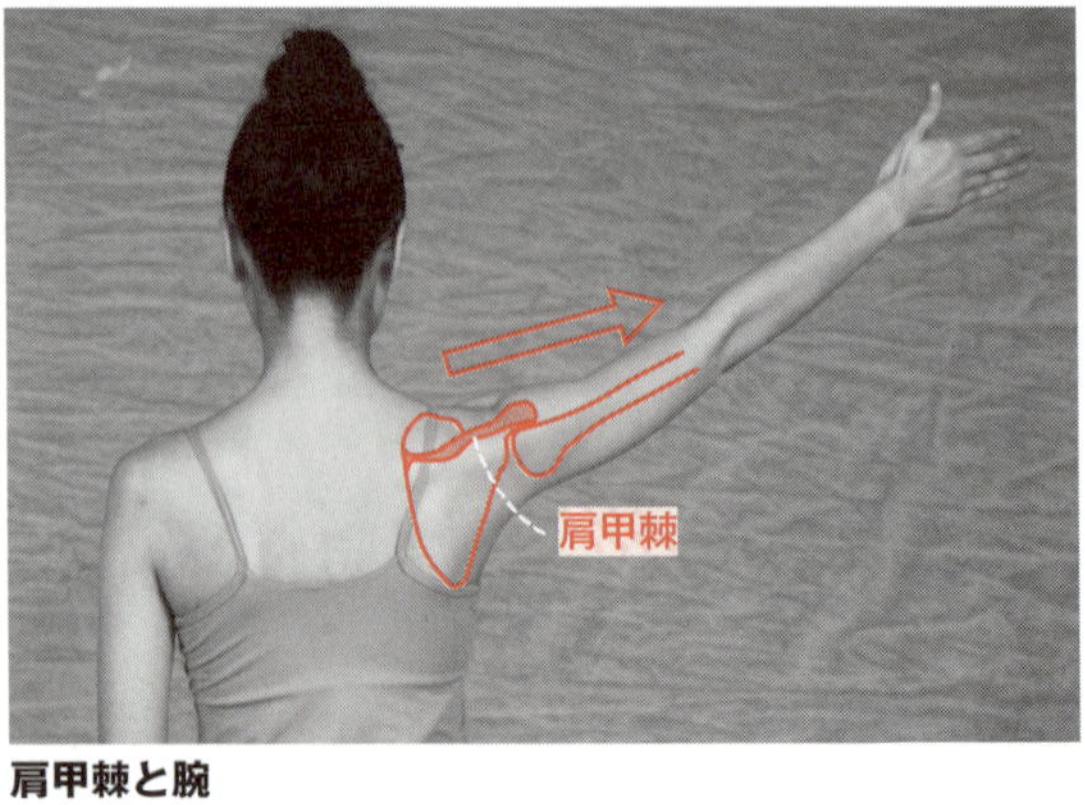

肩甲棘と腕

Work and Feel!

肩甲骨面と上腕骨頭を向かい合わせて、強度を体感してみよう

では、その強さを感じてみましょう。

壁を使って、肩甲骨面に合った位置で体重を掛けた場合と、肩甲骨面からズレたところで体重を掛けた場合とで、身体の安定感を感じます。片手で行うと分かり易いと思います。片足を上げて、思いっきり壁を押すことが出来たところが、正面から向き合っている所です（図）。

次に、肩甲骨面上で壁を押した状態から、体を動かして、体に対する手の位置を変えてみて下さい。鎖骨の付け根から動くイメージをすると、強度を保ったままでいられるはずです。

そうではなくて、肩から腕を動かしてしまうと、肩甲骨面からズレてしまいます。

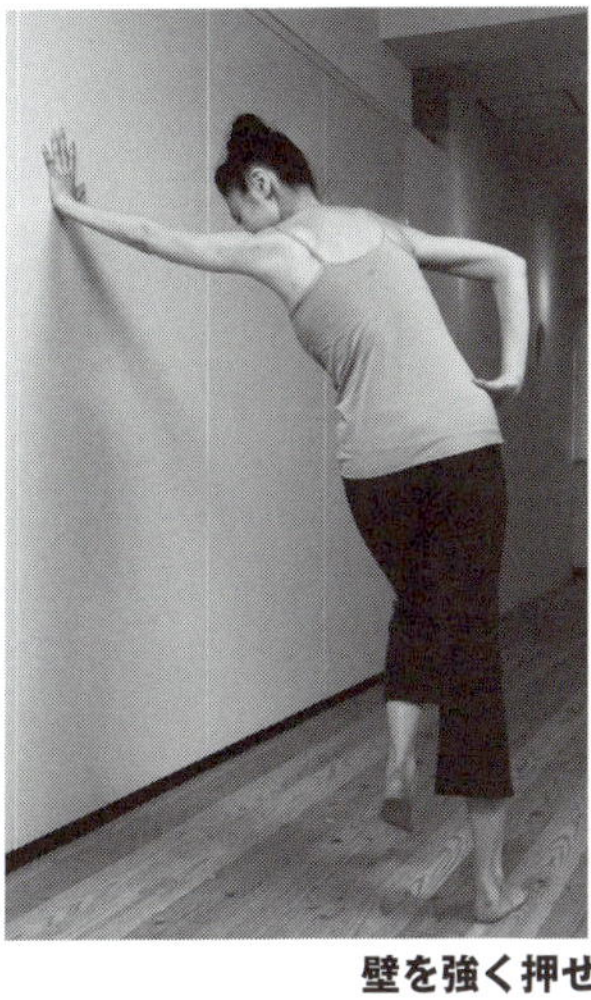

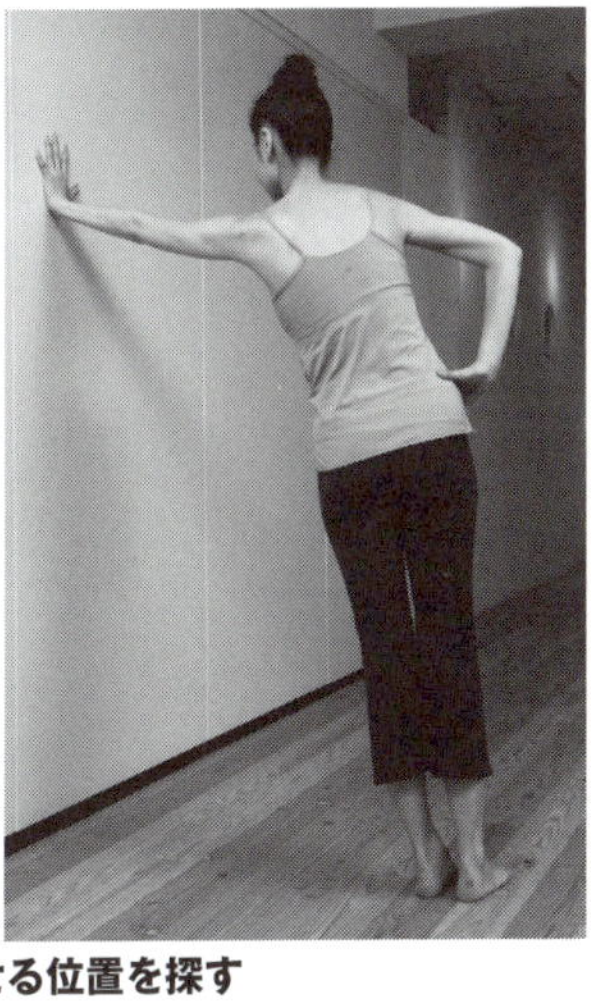

壁を強く押せる位置を探す

体験をしてみて、気付いた方もいると思いますが、この肩甲骨面を使える位置は、前項で触れた前鋸筋が働く位置でもあります。ですので、前鋸筋を意識することで、この肩甲骨面を用いる感覚も得られやすくなります。

是非、関連付けて習得して下さい。

6. ウルドゥワ ムカ シュワーナ アーサナ

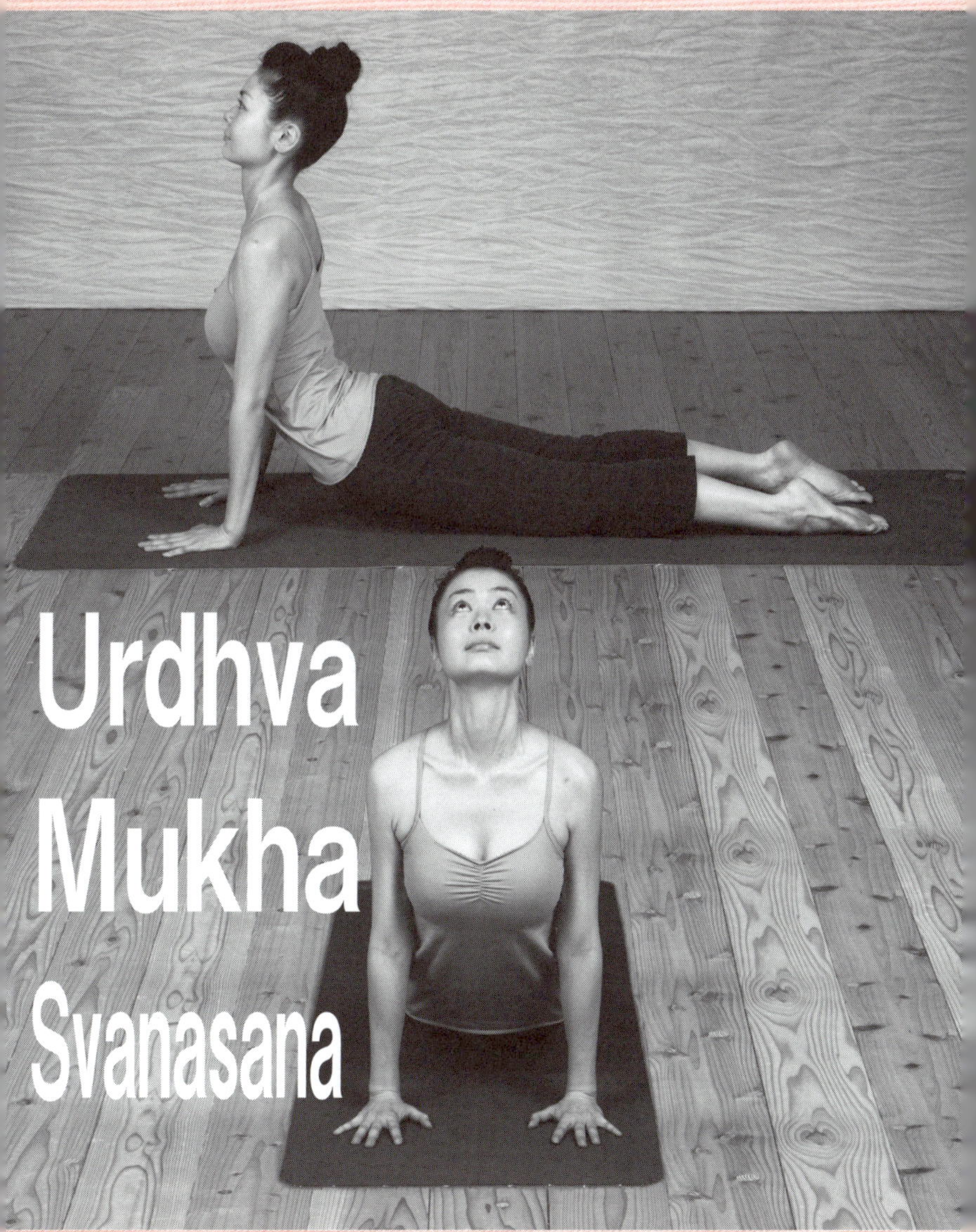

Urdhva Mukha Svanasana

Check Point 1

胸は腕よりも前に出ていますか？

——肩甲骨を後ろに引いて、胸を腕よりも前に出します。

Key Word

胸棘筋

このアーサナは、両腕で床を押す意識が強いために、両腕が胸より前に出してしまう方がいます。これは、ブジャンガアーサナ（コブラのポーズ）ですね。ウルドゥヴァムカシュワーナアーサナは、床を押すよりも、引く意識が大切

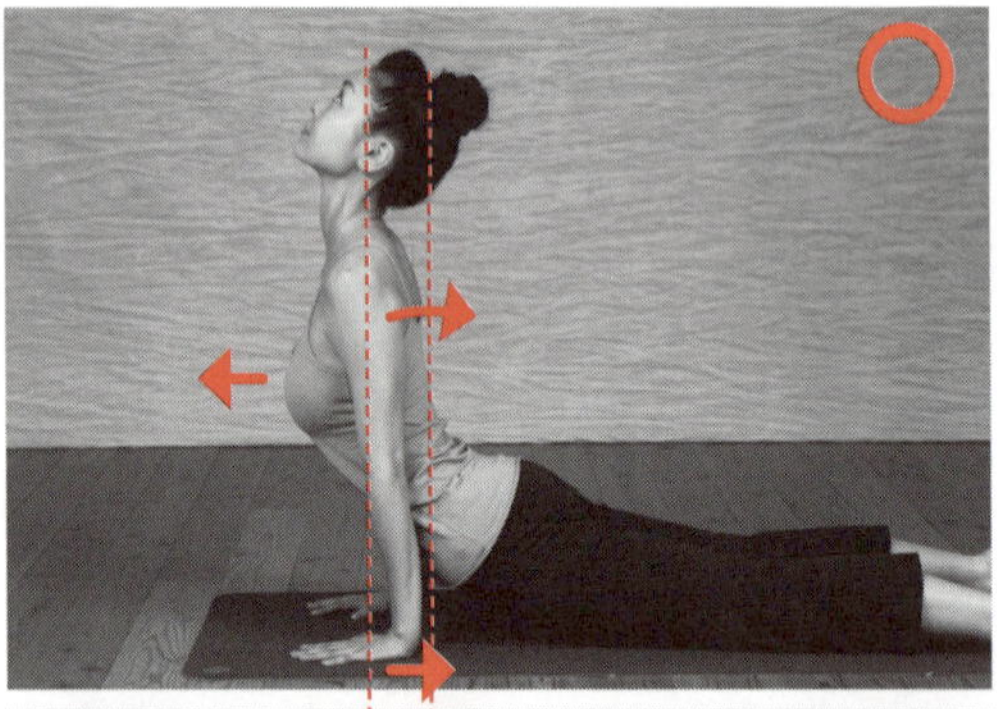

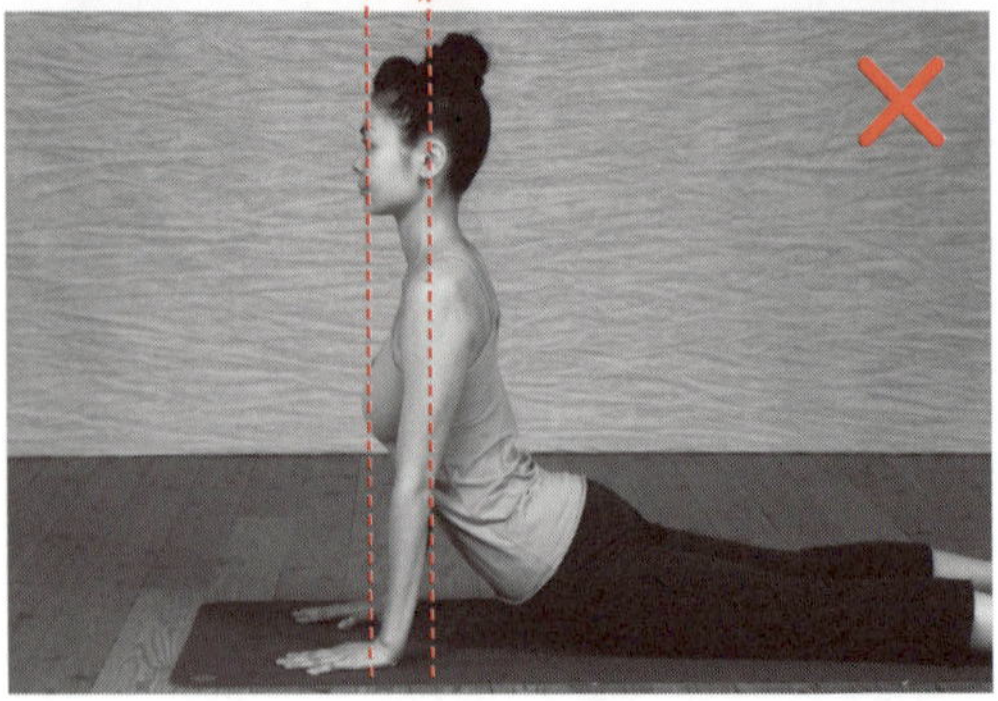

です。

この時は、肩甲骨全体を後ろに引くことが重要になります。すると、床を押すことで頚は楽になり、体の軸は上に伸ばされます。

更に、このアーサナはバックベンドなので、反る必要があります。ただし、ここで腰の意識が強いと、ストレスが集中してしまいます。

そこで、図の胸棘筋《きょうきょくきん》という、胸を張る筋肉を使います。有名な筋肉ではないですが、反る動きが多いヨガには、とても重要な筋肉です。

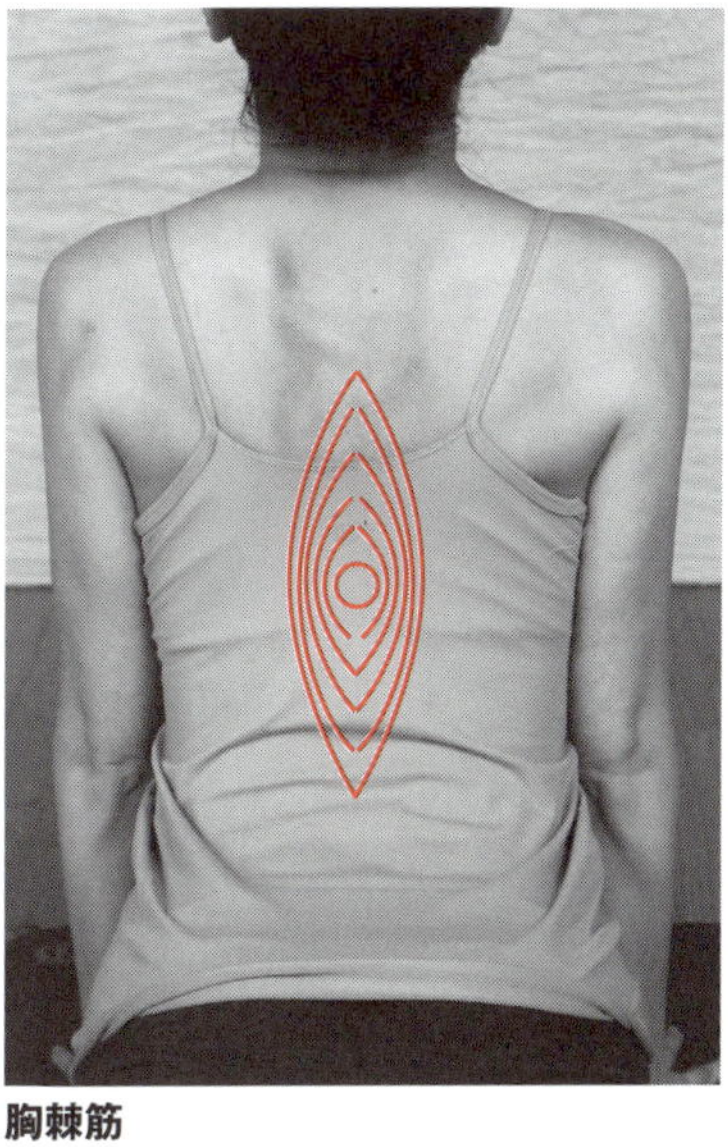

胸棘筋

Work and Feel!

ベビーコブラポーズで、胸棘筋を感じてみよう

では、胸棘筋の使い方を体感するために、ウルドゥワムカシュワーナアーサナの前段階の、ブジャンガアーサナ（コブラポーズ）を取ってみましょう。

まず、顔を下にしてうつ伏せで寝ます。

次に、手を胸の横に位置させ、出来るだけ顎を引いたまま体を起こしてきます。手は軽く補助します。

ある程度起きたら、そこで手を離して、その位置を維持します。

この時に出来るだけ、腰にストレスを集中させない様に、お腹は少し引き込んで、

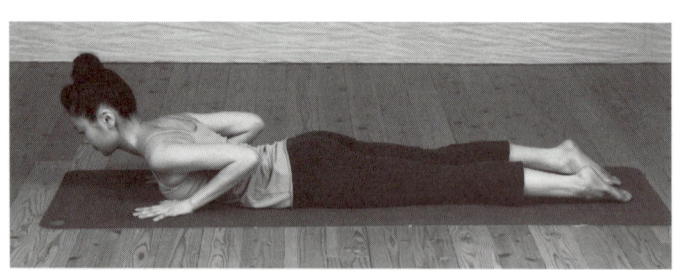

ベビーコブラのポーズ（手を着いたまま）

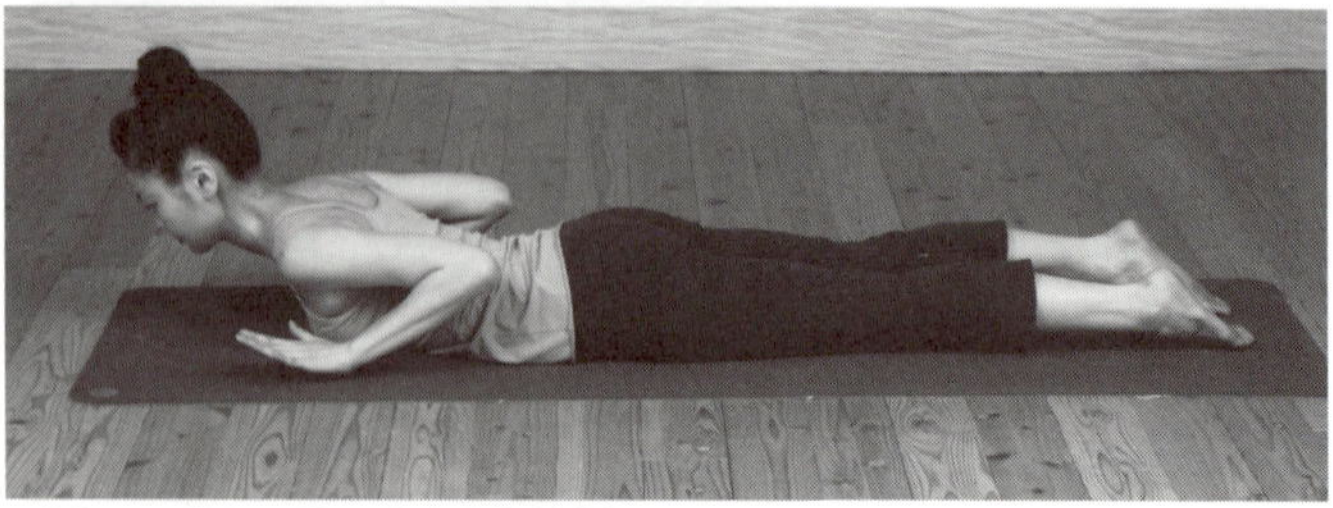

ベビーコブラのポーズ（手を離す）

6. ウルドゥワムカシュワーナ アーサナ

お尻や脚には、余計な力が入らない様にします。

維持していると、徐々に背中の中央に疲労感を感じると思います。それが、胸棘筋です。

余裕がある人は、その姿勢から前方に手を伸ばしてみて下さい。

ウルドゥワムカシュワーナアーサナの時にも、腰ではなく、この部位に力を感じる様にしましょう。

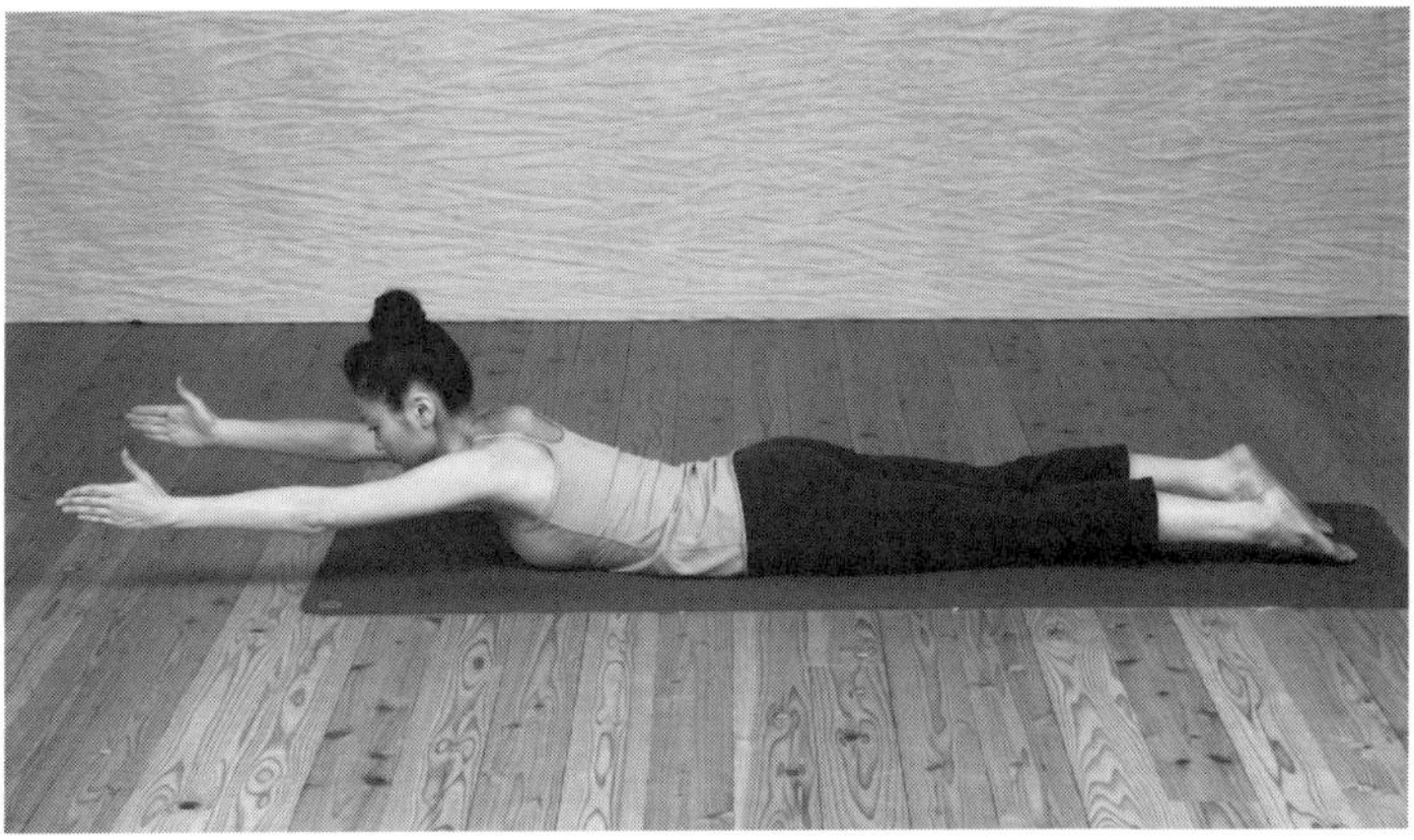

ベビーコブラのポーズ（手を前方に伸ばすオプション）

Check Point 2

足首は真っ直ぐ伸びていますか？

――踵と人差し指のラインを左右平行にして真っすぐ伸ばします。

Key Word

足の長軸

このアーサナをしているところを後ろから見ると、足が逆ハの字に開いてしまっている方がいます。

なぜ、逆ハの字が良くないのかというと、股関節から下肢全体を伸ばしたい時に、つま先が斜め内を向いていると、伸ばす方向が定まらなくなってしまいます。

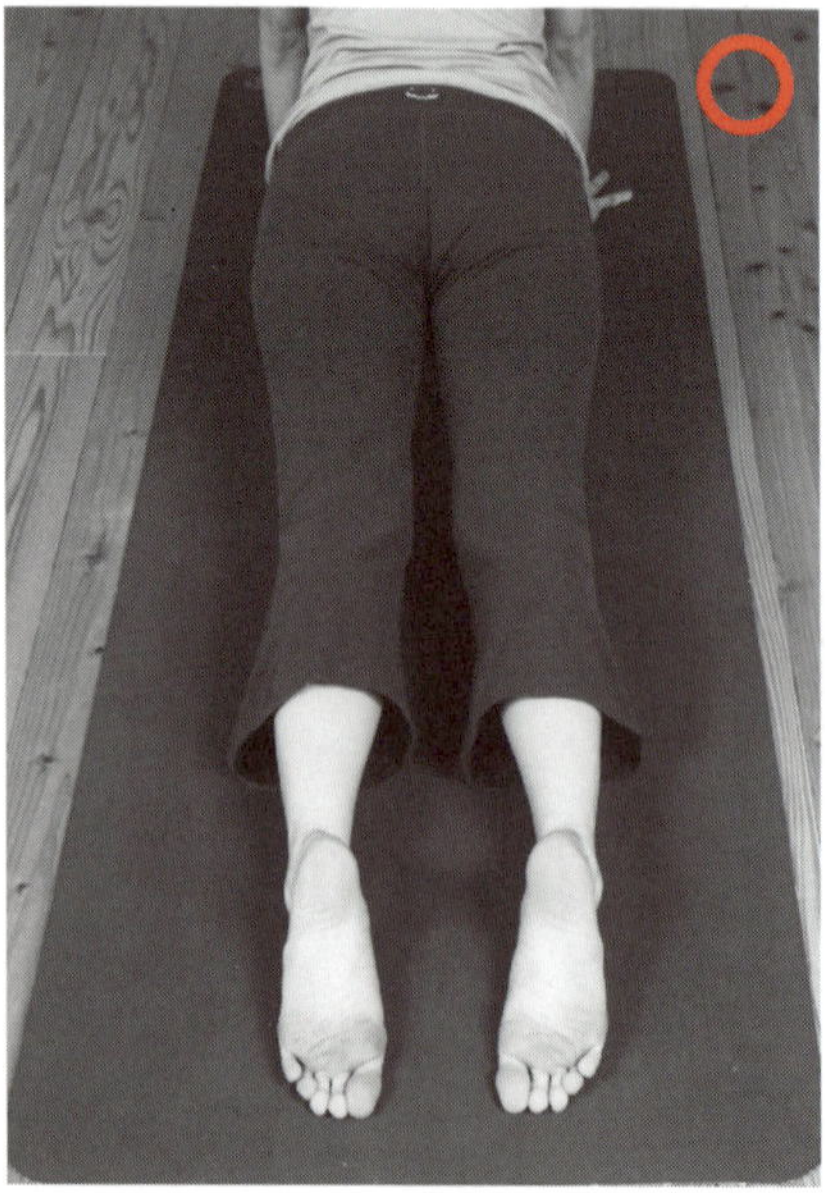

6. ウルドゥワムカシュワーナ アーサナ

足の「踵と人差し指（第2指）」を結んだ線を「足の長軸」と呼びます（図）。その長軸が、真っ直ぐになるように、足を伸ばします。

すると、股関節から趾先までつながった感覚が得られ、全体として後方に伸ばす事ができます。

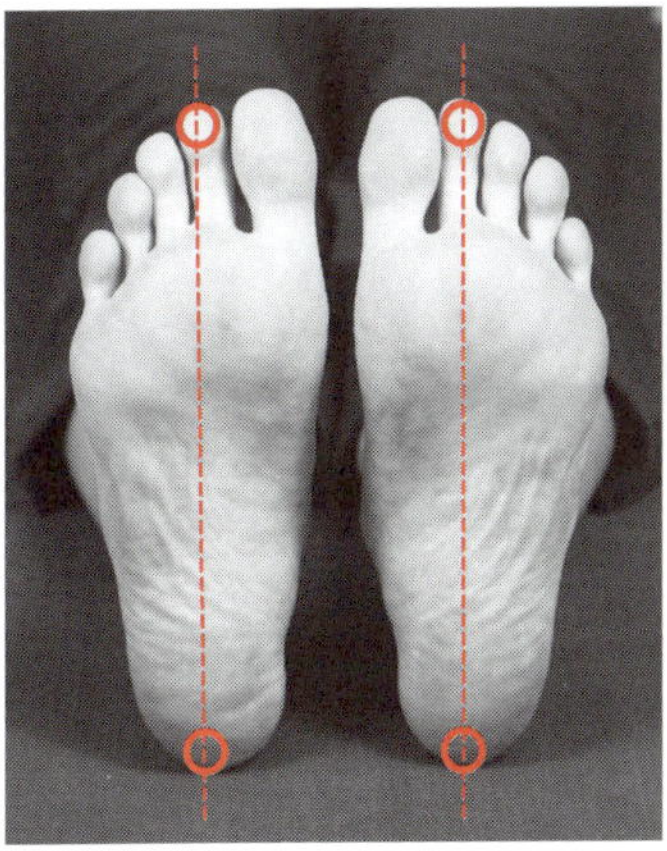

足の長軸

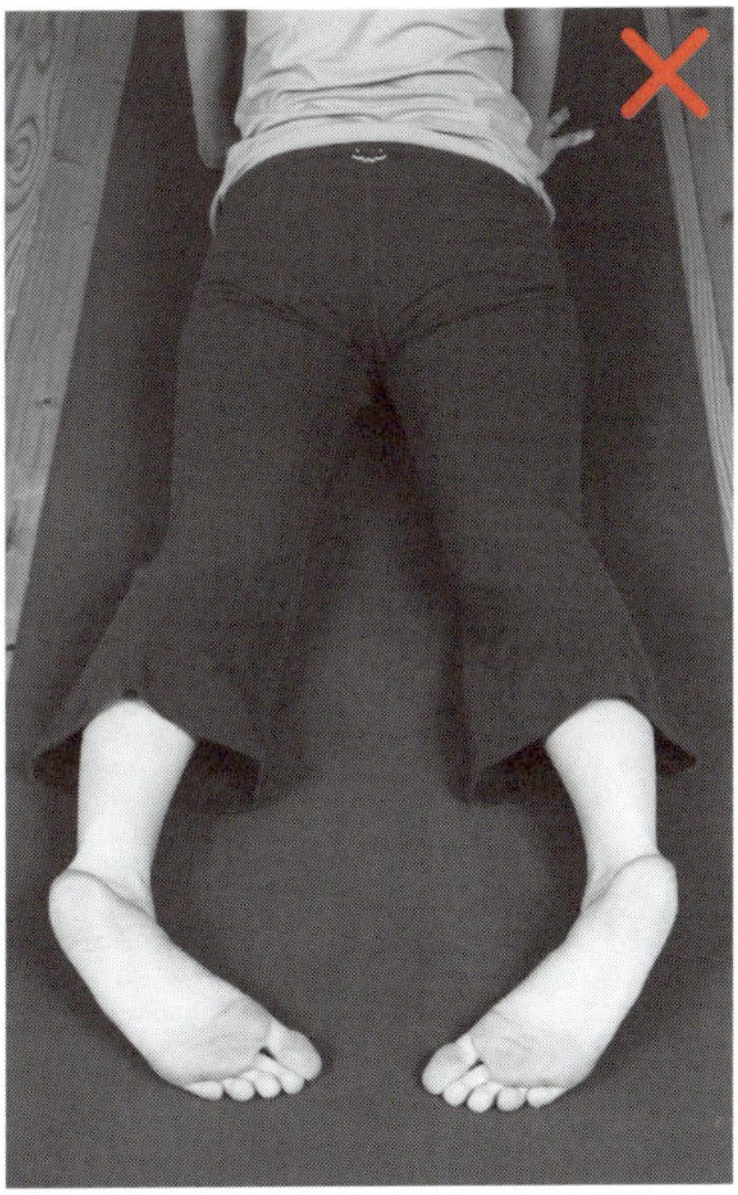

Work and Feel!

正座で、足の長軸を真っ直ぐにしてみよう

正座は殆どの方が足を交差させ、重ねていると思います。これは足のしびれを軽減させる効果がありますが、ヨガでは重ねずに平行に伸ばします。

踵と人差し指が真っ直ぐになる様に、調整します。多くの方が親指側に曲がって偏っていると思いますので、親指を引き出す様にして、真っ直ぐにしてみて下さい。

踵の上に坐骨を載せる様に座ります（ヴァジラアーサナ）。

人によっては、足の甲の筋肉が

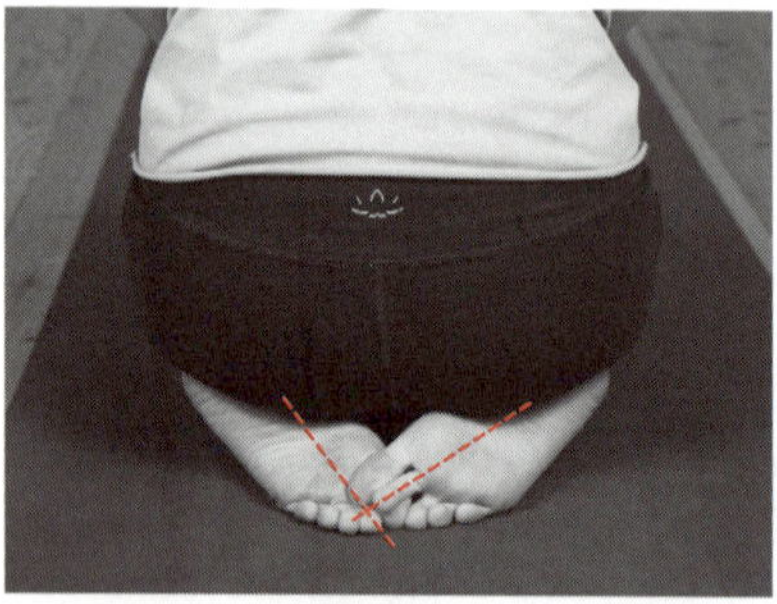

足を交差させた正座

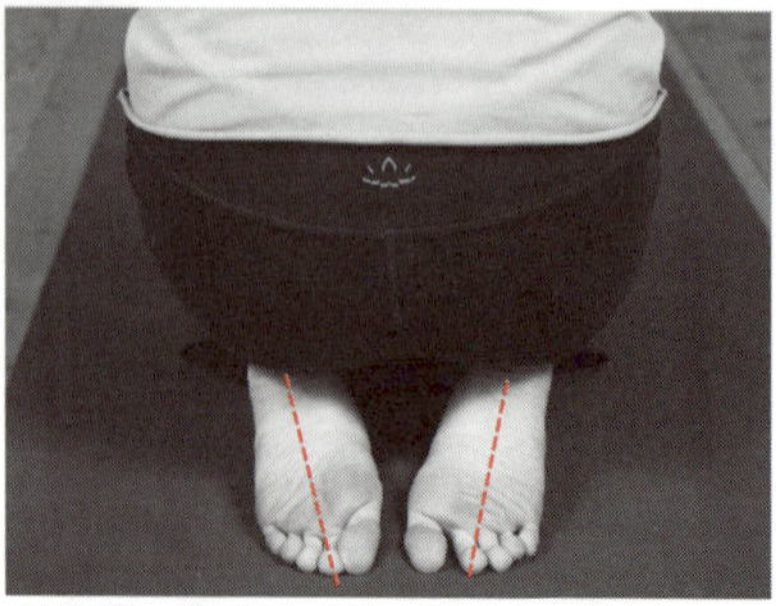

足を真っ直ぐに（ヴァジラアーサナ）

6. ウルドゥワムカシュワーナ アーサナ

伸ばされて、痛みを感じるかもしれません。その場合は、タオルを丸めて、床と甲の間に入れると楽になります。少しずつ伸ばしてみて下さい。

余裕のある人は、両手を前について膝を胸に近づける様に持ち上げてみて下さい。足の甲がさらに伸びます。これも無理せずに、徐々に伸ばしていってみて下さい。

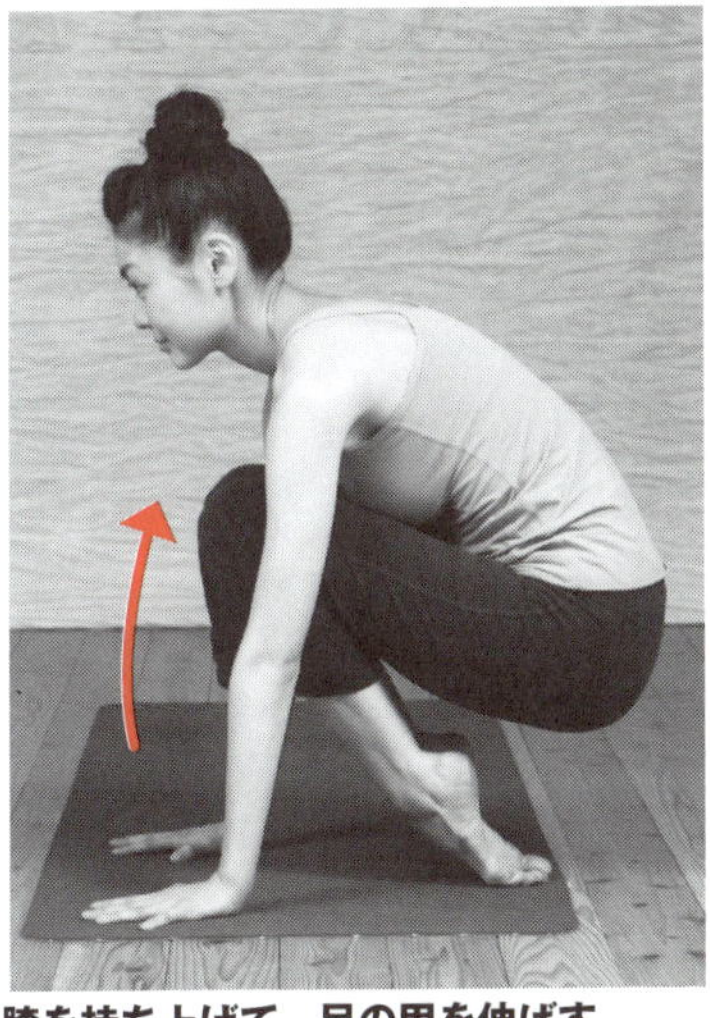

膝を持ち上げて、足の甲を伸ばす

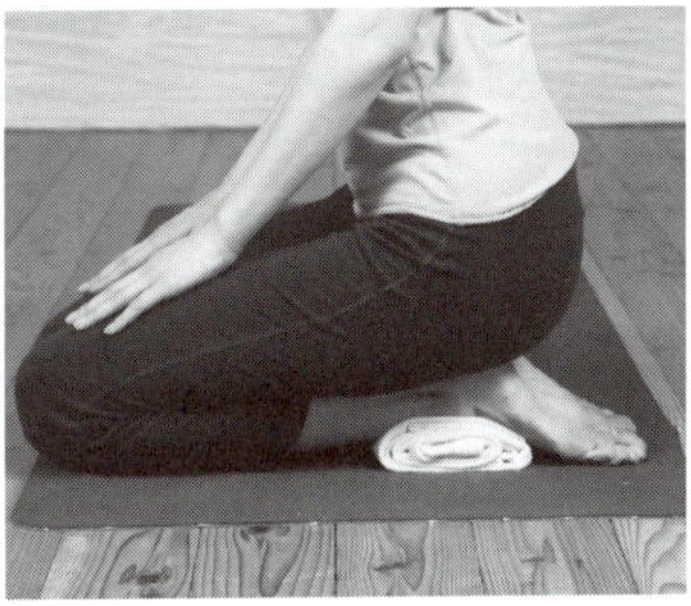

足首の下にタオルを敷く

太陽礼拝では、ウルドゥワムカシュワーナアーサナから、アドームカシュワーナアーサナへの移行時に、つま先を伸ばすようにして柔軟にする方法もあります。

自分で見る事が出来るので、アライメントの確認には適していると思います。

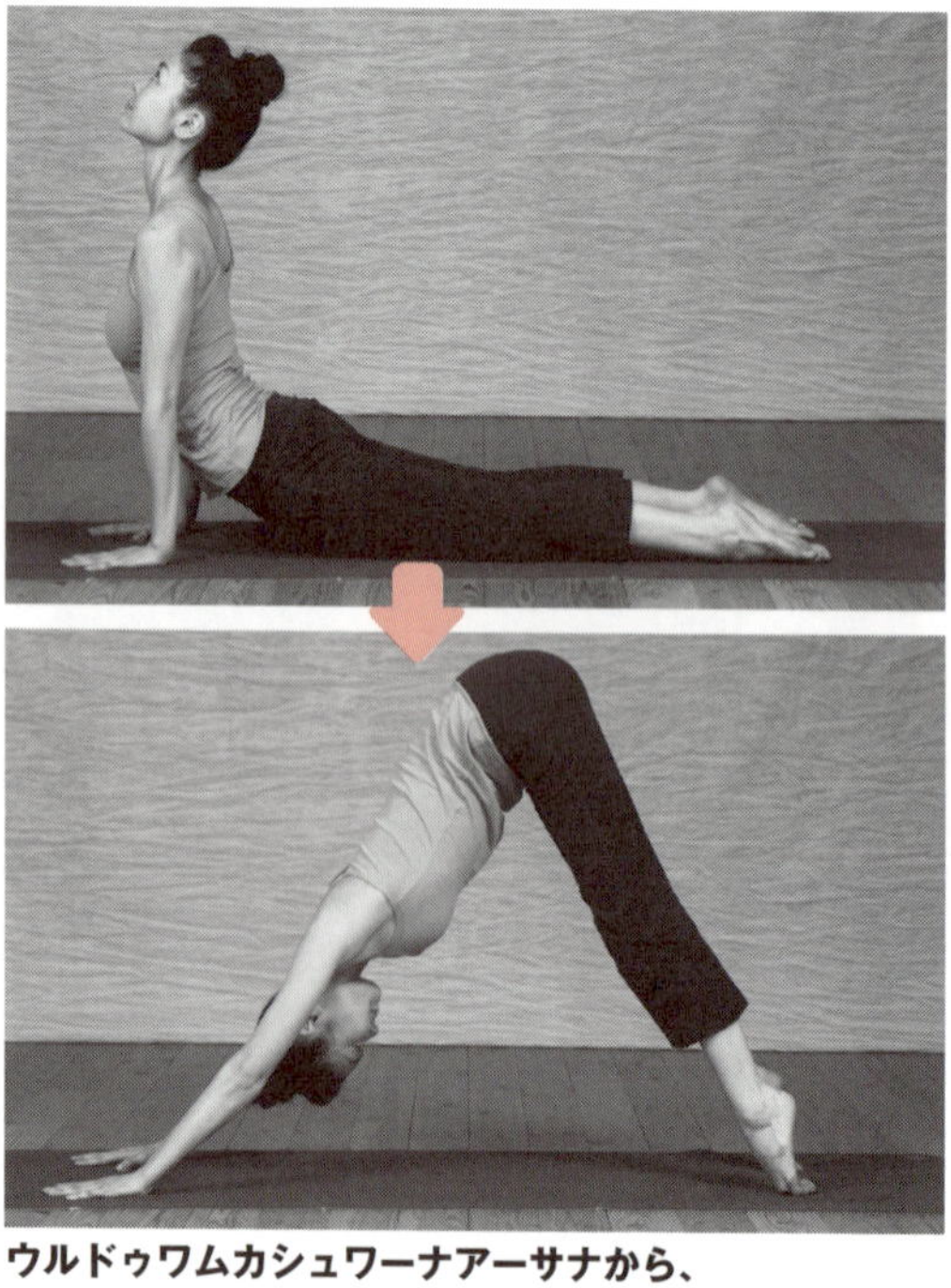

ウルドゥワムカシュワーナアーサナから、アドームカシュワーナアーサナへ

Check Point 3

お臍は出ていませんか？

――下腹部を引き上げ、恥骨を前に出します。

Key Word

股関節の伸展

何度も出てきますが、やはりここでもお腹の引き上げが重要なポイントとなります。

特に、このアーサナの様に、股関節の伸ばしを出す為には、下腹部の引き上げが効果的です。

下腹部に力がなく、お臍が出ている状態では、ただ腹這いに寝ているのと

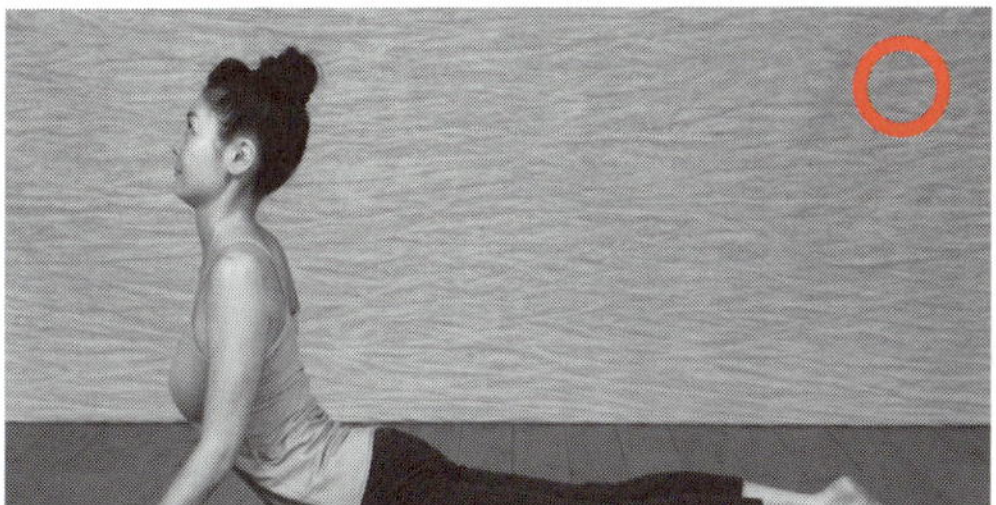

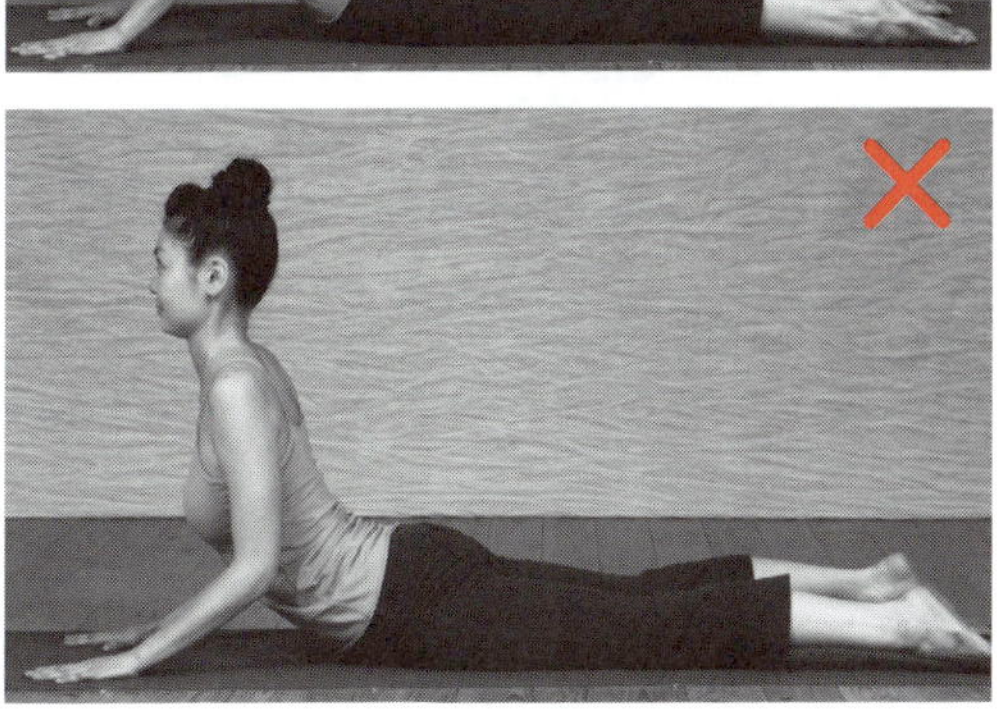

同じです。

下腹部を引き上げることで、上体を支える、気持ちの良い緊張感が生まれるはずです。

ただし、お尻の力を強く入れると、股関節だけでなく骨盤の圧縮力や、太ももの動きが大きくなってしまい、純粋な股関節の伸ばしが難しくなります。

この時には、お尻よりも下腹部に意識を持っていきます。

とはいえ、下腹部の引き上げは、普段意識されないので、分かりづらいという人もいるでしょう。次に、下腹部の感覚を掴むための練習方法を紹介します。

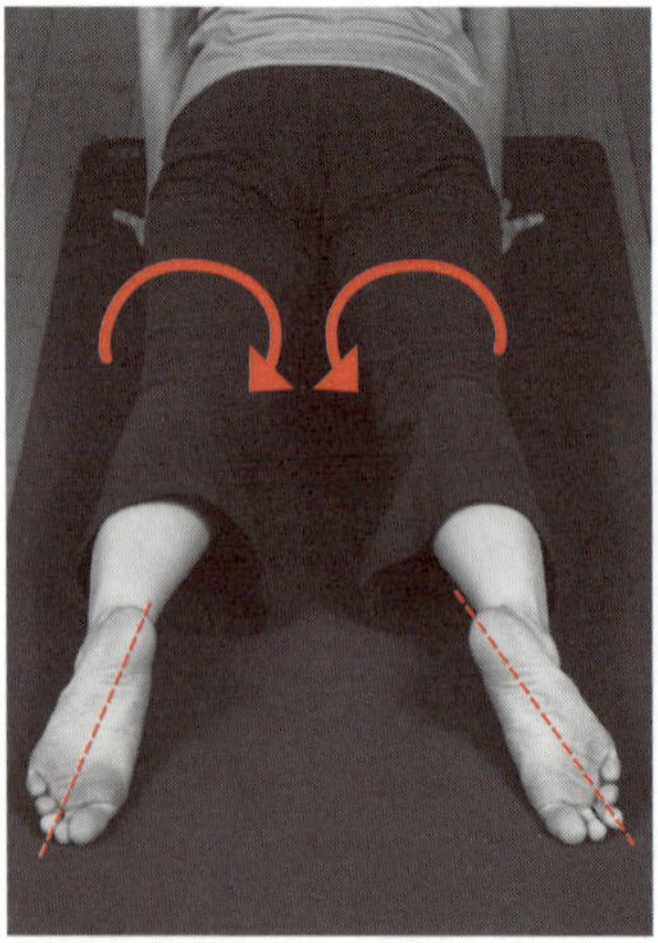
股関節の外旋

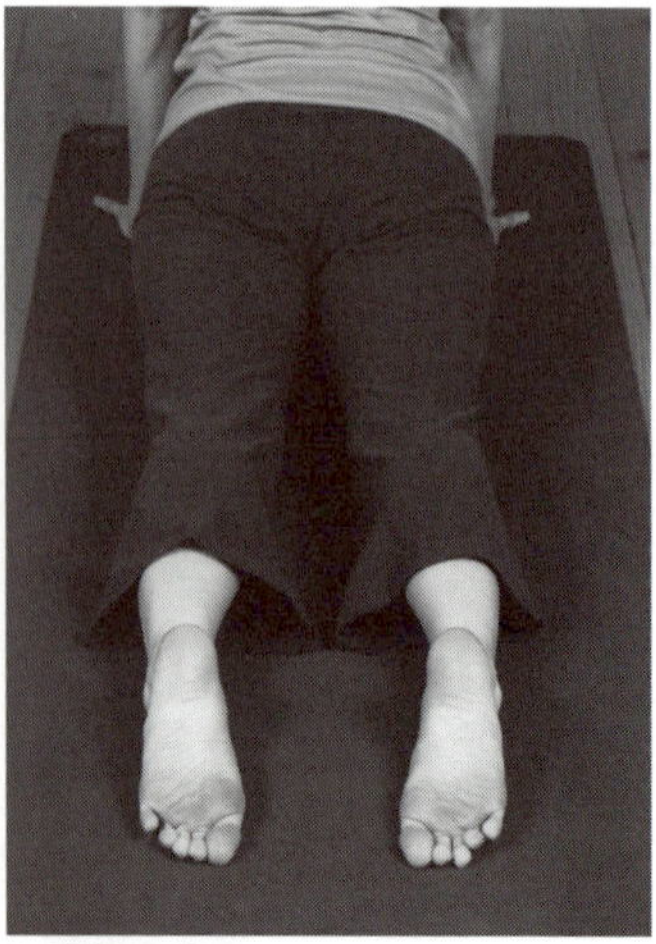
股関節の伸展

Work and Feel！

片膝立ちで、下腹部の緊張感を感じてみましょう

片膝立ちになり、下腹部を引き上げて、骨盤を立てる様にします。

この時、尾骨の延長に尻尾《しっぽ》があって、その尻尾を後ろから前に出す感じにします。あるいは恥骨を上に引き上げる感じにする、と表現した方が分かりやすい方もいるかもしれません。もちろん、骨盤底の意識も必要です。

すると、下腹部に緊張感が生まれたと思います。まずは、その感覚を掴んでください。

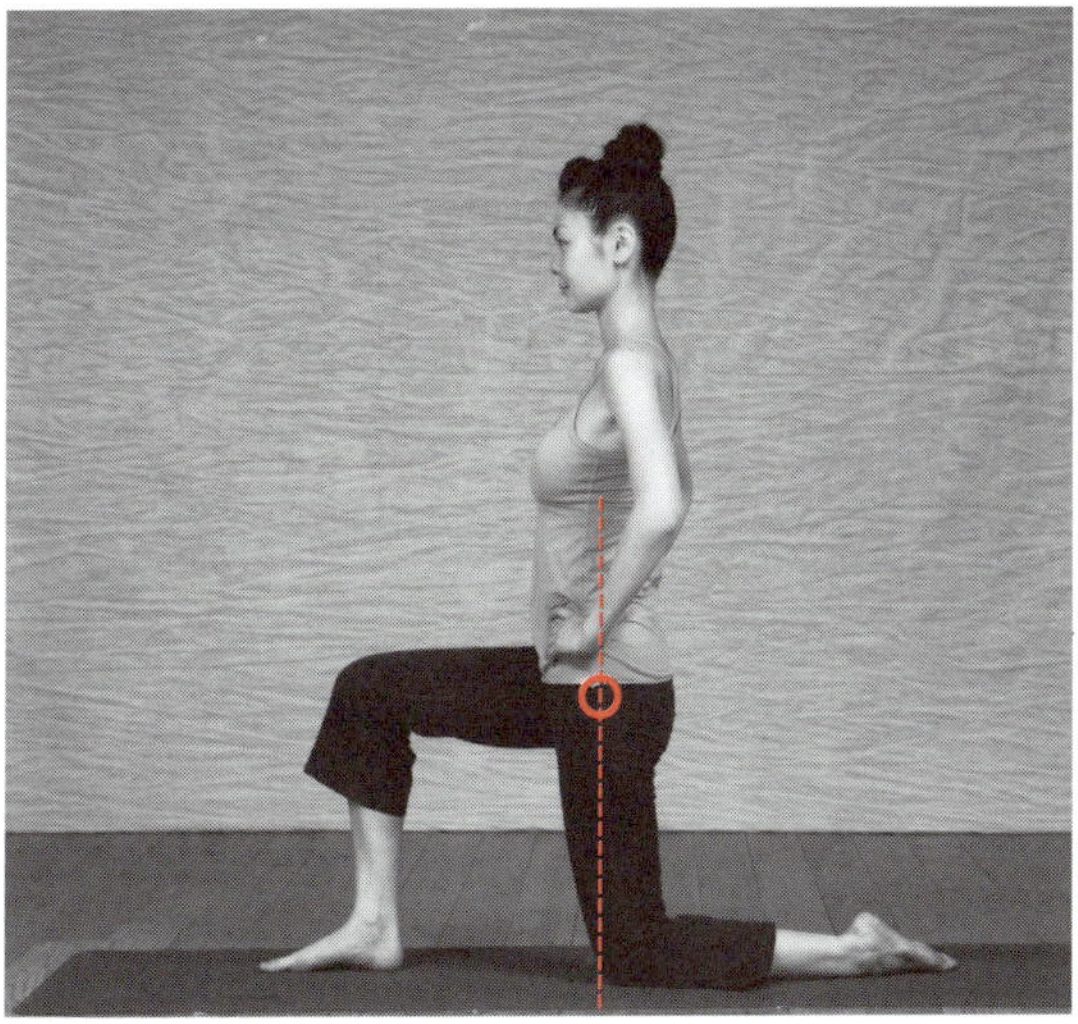

片膝立ちで、骨盤を立てる

次に、その下腹部の緊張感を維持したまま、体を前に移動させます。すると後ろ側の脚の股関節が伸展し、股関節の前が伸びるのを感じると思います。

これが、ウルドゥワムカシュワーナで用いる下腹部を引き上げる感覚と、股関節を伸展させる感覚です。

呼吸が止まってしまうほど力むのではなく、緊張感を感じる程度です。このように適度な下腹部の緊張を持ちながら、呼吸をすることは、呼吸の練習にもなりますので、試してみて下さい。

続いて、前に移動したままで、今感じている下腹部の緊張を抜いてみて下さい。どうでしょうか？　とたんに股関節の前面部の伸びが感じられなくなったと思います。

その代わりに、腰に反りが入って、そこに負担がかかっている感じがするはずです。腰を故障から護るためにも、下腹部の緊張感は覚えておきたいものです。

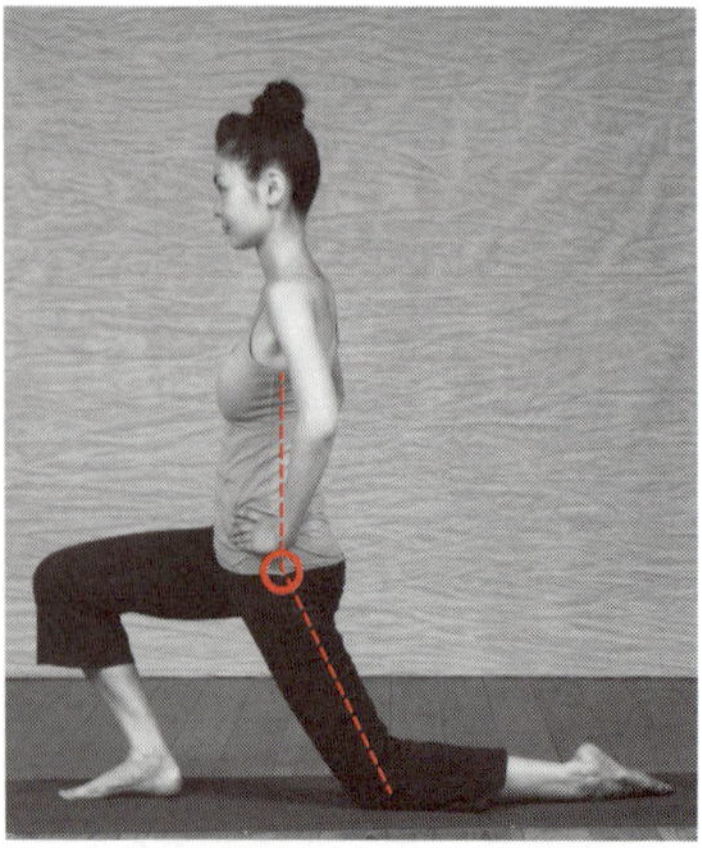
下腹部を緊張させたまま、体を前へ

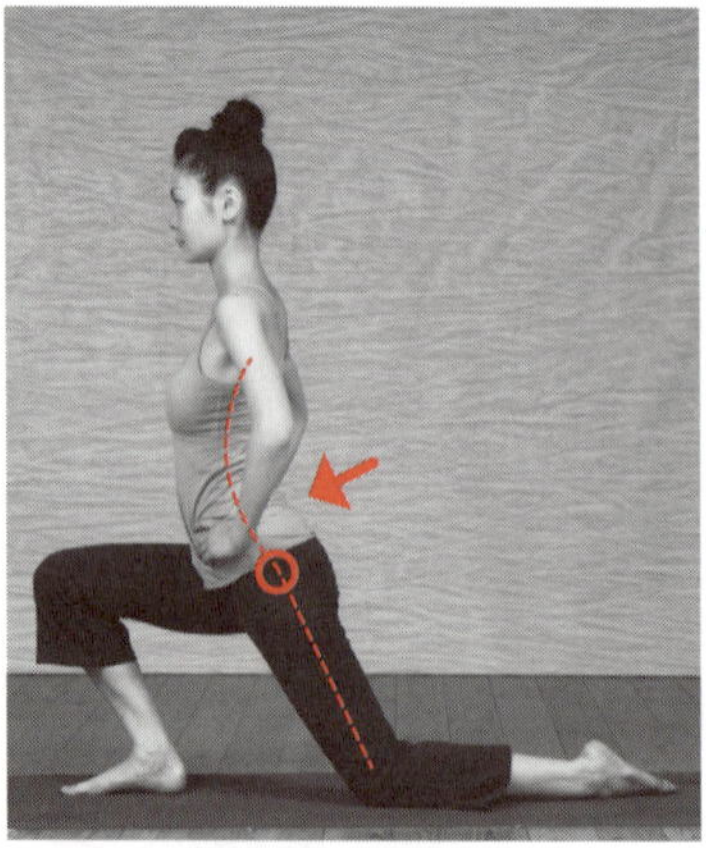
下腹部を緊張を抜いてみる

関連のアーサナ

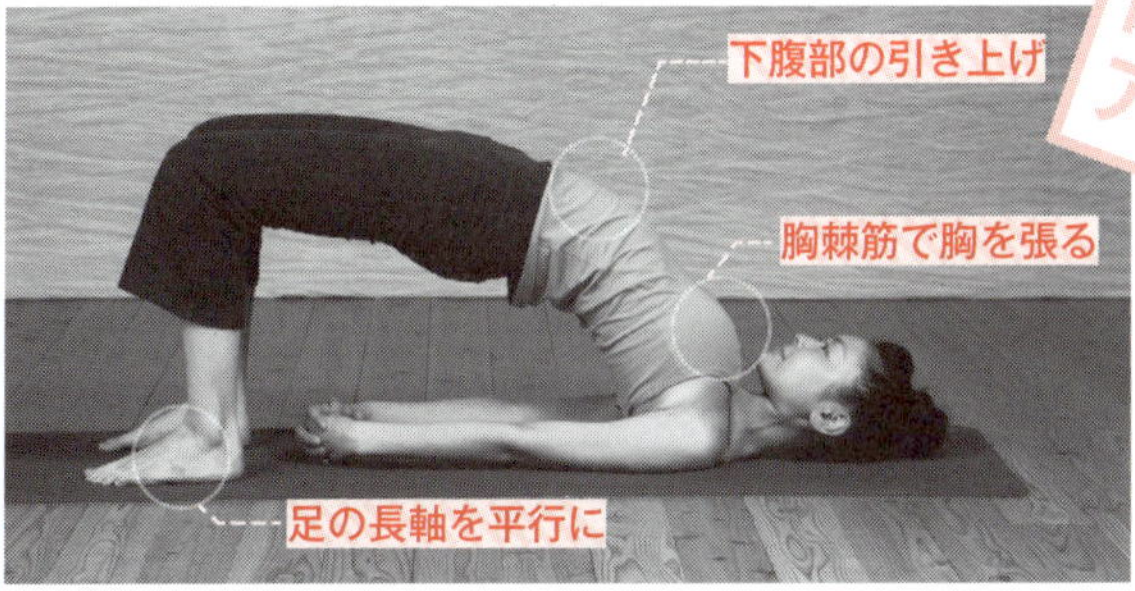
下腹部の引き上げ
胸棘筋で胸を張る
足の長軸を平行に

セットゥバンダアーサナ

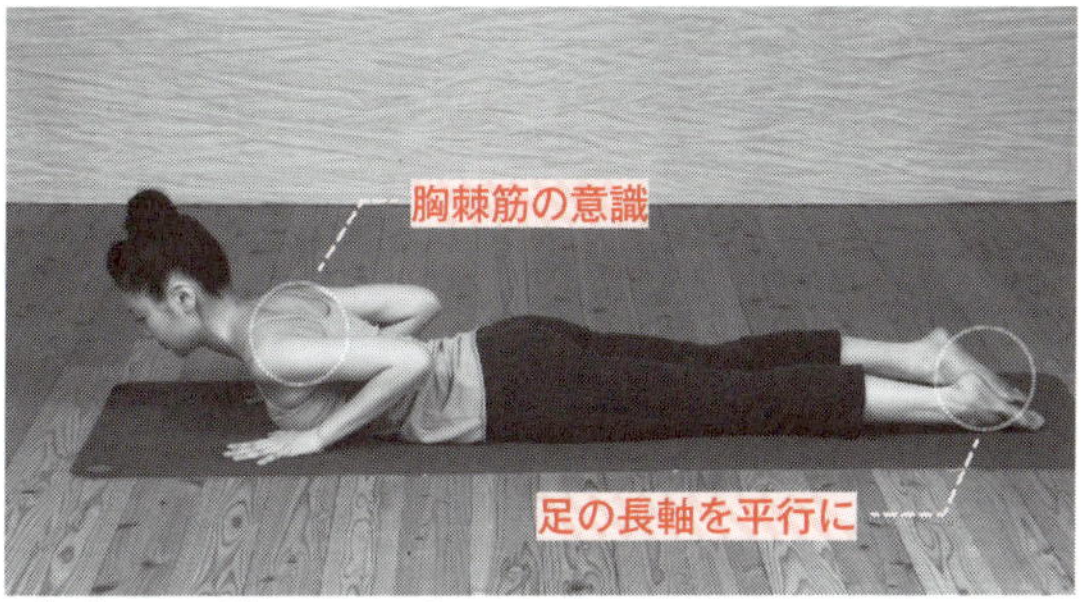
胸棘筋の意識
足の長軸を平行に

ブジャンガアーサナ

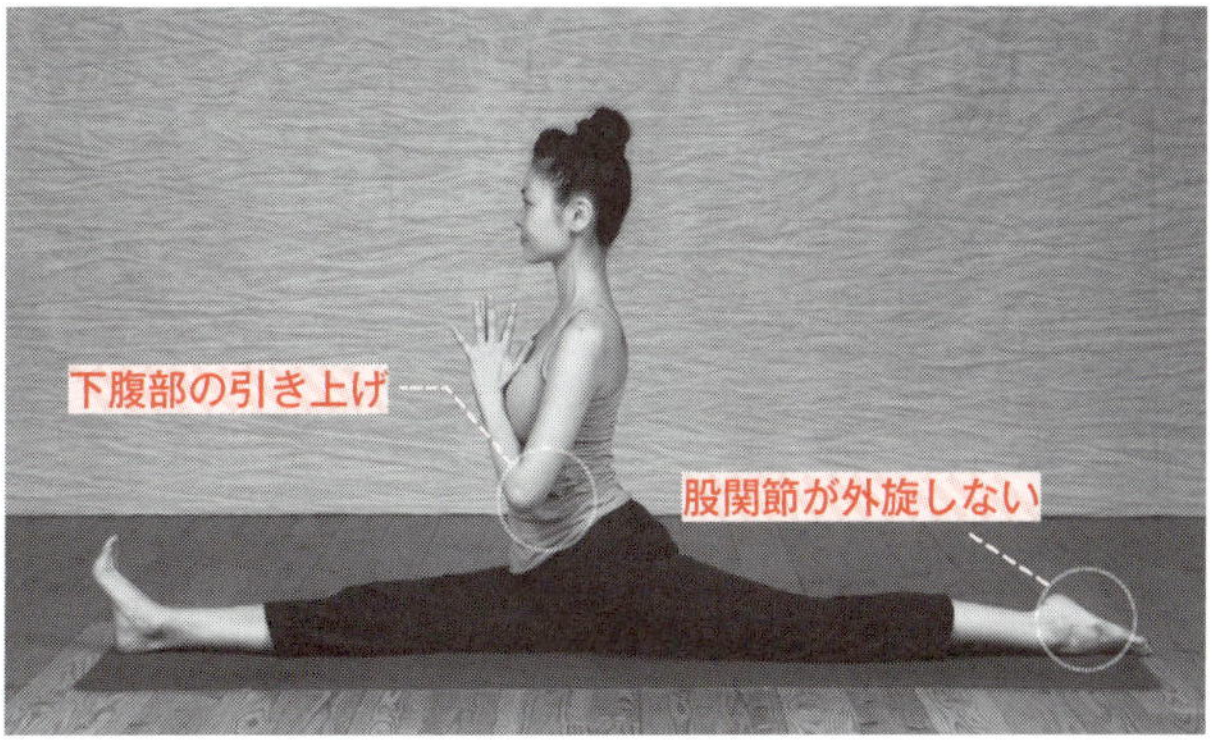
下腹部の引き上げ
股関節が外旋しない

ハヌマーンアーサナ

COLUMN 6

脊柱の部位ごとの個性

脊柱は、頸椎、胸椎、腰椎でそれぞれ特徴的な形をしています。椎体《ついたい》の厚みも大きさも、椎間関節《ついかんかんせつ》の形状もとても個性的です。

頸椎は横から見ると薄く、高さも低く、広い可動域を持っています。第1頸椎は環椎《かんつい》といい、第2頸椎の軸椎《じくつい》とで、環軸関節《かんじくかんせつ》という関節を形成しています。この関節では、特に頸部の回旋を担います。頸部の回旋全体の約8割が、ここで起こっています。

胸椎の特徴は、何よりも肋骨が付いていることでしょう。そのため、曲げ伸ばしが少し制限されて、主に回旋が得意です。

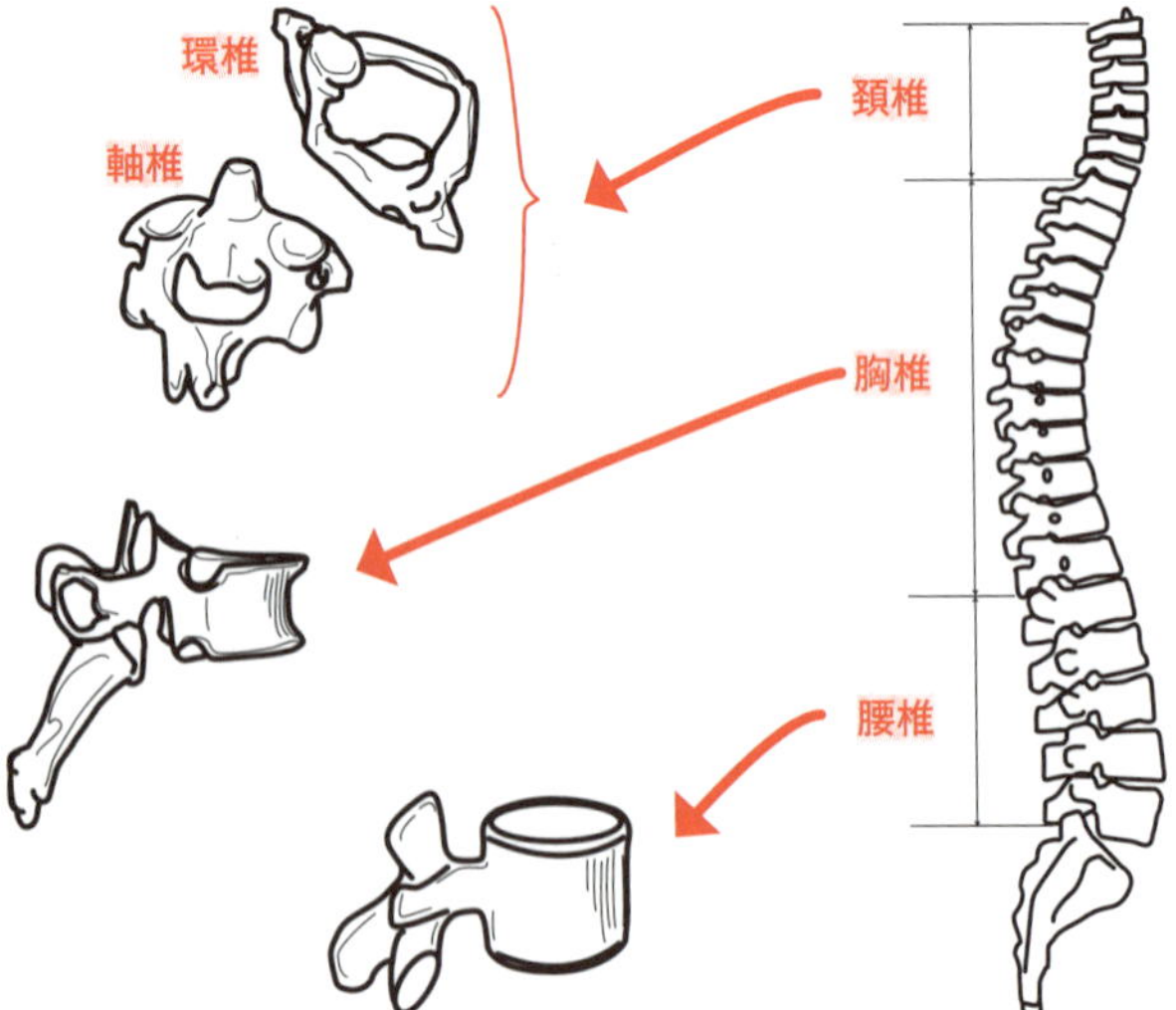

腰椎は上の重さを支える為に大きく、椎間関節もがっしりとしています。そのため、回旋や側屈の可動域に制限があり、逆に曲げ伸ばしが得意です。

このように、部位によって脊柱は個性があり、特に胸椎は回旋が得意で、腰椎は曲げ伸ばしが得意です。

そのため、脊柱を伸展させる（反る）アーサナでは、脊柱のどこを使うかで、反り易さや負担の掛かる位置が変わってきます。

構造的に腰椎が反るのが得意ということは、つまり私たちの身体は腰椎から反り易い傾向があります。しかし、そうかといって、そこだけでポーズを取ろうとして反ると、負担が集中してしまいます。

そこで、「反るのが苦手」な胸椎にも参

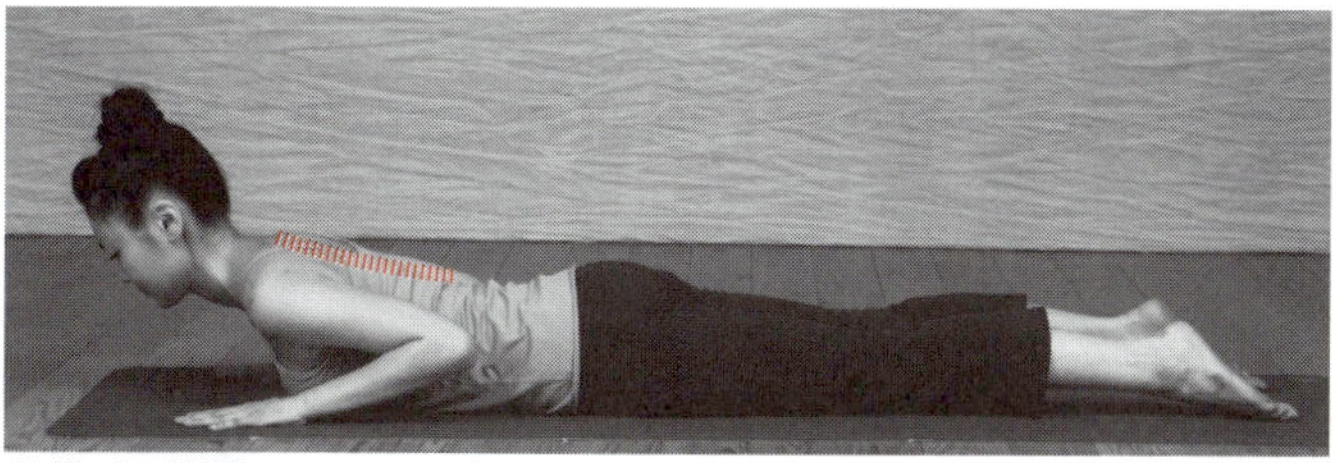

胸椎での伸展

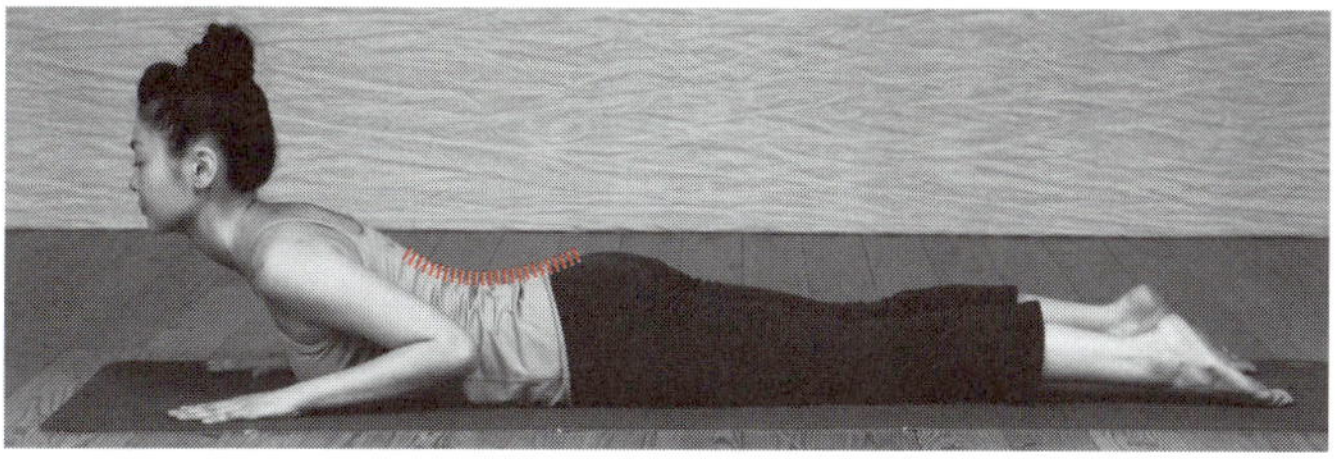

腰椎での伸展

加してもらうことで、負担を分散させましょう。胸椎は12個、腰椎は5個あります。胸椎と腰椎を足した17個で動きを行うか、それとも腰椎5個だけで行うか、どちらが負担が集中しやすいかは想像に難くないですね。

反る運動をする場合は、むしろ胸椎を中心に反るようにすると、腰椎だけに負担が集中するのを防いでくれるのです。

反り方の違いを ラクダのポーズで比べてみよう

その効果を、ウシュトラアーサナ（ラクダのポーズ）で、体感してみましょう。

膝立ちで顎を突き出し、体を後ろに反っていきます。この時は腰が中心に反っていくの

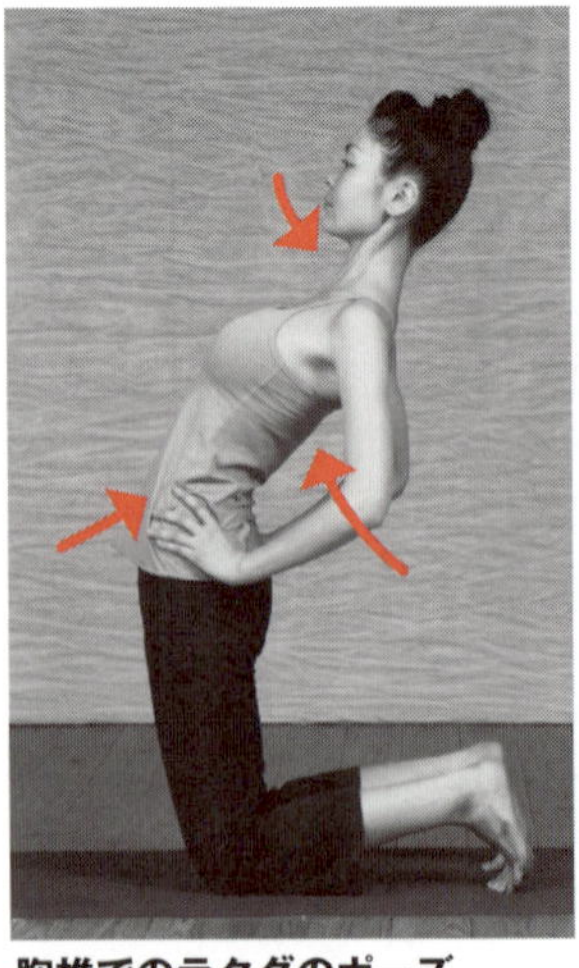

胸椎でのラクダのポーズ

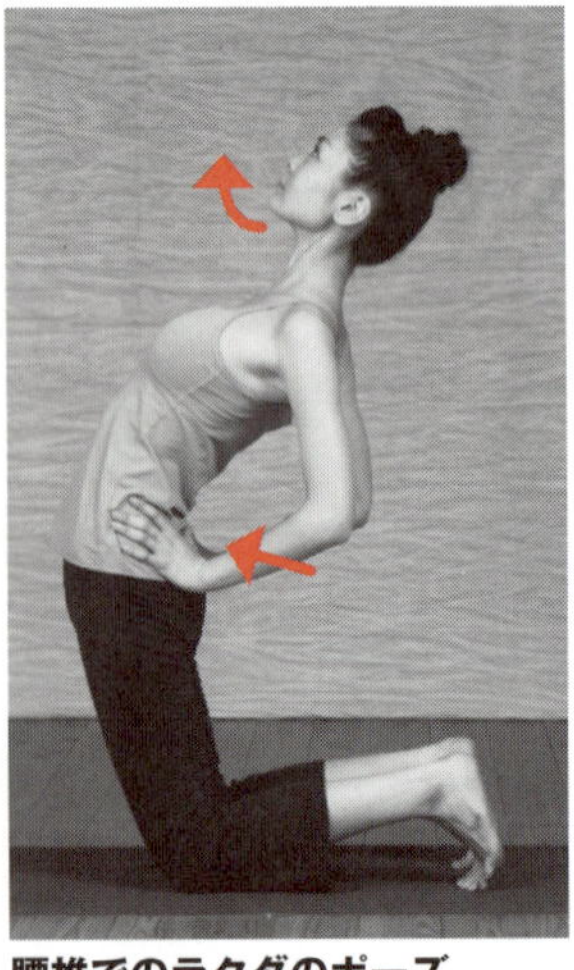

腰椎でのラクダのポーズ

を感じると思います。

次に、顎を引き気味にし、鎖骨、胸骨を上に持ち上げる様にしながら、胸椎を強調して、後ろに反ってみましょう。

すると、胸椎が先に反るので、重心が後ろに移動した分、逆に腹筋が安定して入り、腰が安定する感じが分かると思います。

この安定性を確保してからならば、最終的に安心して頚を後ろまで反っていけると思います。

ただし、ウシュトラアーサナは、中級クラスのアーサナですので、初心者の方は、腰痛に気をつけて、膝立ちからでなく、正座の状態から安全な範囲で行って下さい。

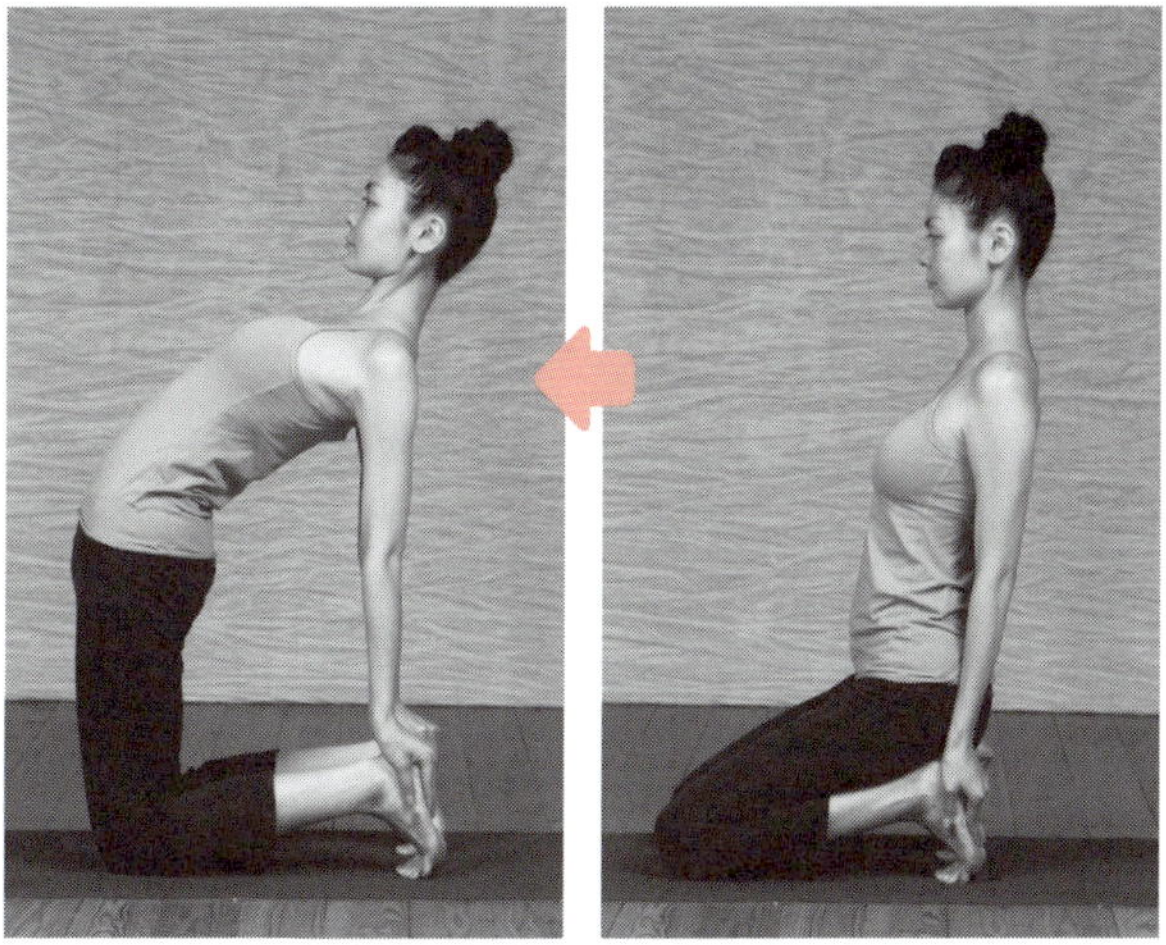

初心者のためのラクダのポーズ

For Instructors 6

反る為の準備

現代の生活様式の中では、ほとんどと言って良いくらい、身体を反る事がありません。最近は学校の授業でも、良い姿勢を指導してもらう事も少なくなってきているようです。

最近ではコンピュータなしではいられない世の中です。画面の前で、キーボードを打っている姿勢は、胸椎をどんどん硬くしていきます。

ヨガでは身体を反るアーサナがたくさんあります。ですからヨガの教室では、多くの生徒さんにとって、日常的にやらない動きを行う事になります。

そのため、脊柱を反ろうとすると、ほとんどの人が腰だけで反ってしまいます。その極度の

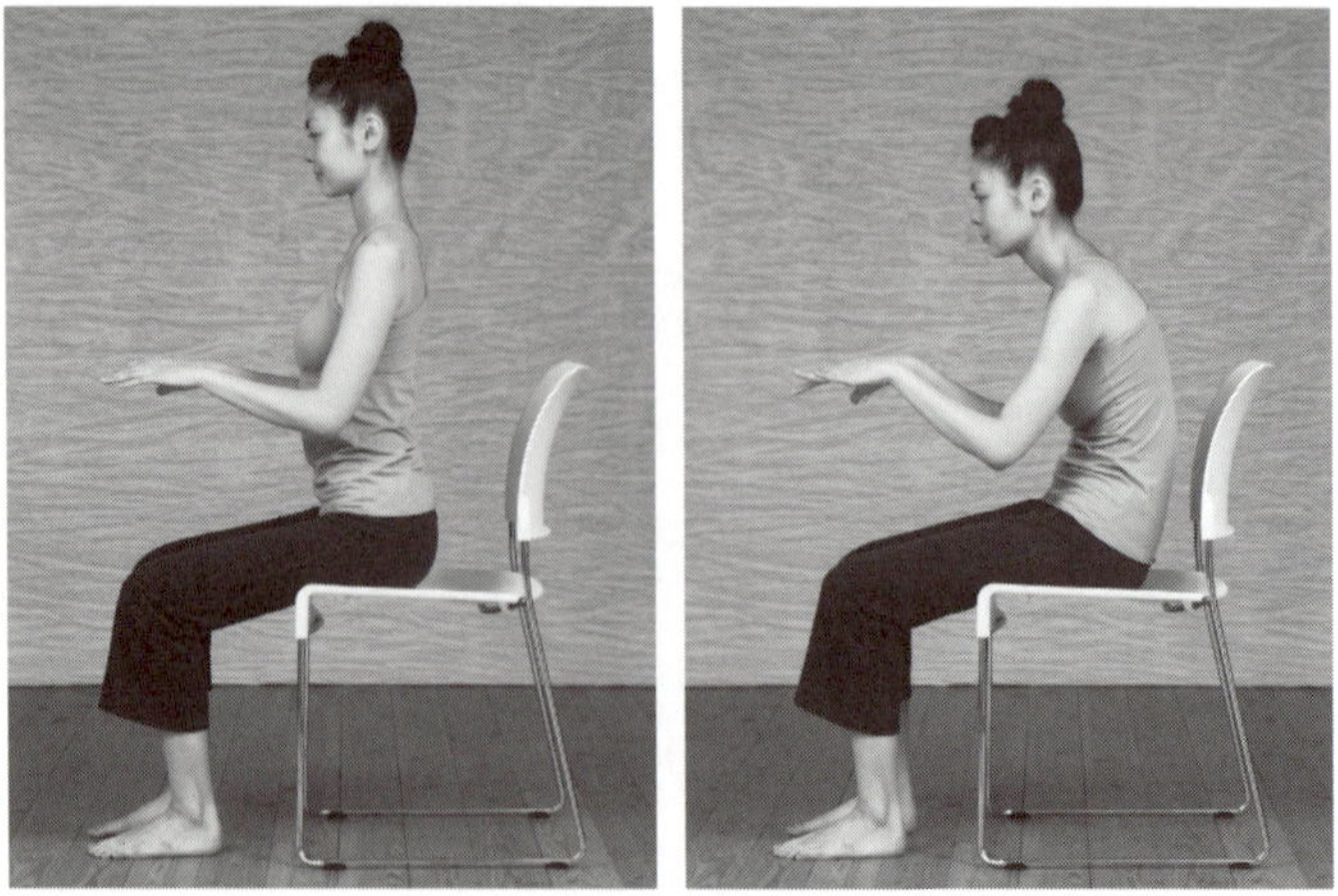

背中を丸めたままで、パソコンを使っていると、胸椎が硬くなってしまう

6. ウルドゥワムカシュワーナ アーサナ

ストレスを掛けられては、いくら構造的に強くできているとは言え、腰椎が悲鳴を上げてしまいます。ですから、胸椎の柔軟性がとても重要になります。

指導をする際は、生徒さんの柔軟性をよく観て、硬そうであれば、反る為の準備をメニューの中に組み込むことをオススメします。

例えば、太陽礼拝では、ウルドゥワハスタアーサナ、ウルドゥワムカシュワーナアーサナまたはブジャンガアーサナが絶好の胸椎の伸展のチャンスです。

これを、ダヌーラアーサナやウシュトラアーサナなどの大きな伸展をするアーサナをする前に行って、しっかりと胸椎の使い方を教えてあげた方が安全です。

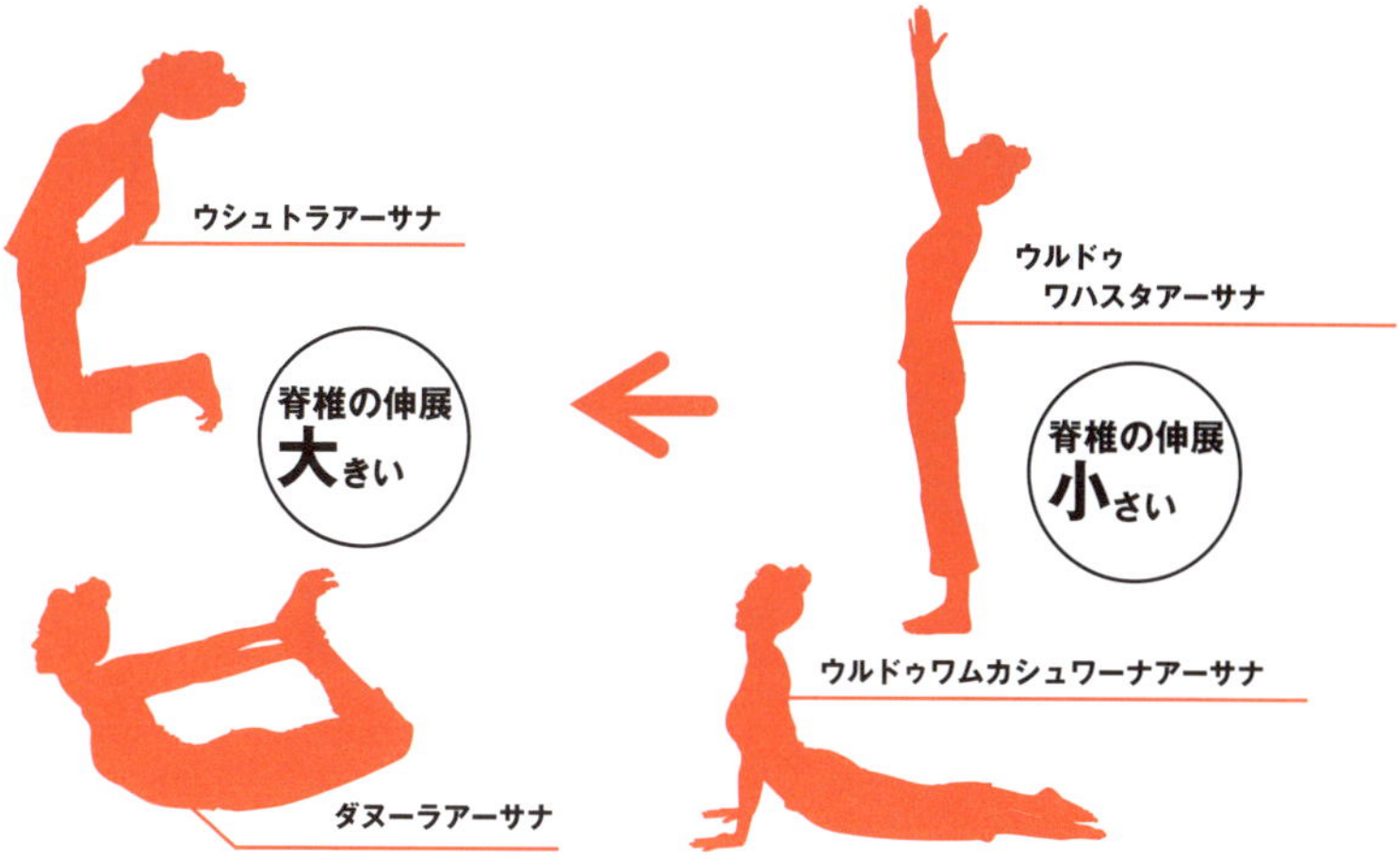
ウルドゥ
ワハスタアーサナ
脊椎の伸展
小さい
ウルドゥワムカシュワーナアーサナ
ウシュトラアーサナ
脊椎の伸展
大きい
ダヌーラアーサナ

Work and Feel!

胸椎を伸展する為に、肩周りの筋肉をほぐしてみよう

胸椎の硬さには、肩周りの筋肉の硬さが大きく関係しています。特に、大胸筋や小胸筋、鎖骨下筋《さこつかきん》、肩甲挙筋《けんこうきょきん》、僧帽筋です。仰向けに寝た時に、肩が浮いている人は要注意です。

これらの筋肉を伸ばす方法は、ボルスターやフォームローラーがあれば、その上に寝て、手を円を描く様に回して動かすとストレッチされます。ボルスターがなくても、バスタオルを丸めても代用できます。

トリコーナアーサナや、ヴィーラバドラアーサナの時も、肩が前に出た形になってしまう場合は、同じ様なアドバイスが出来ると思います。

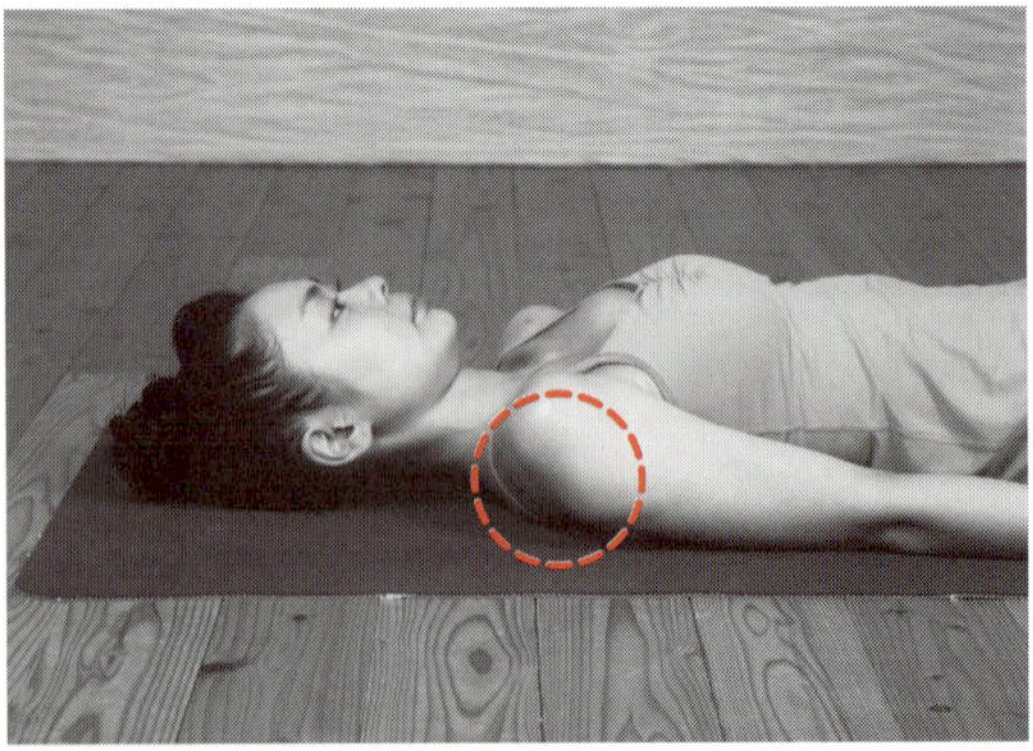

For Instructors 6

ストレッチではなく、筋肉で調整する場合は、背面にある菱形筋《りょうけいきん》で肩甲骨を脊柱側に寄せることで、胸を開きます。ちょうど、前鋸筋の逆の働きをする筋です。

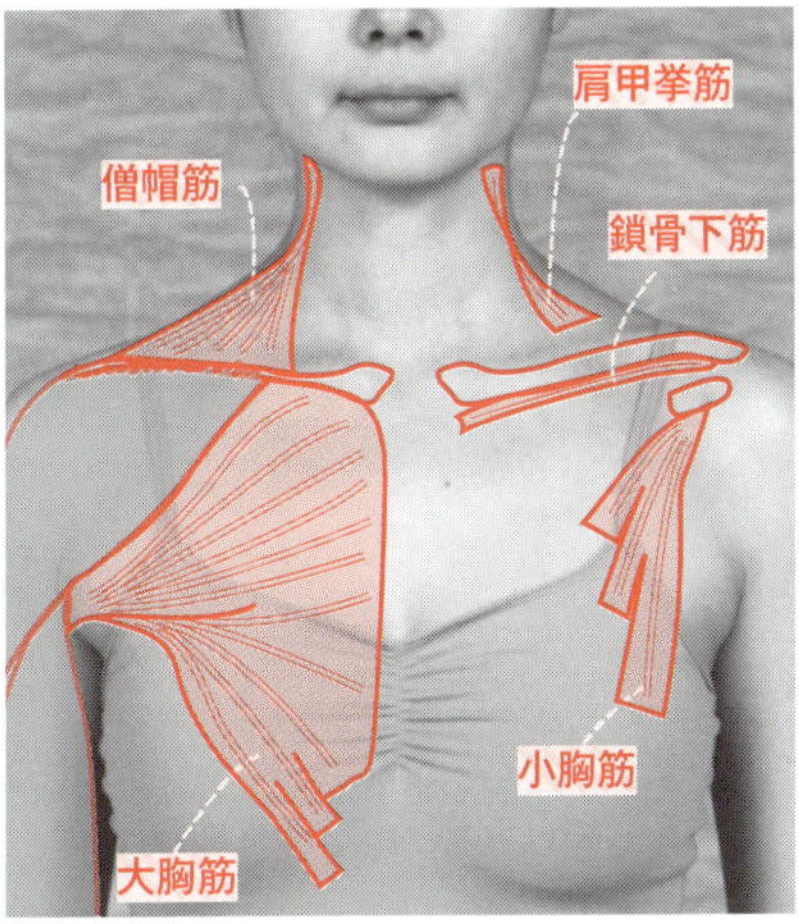

肩周りの筋肉

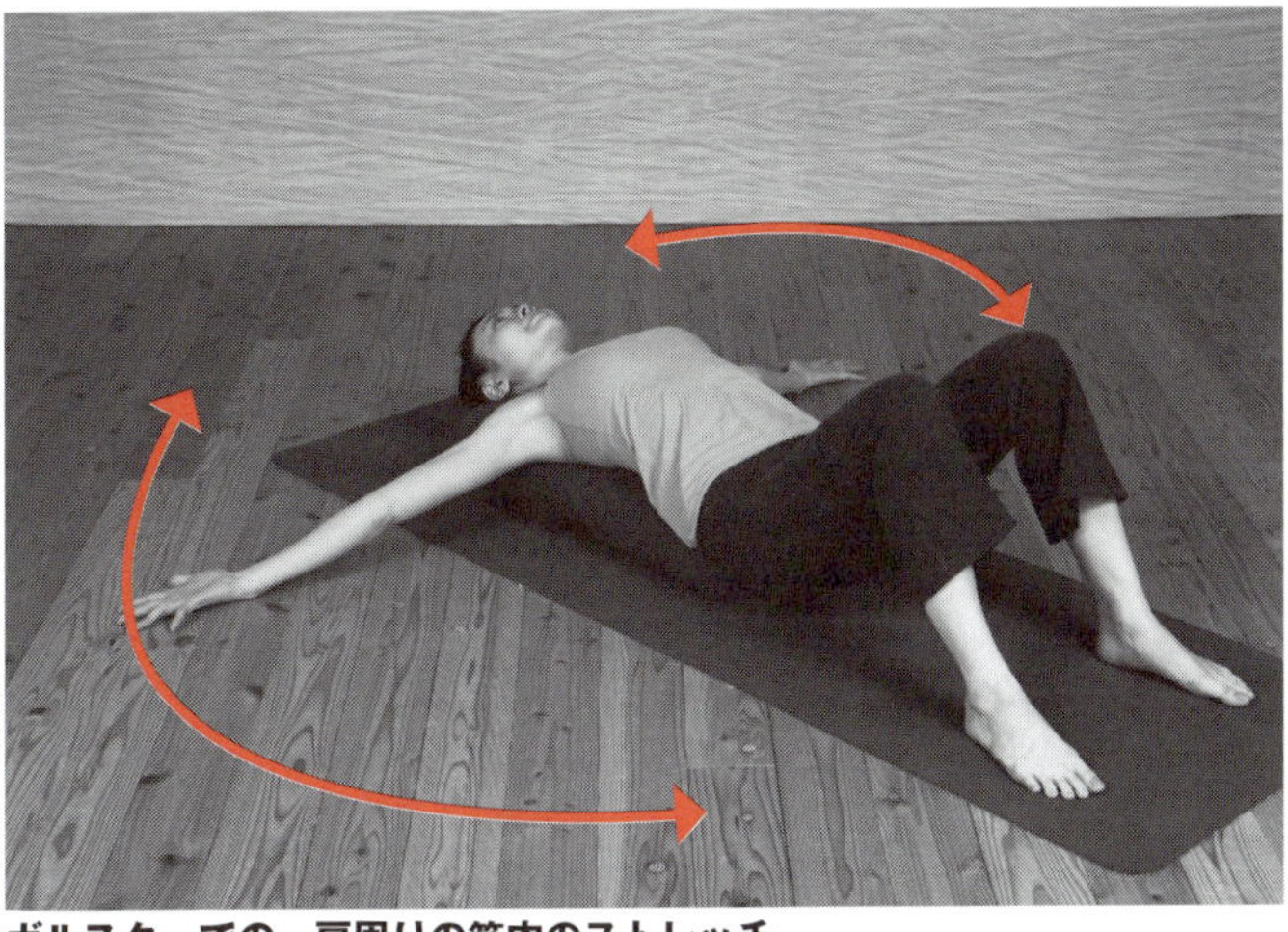
ボルスターでの、肩周りの筋肉のストレッチ

また何度も出てきていますが、胸椎の伸展には頚の使い方と、お腹の引き上げが重要です。これらをしっかりと確認して、制御できる段階になったら、ダイナミックな伸展を指導してみて下さい。

逆に、まだこの準備ができていない人には、範囲を狭めたり、手などの力を使わない方法で指導するといいと思います。

例えば、ダヌーラアーサナはシャラバアーサナで代用、ウシュトラアーサナは肩甲骨と胸のオープンに焦点を当て、途中まで行うなどの修正が必要でしょう。

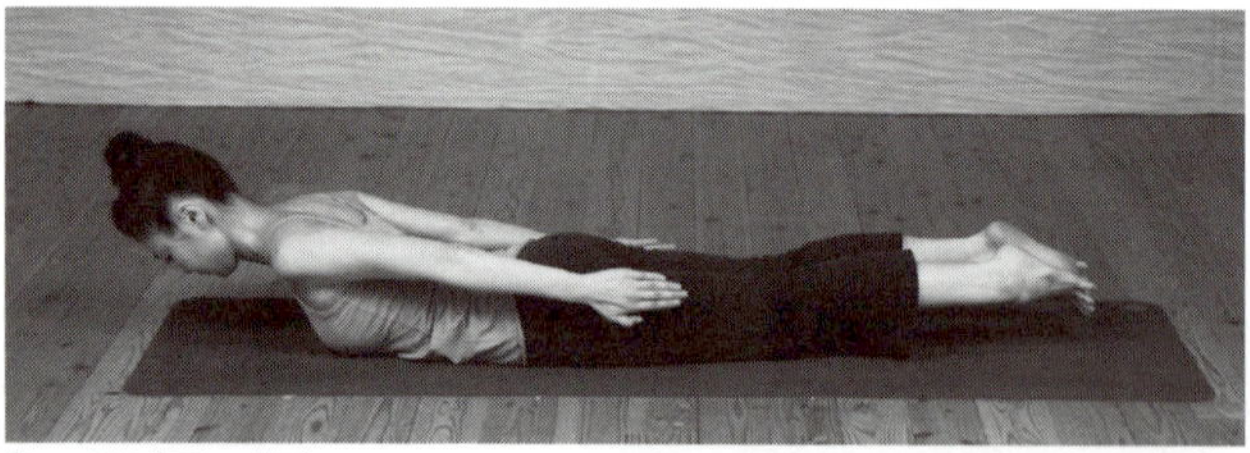

シャラバアーサナ

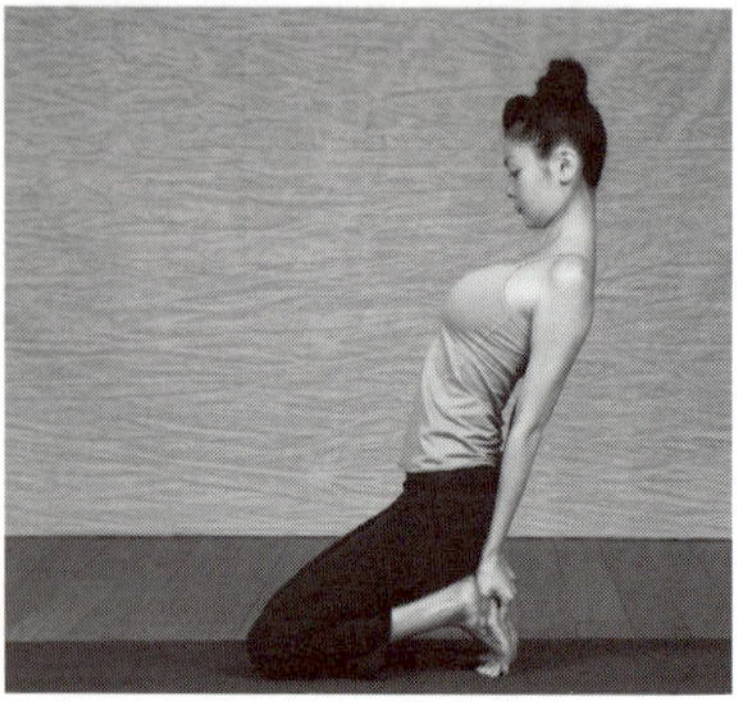

ウシュトラアーサナ（途中まで）

7. アドー ムカ シュワーナ アーサナ

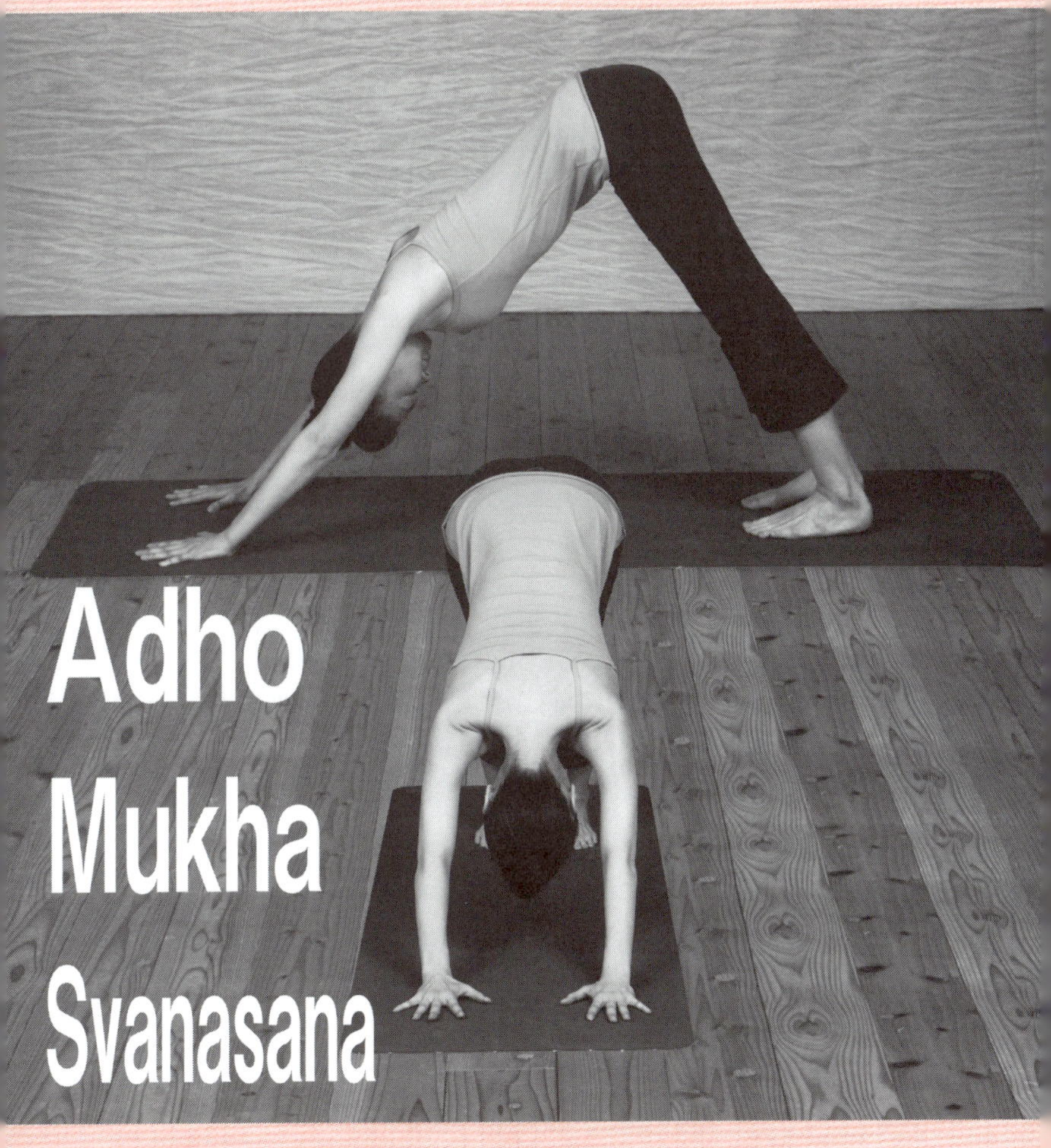

Adho Mukha Svanasana

Check Point 1

腕はどちらに回っていますか？——バンザイの姿勢では、腕は外回しです。

Key Word

肩の外旋

このアーサナを安定させられない人の中には、腕の回し方が間違っていたり、意識できていなかったりする方がいます。

この姿勢では、腕は丁度、バンザイをした位置になります。

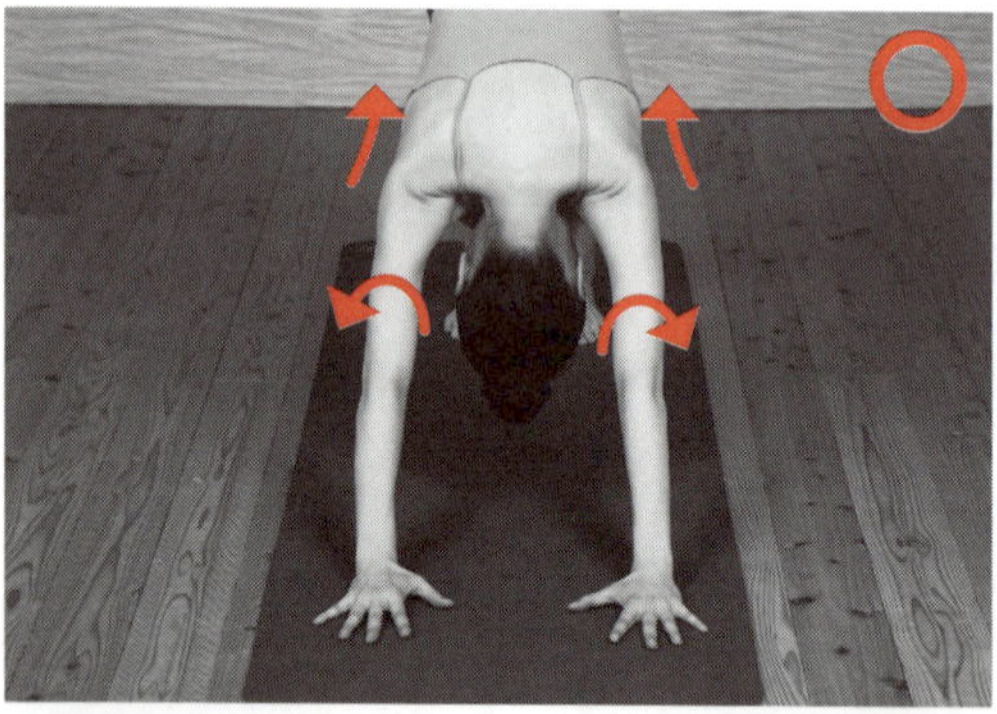

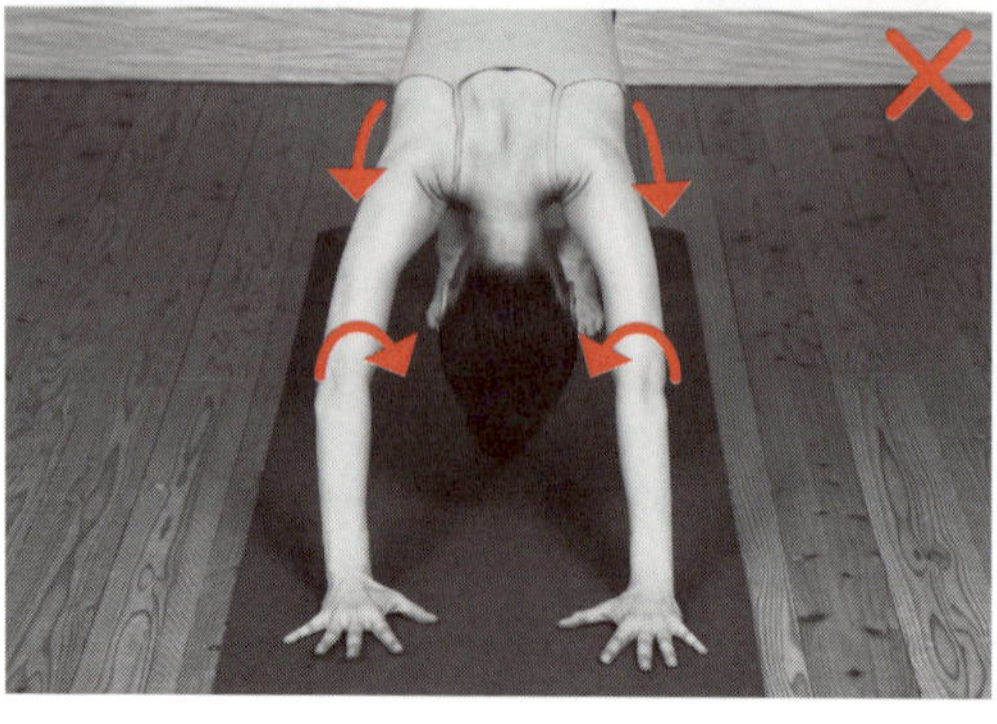

腕を完全に上に上げた姿勢では、原則的に肩関節は外側に回ります（外旋）。イメージとしては、少し脇を締める様な感じが適切な位置です。

内側に回すと首が詰まる様になり、肩関節そのものも骨同士が衝突する様な位置になります。

バンザイをした腕の位置では、肩から腕を外旋させるように使うと、強度と余裕が増して、安定して身体を支えられるようになります。

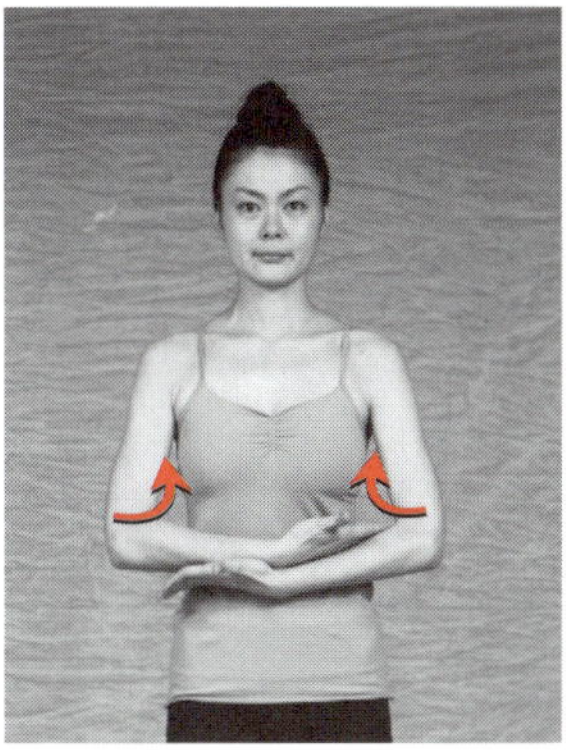

肩の内旋

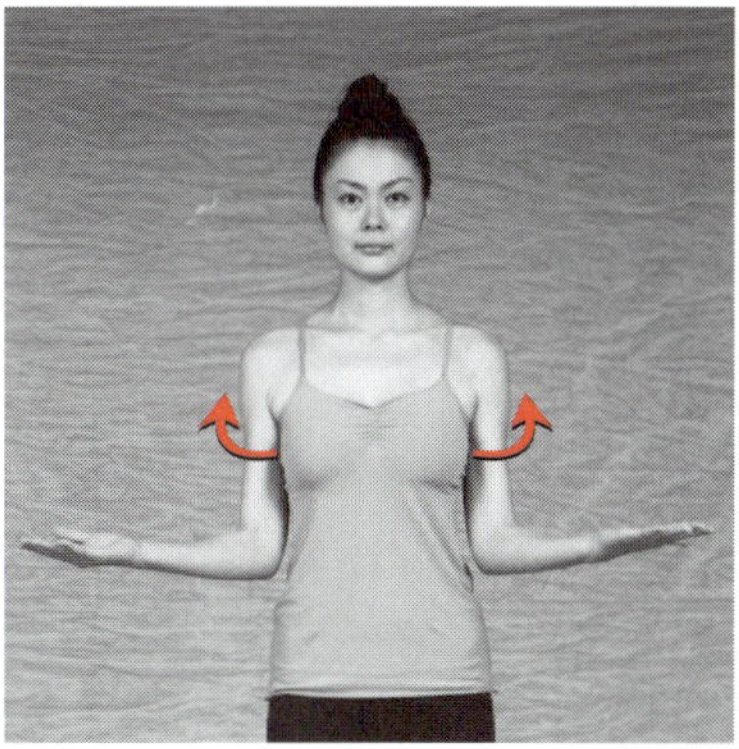

肩の外旋

Work and Feel!

腕の挙上を外旋・内旋とで比べてみよう

腕を上げる動作に、腕の回し方がどのように影響するか、体感してみましょう。

まず、腕を内側に回したままで、外から上に上げてみて下さい（外転）。肩と首が窮屈になり、腕は途中で上げられなくなると思います。

今度は、腕を外側に回して、同じ様に上げてみましょう。どうでしょうか？ 楽に上がると思います。

この様に、腕は上に上げる時には外回し（外旋）が必要なのです。

ただし、前からの挙上（屈曲）は、内回しでも肩甲骨の代償である程度外転よりは

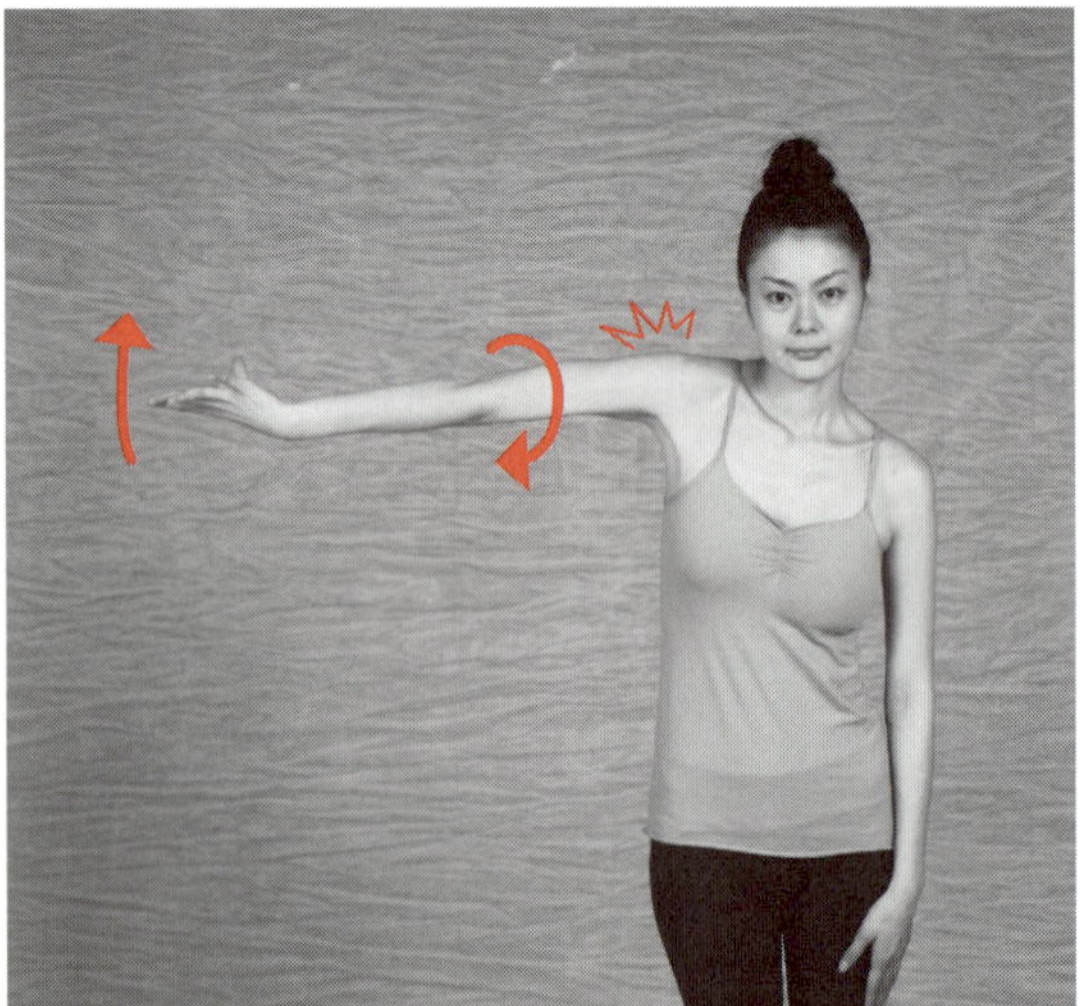

内旋したまま、腕を外から上げる

7. アドームカシュワーナアーサナ

上がります。ただ、より余裕のある上げ方は、やはり外回しを伴った方がいいのは同じです。

　これは、上腕骨の大結節《だいけっせつ》という隆起した部分が、肩甲骨の肩峰《けんぽう》に当たってしまうのを、外旋する事で避けるというメカニズムにより、起こっています。

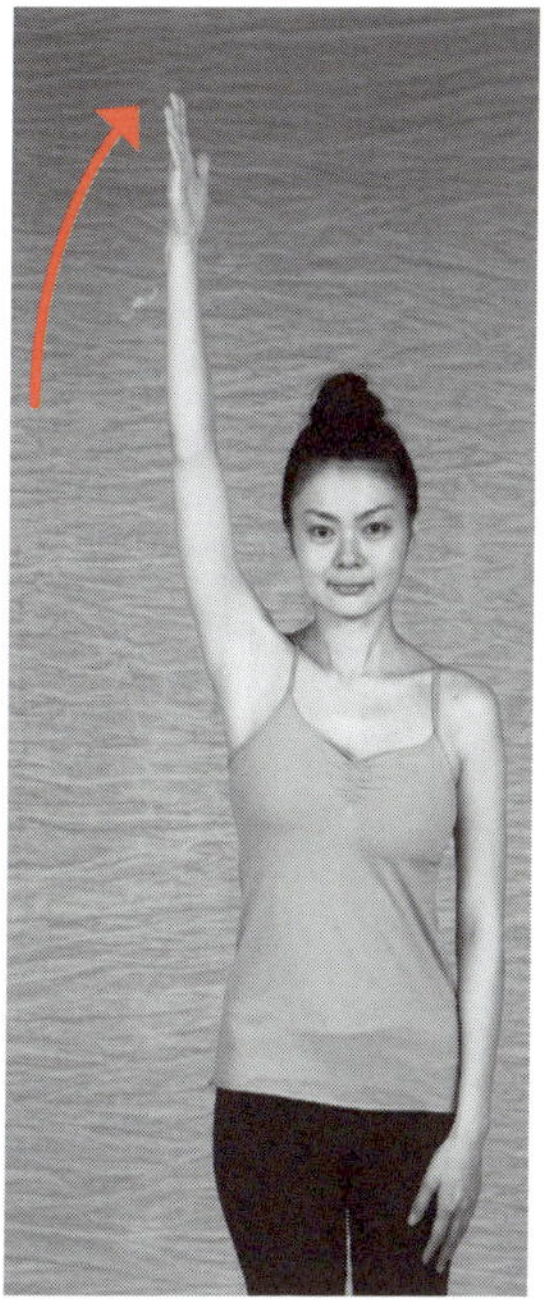

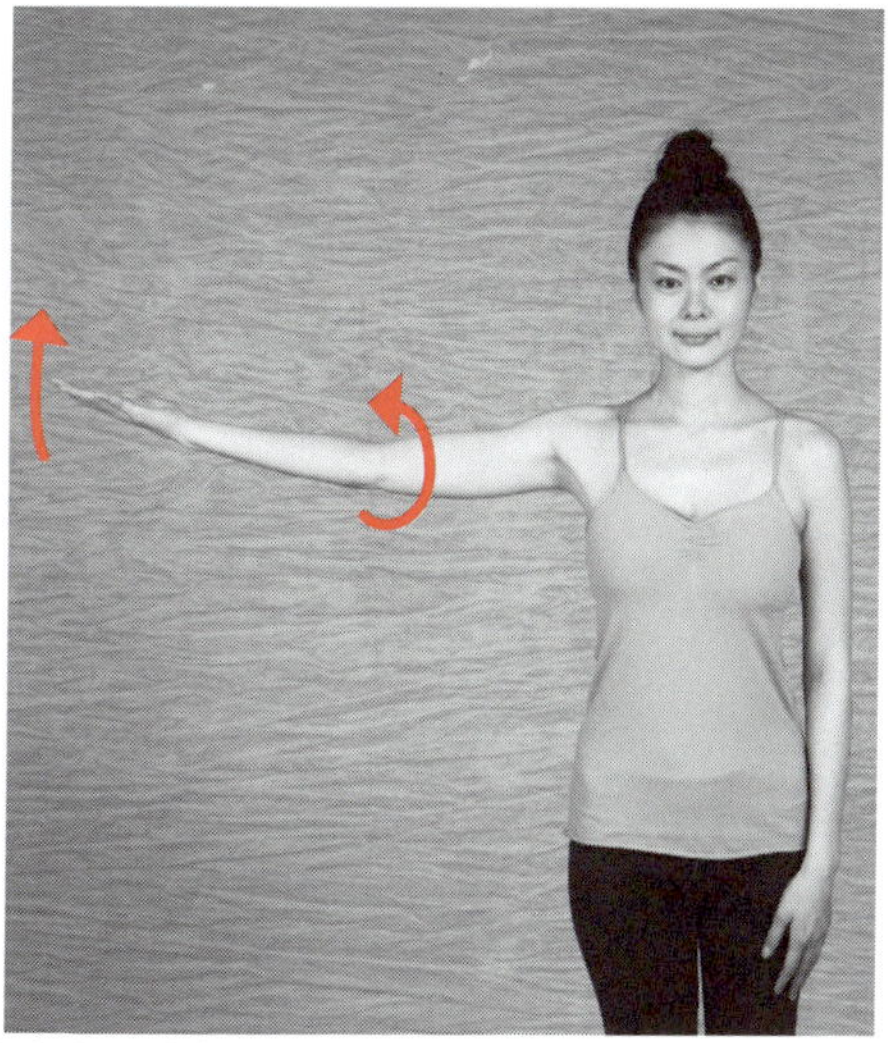

外旋したまま、腕を外から上げる

Work and Feel !

上腕の外旋と、前腕の回内を合わせて、腕を強くしてみよう

アドームカシュワーナアーサナでは、肩としては外回しですが、手は床に着いていますから、肘下（前腕）は内側に回っています（回内）。

つまり、腕は外、手は内に回っているという逆の動きがセットになっています。これが、実はとても重要なポイントです。この動きが、肘を安定化させています。

力は拮抗することでより強さが生まれます。腕の外回しと同時に、手の内回しを意識してみましょう。

ヴィーラバドラアーサナⅡも同じ関係です。

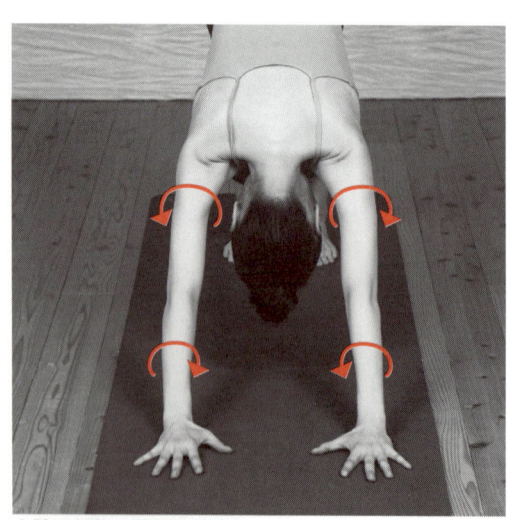

上腕の外旋＋前腕の回内

日常の中で、高いものを取ろうと手を伸ばす時も同じですね。

ちなみに、このアーサナの後ろ足も同じように、大腿の内旋と足部の回外で拮抗した強さを出しています。

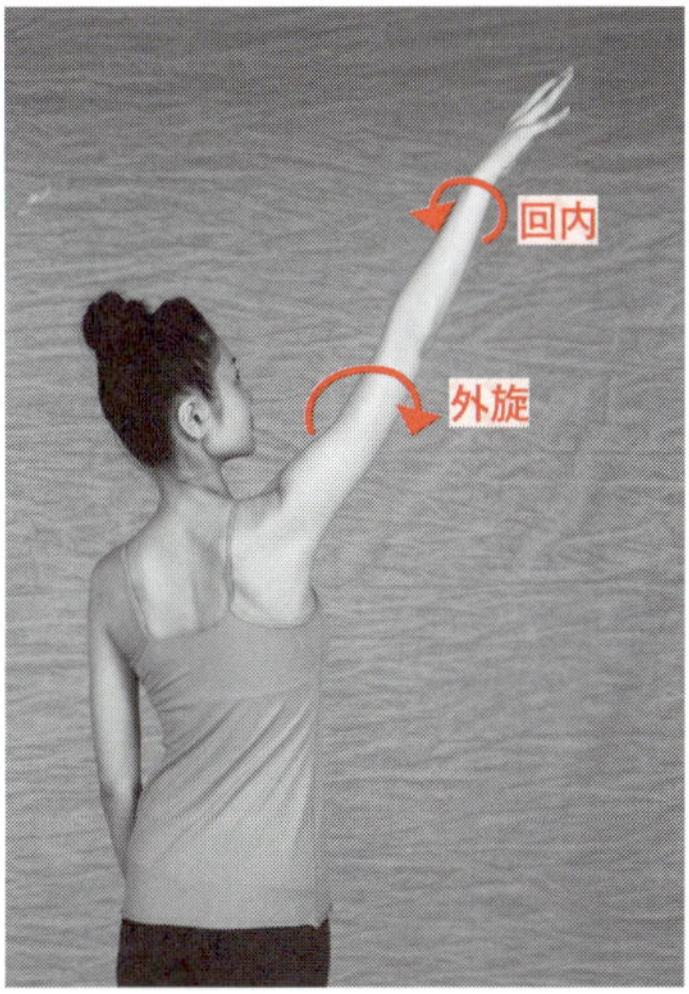

高いところに手を伸ばす

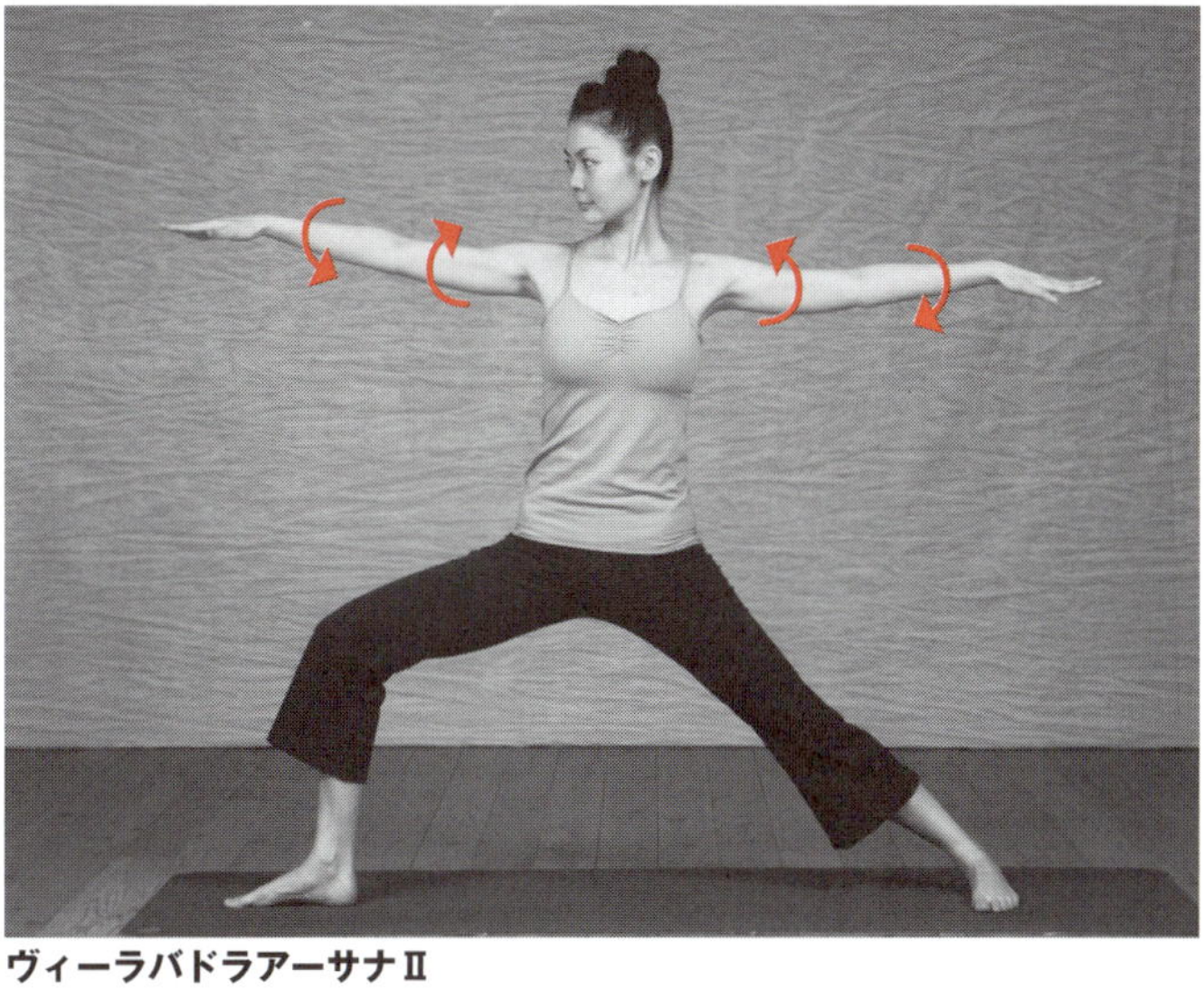

ヴィーラバドラアーサナⅡ

Check Point 2

坐骨は天井を向いていますか？
――股関節を引き入れる様にして、坐骨を天井に向けます。

Key Word

腸腰筋

前屈が苦手な人に多いのですが、このアーサナの時に、坐骨が下を向いてしまっている事があります。

本人としては、脚を伸ばそうとしての事ですが、坐骨を下に向けてしまうと、腰が曲がって腰椎に負担がかかってしまいます。

ですので、股関節を引き込み、

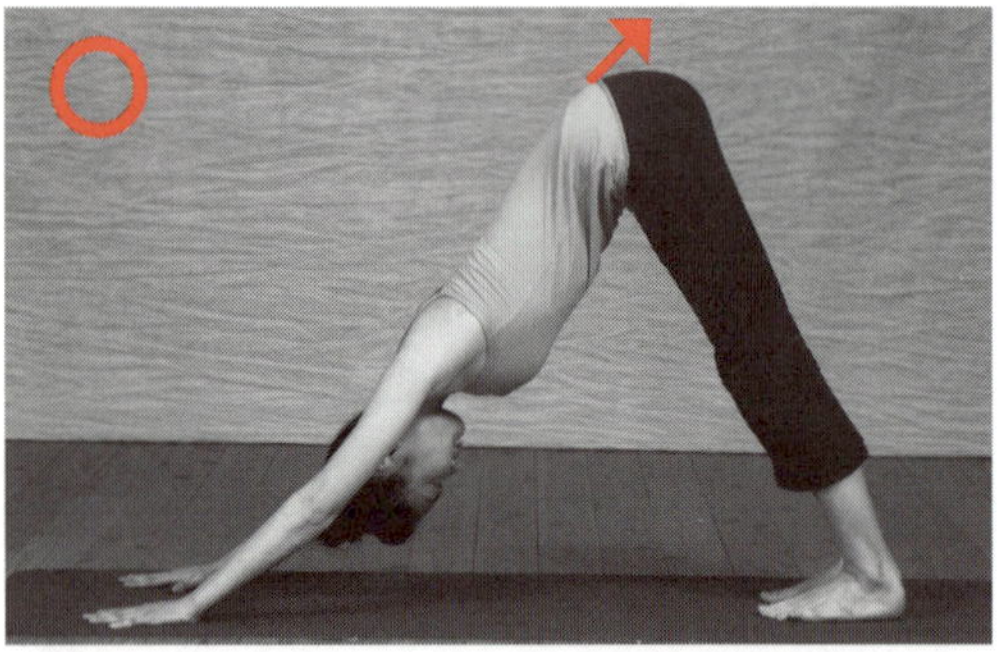

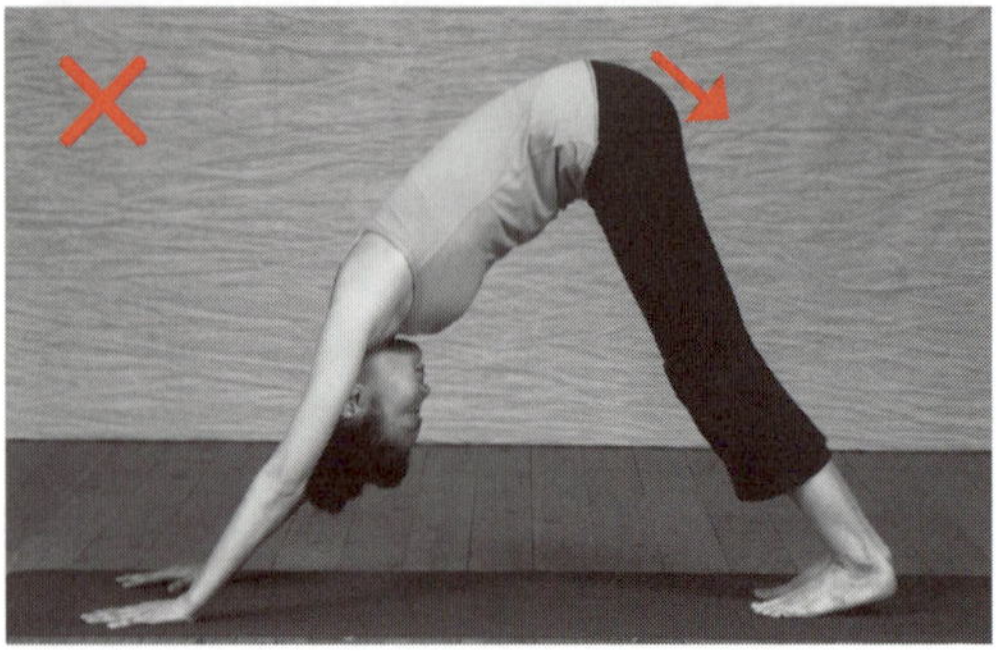

7. アドームカシュワーナアーサナ

坐骨を天井に向けるようにしましょう。

坐骨を天井にしっかり伸ばすことで、脊柱が強く伸ばされます。

その為には、股関節がしっかりと曲がっていることが大切です。

この股関節の曲げを効率よく行ってくれるのが、図の腸腰筋《ちょうようきん》です。

この筋肉は丁度、股関節の前を通っています。ですから、この筋肉が収縮することで、股関節を引き込むようなはたらきをします。

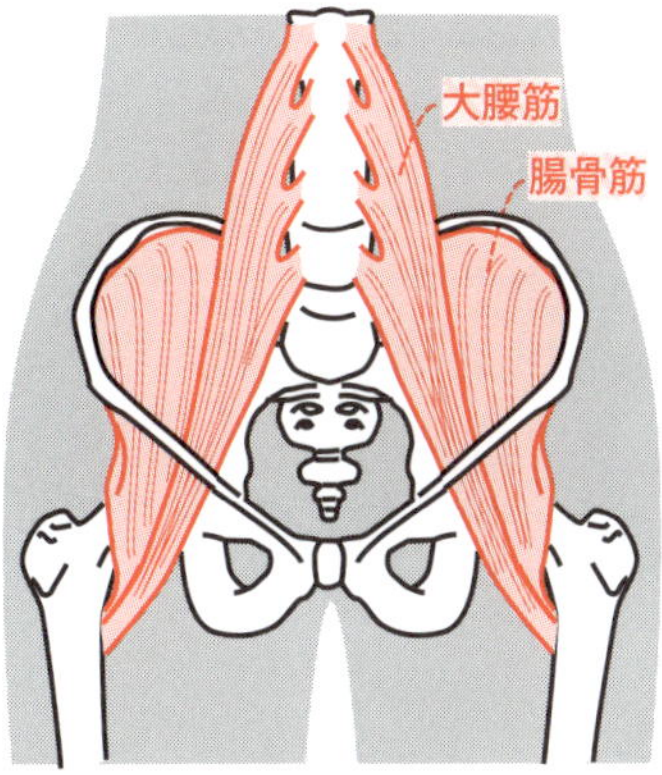

腸腰筋（大腰筋、腸骨筋）

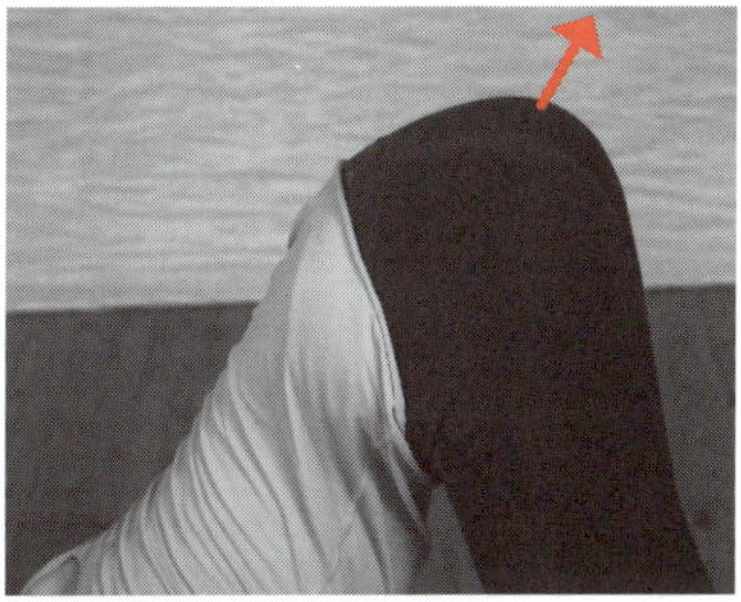

坐骨が天井に向いた状態

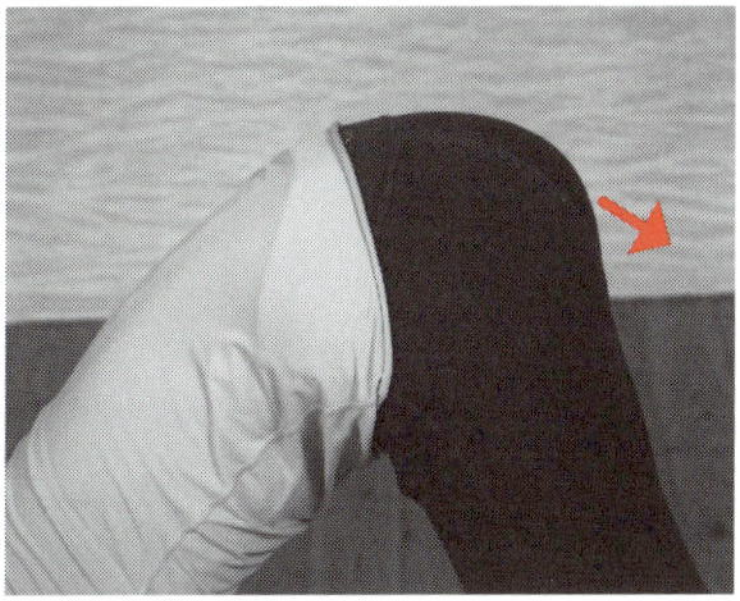

坐骨が床に向いた

Work and Feel!

股関節の引き込みと、腸腰筋を感じよう

　仰向けで、脚を天井方向に上げてみましょう。パートナーにその脚を引っこ抜く様に引っ張ってもらって下さい。自分としては逆に、引っ張られない様に、引き込みましょう。

　すると、股関節の中の方から、お腹の中までが緊張するのを感じると思います。そこが、さきほどの筋肉です。

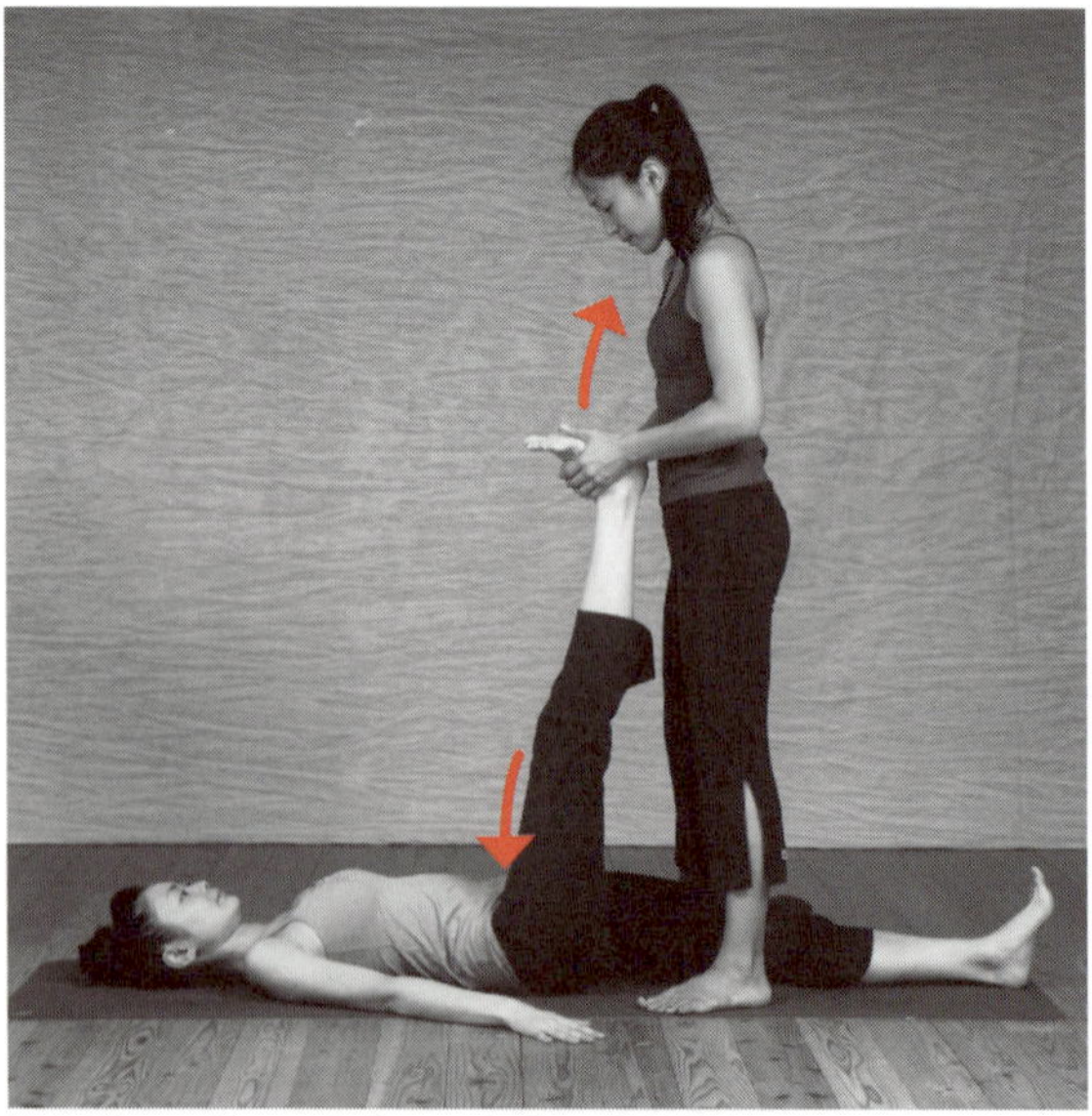

脚を引っこ抜いてもらい、自分は脚を引き込む

Work and Feel！

〝股関節の奥〟の感覚を掴もう

仰向けで、股関節と膝関節両方を曲げた状態で、膝で円を描くように回します。回す方向は、外側から上に曲げる方向です。

この時、腰は動かさないようにして、脚だけを回しましょう。徐々に股関節の奥に効いてくると思います。

また、次に紹介するのは、先ほどとは逆に、股関節の前面を伸ばすことで、その奥を感じる方法です。

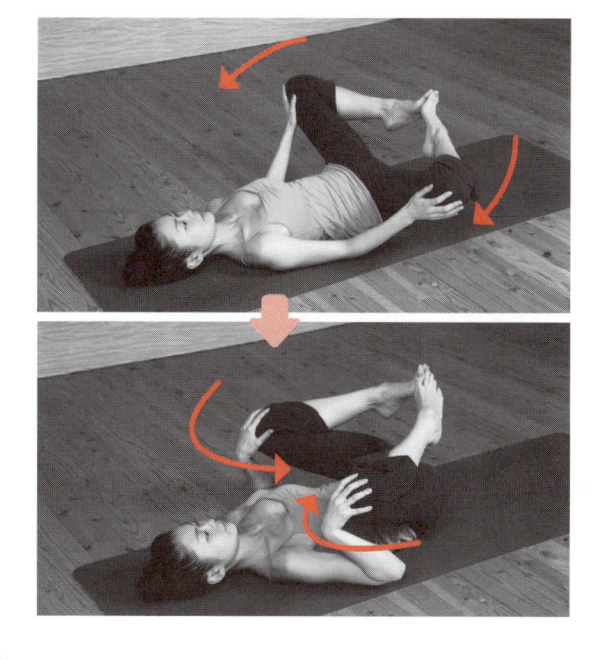

Ｐ１３９の要領で片膝立ちになり、お腹を引き上げて骨盤を立てます。

その状態で後ろ足の甲で床を押す様に膝を伸ばし、手を天井に上げ、顎を引きながら、後ろに反ります（アンジャネーヤアーサナ）。

すると、股関節の前に腸腰筋の伸張をより強く感じると思います。

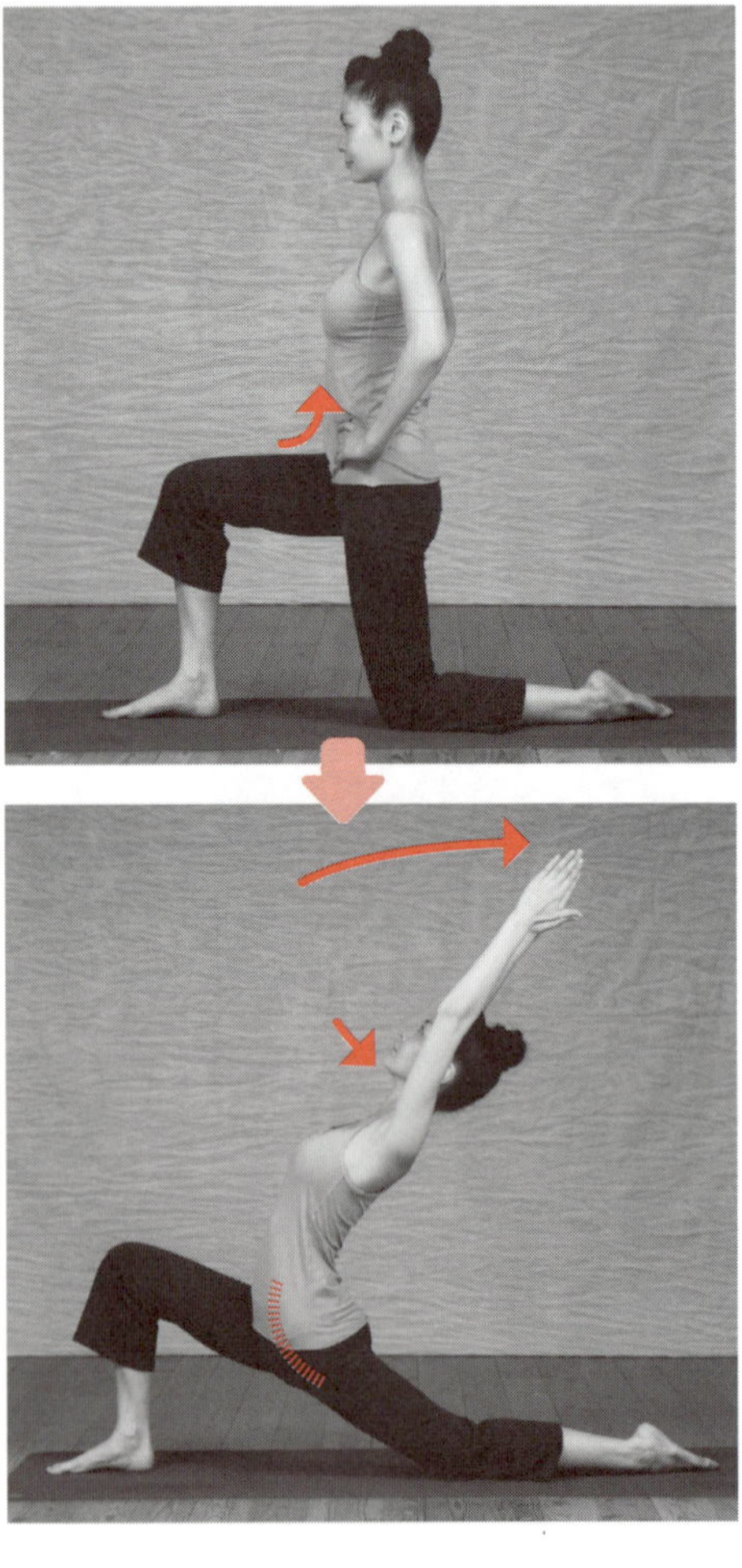

Check Point 3

踵は床に着いていますか?
――足首を反る様にして、踵を押し出します。

Key Word

足首

このアーサナをする時に、どうしても踵が浮いてしまうという人がいます。

このアーサナでは、足首を反る様にして、踵を押し出し、床につけることが、下半身の連結を高める為には、大切になります。

ここでは、足首の筋肉と柔軟性についてお話ししましょう。

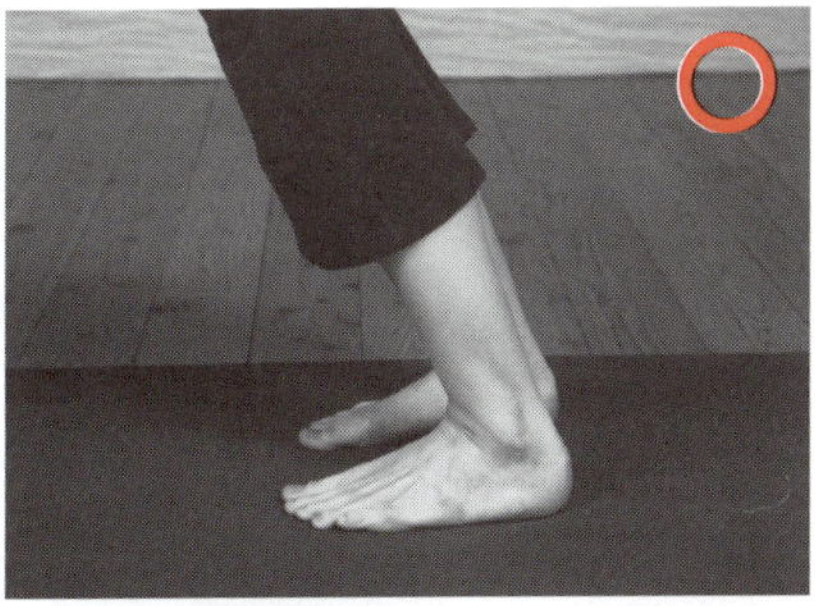

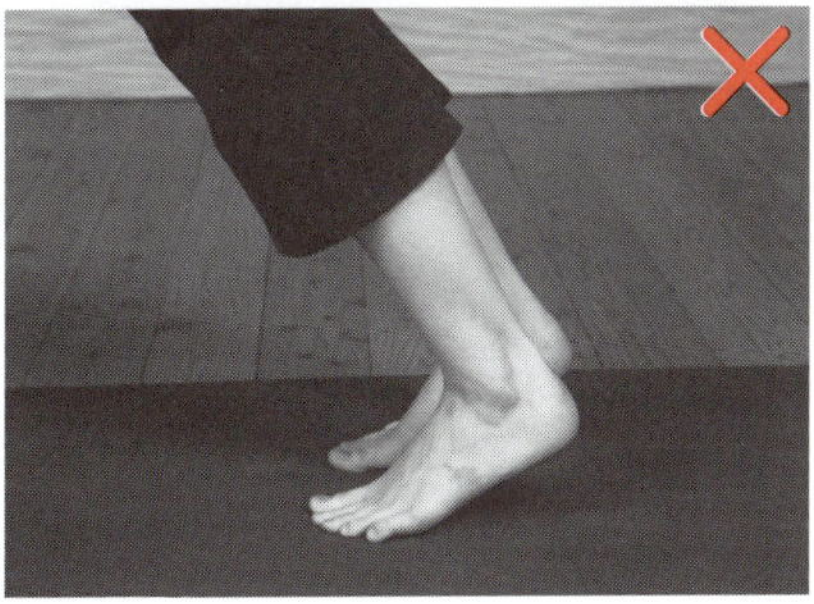

足首の筋肉は図の様に、ふくらはぎの筋肉が主です。

その筋肉は足首のみをまたぐものと、膝関節もまたぐものの2種類あります。

前者のように関節を1つだけまたぐものを単関節筋、後者のように2つまたぐものを二関節筋といいます。

このアーサナは、膝を伸ばしていますから、両方を伸ばしている事になります。

もし、手と足の幅は問題なく、ふくらはぎが硬くて踵が着かない場合は、膝を曲げてみて下さい。膝を曲げてつくようであれば、二関節筋は緩んでいるため足首をまたぐ単関節筋は硬くないという事になります。逆に膝を緩めてもつかなければ単関節筋が硬いという事です。伸張感が全くなければ、関節そのものの影響かもしれません。

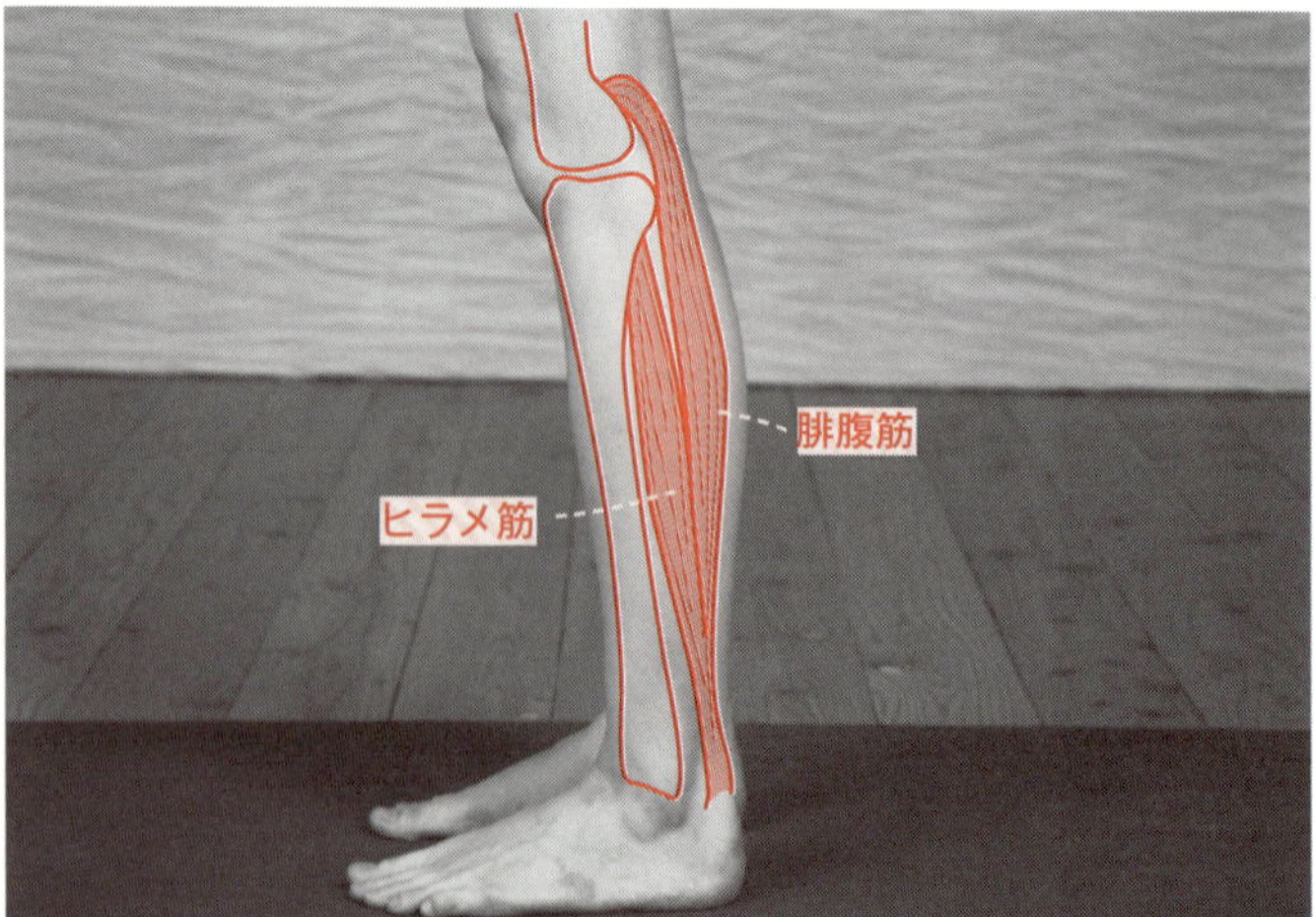

ヒラメ筋（単関節筋）と腓腹筋（二関節筋）

もちろん、太ももの裏の筋肉が原因で膝が伸びない場合もあります。

Work and Feel!

膝の曲げ伸ばしで、使う筋肉の変化を感じよう

壁を押して、いわゆるアキレス腱ストレッチをしてみましょう。

後ろ足の膝を伸ばす場合と、曲げた場合で伸びを感じるところが異なると思います。

膝を伸ばした場合が二関節筋の腓腹《ひふく》筋、膝を曲げた場合が単関節筋のヒラメ筋ですね。

腓腹筋は膝裏に、ヒラメ筋はアキレス腱付近に伸びを感じますね。

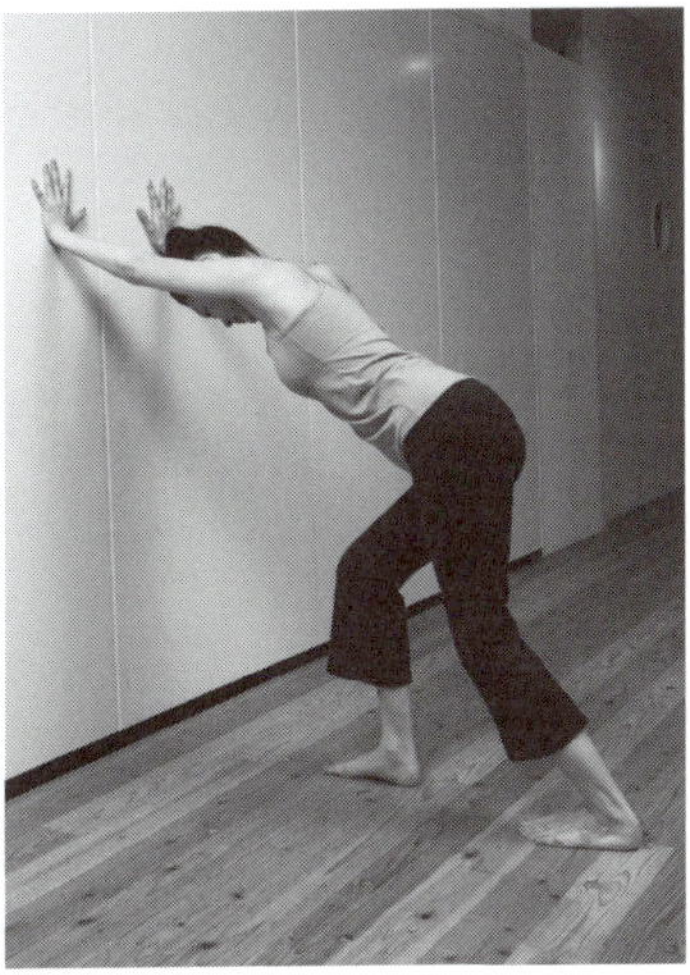

膝を曲げて、ストレッチ

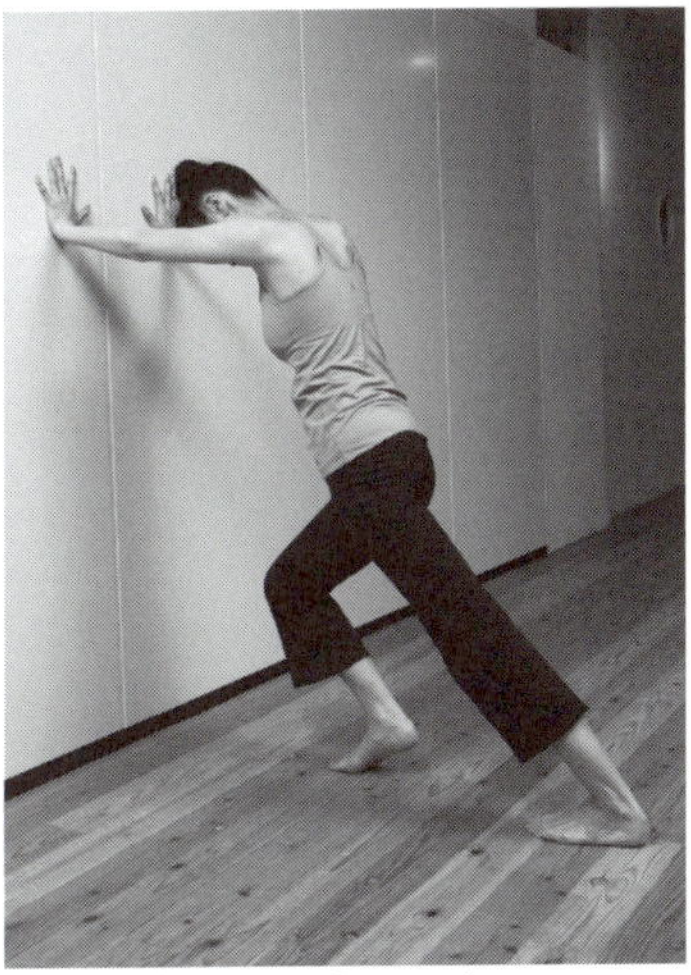

膝を伸ばして、ストレッチ

Work and Feel！

足首のストレッチをしてみよう

足首のストレッチには、正座から片脚を立てて、体重をかける方法もあります。

これでも足首に伸張を感じない場合、筋肉ではなく、骨や靭帯に制限が掛かっている可能性があります。

両足を揃えて、踵が浮かない様にしゃがんだ姿勢が取れない方も、足首をみる必要があります。ただし、この方法では腹筋や脊柱の柔軟性などの関与もありますので、一概に足首だけでは説明できません。

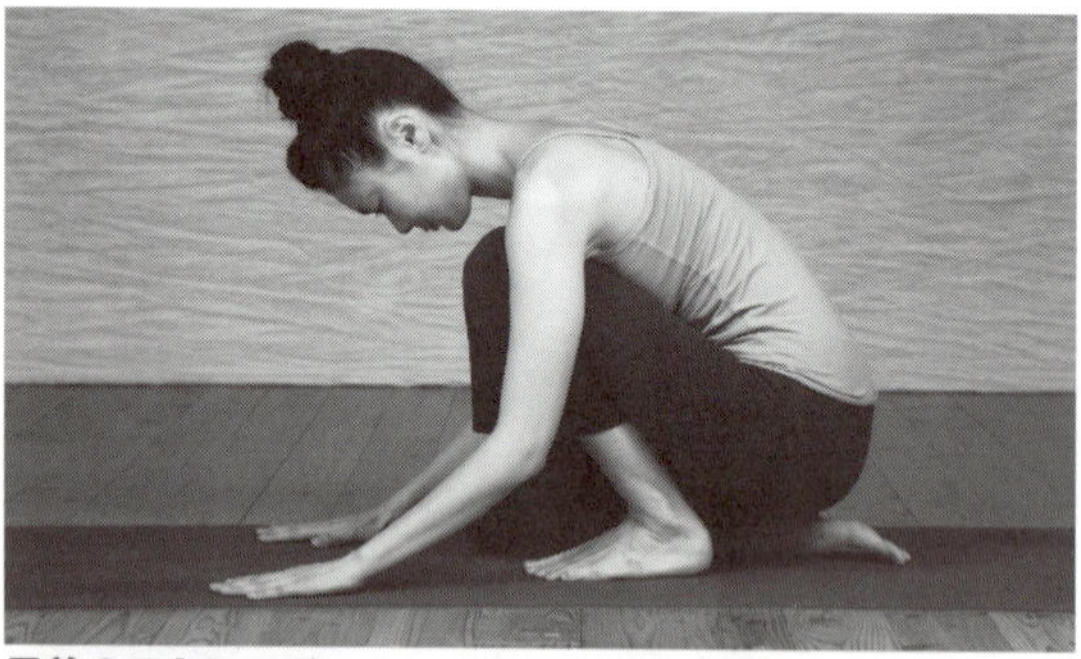

足首のストレッチ

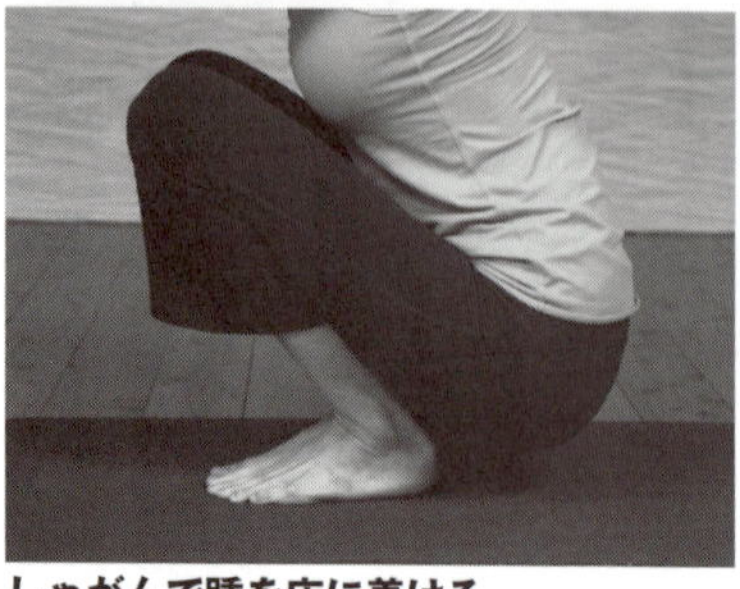

しゃがんで踵を床に着ける

Work and Feel!

相反神経抑制を使ってみる

このアーサナで踵が床につかない人の為に、もう1つ、テクニックを紹介します。

先に既に説明した「相反神経抑制」を使います。つまり、ふくらはぎの硬い方は、逆の働きをする脛の前、足背の筋肉を使うことで、足首をより反らせることができます。

ダウンドックで、足趾を上げる、または脛の前を緊張させてみて下さい。足首が深く曲がり、踵が床につくかもしれません。

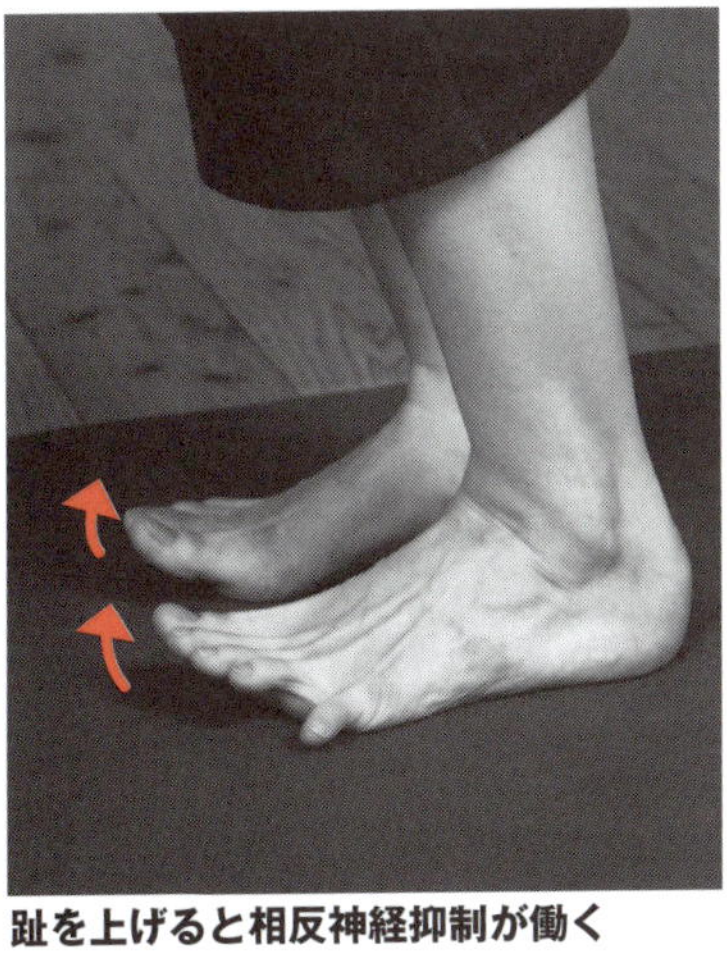

趾を上げると相反神経抑制が働く

COLUMN 7

腸腰筋

腰部は、後ろを腰椎で支え、前には内臓と腹筋があるという構造になっています。強度としては、堅い肋骨に囲まれた胸に比べると、腰部は弱さを持っていると言えます。そのため、腰椎はストレスに曝されやすく、椎間板の変性を起こしたり、時には関節や骨の変形まで起こることがあります。

その腰椎を守るために、同じ位の大きさの柱がもう2本あります。それが、左右の「腸腰筋」(大腰筋+腸骨筋)です。この筋肉は、腰椎を左右からサンドイッチする様に位置します。

この筋肉は、横から見た時に重心線が通る位置でもあります(立っている時の重心はだいたい第2仙椎の前と言われています)。つまり、重心の動きを制御するのに適した筋肉なのです。

人は2足歩行ですので、バランスをとても必要とする生活様式を取っています。

7. アドームカシュワーナアーサナ

上から見た図

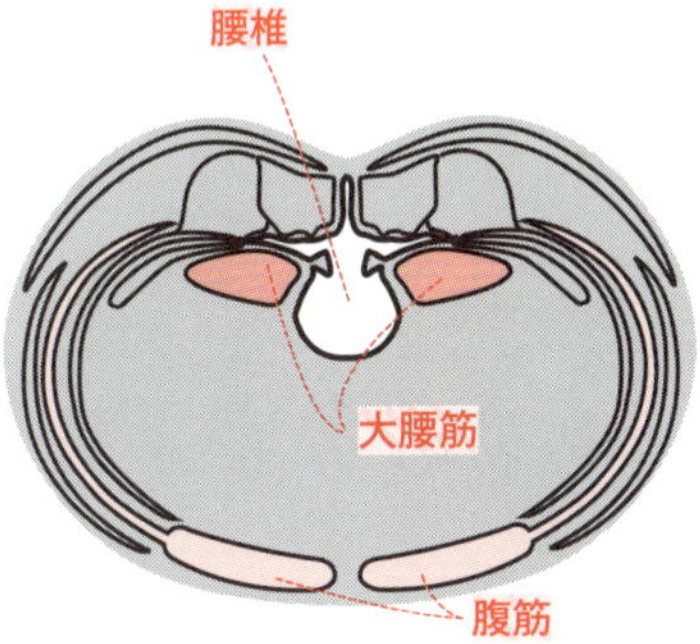

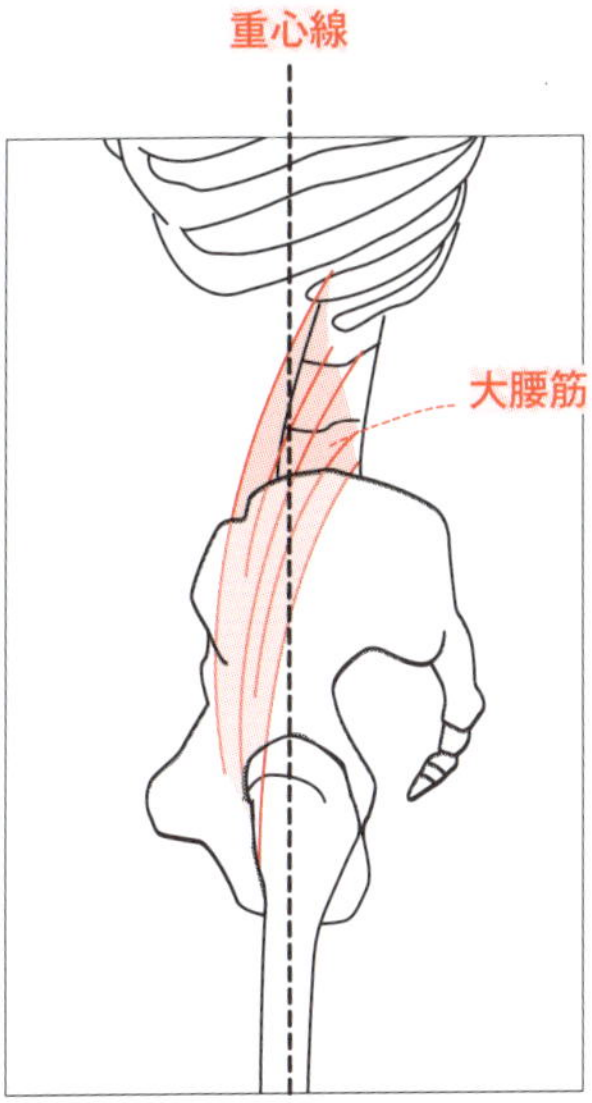

側面から見た図

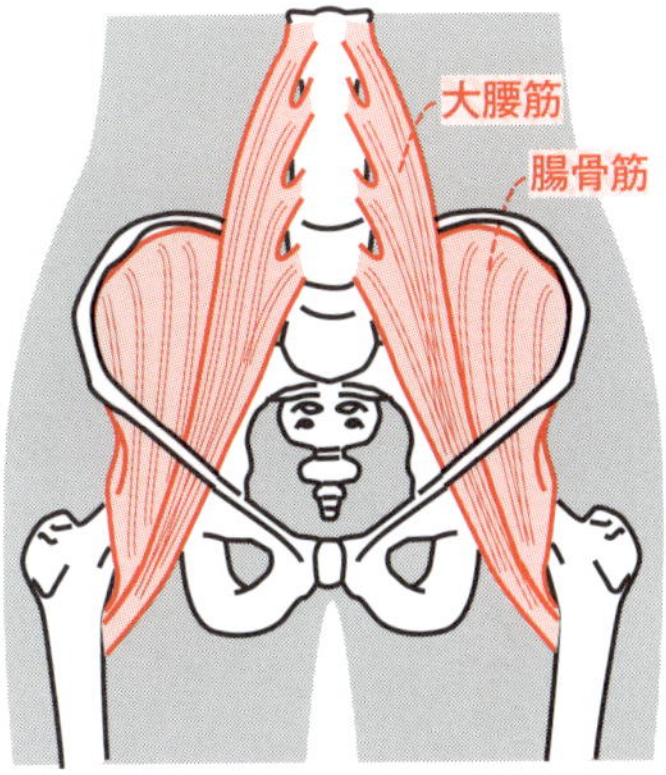

正面から見た図

骨盤の重心を、脚の運びで移動させているのが歩行です。その股関節のバランスを担っている重要な筋肉なのです。色々な意味で、人間にとって特異的に発達した筋肉といってもいいと思います。

Work and Feel !

バランス取りごっこで、動ける範囲を探してみよう

パートナーとバランス取りごっこをしてみて下さい。

パートナーは骨盤を軽く触って後ろや、前に押してみて下さい。股関節のバランスのいい人は、股関節を曲げたり伸ばしたりしながら、上手にバランスを取ると思います。

苦手な方は、体が硬直して、直に倒れてしまうと思います。股関節が使えないと、移動できる範囲は狭く

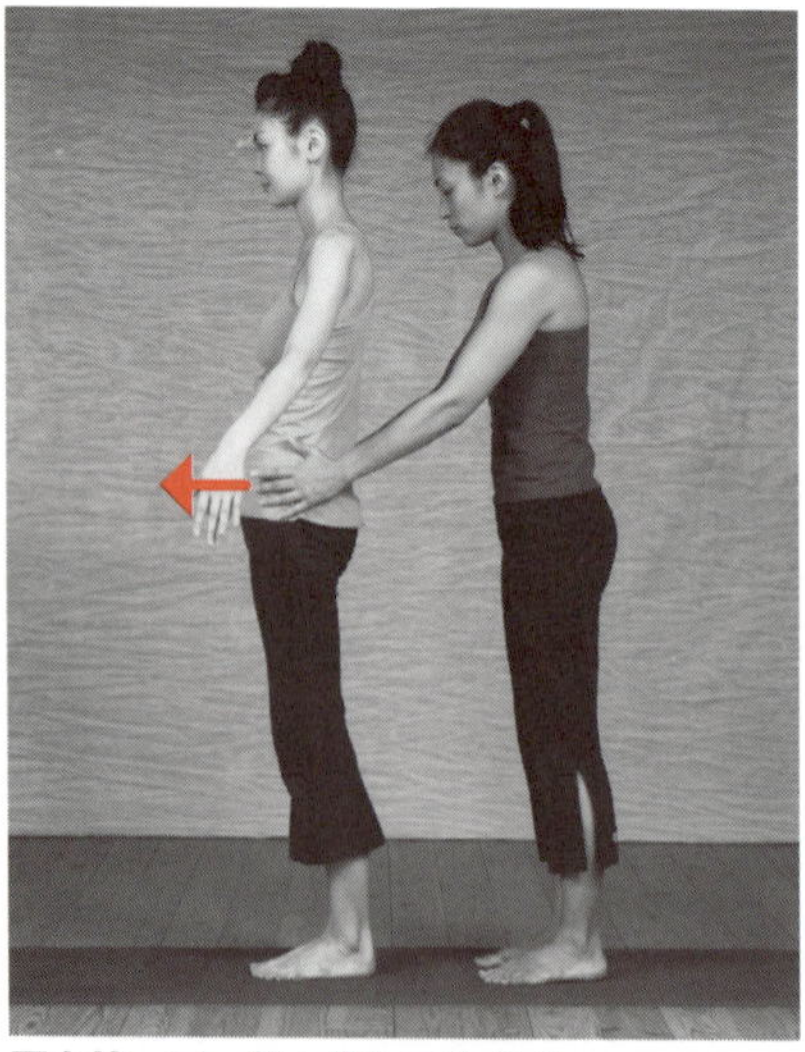

腰を持って、前へ出してもらう

COLUMN 1

なってしまうでしょう。

この様に、バランスは、その人が自由に動ける範囲を規定します。当然狭い範囲でしか動けない人の体は、硬くなっていくでしょうし、筋肉も関節も特定の部位にストレスが掛かり続けることになるでしょう。

柔らかく、柔軟に動ける様に、前後だけではなく、左右や回旋も試してみて下さい。

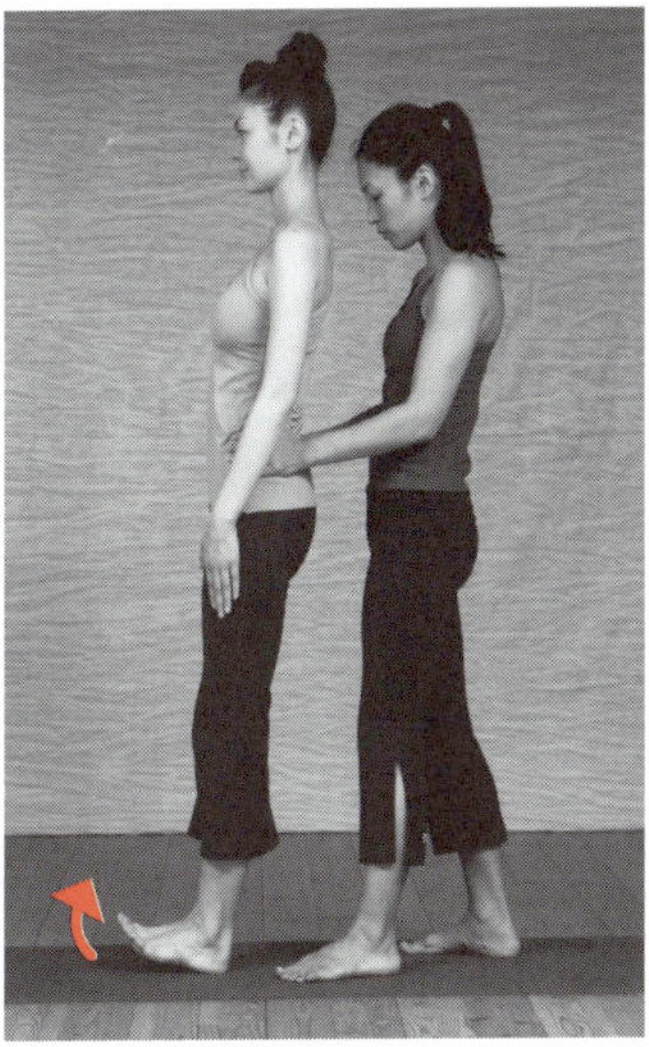

限界を超えると、硬直してしまうことも

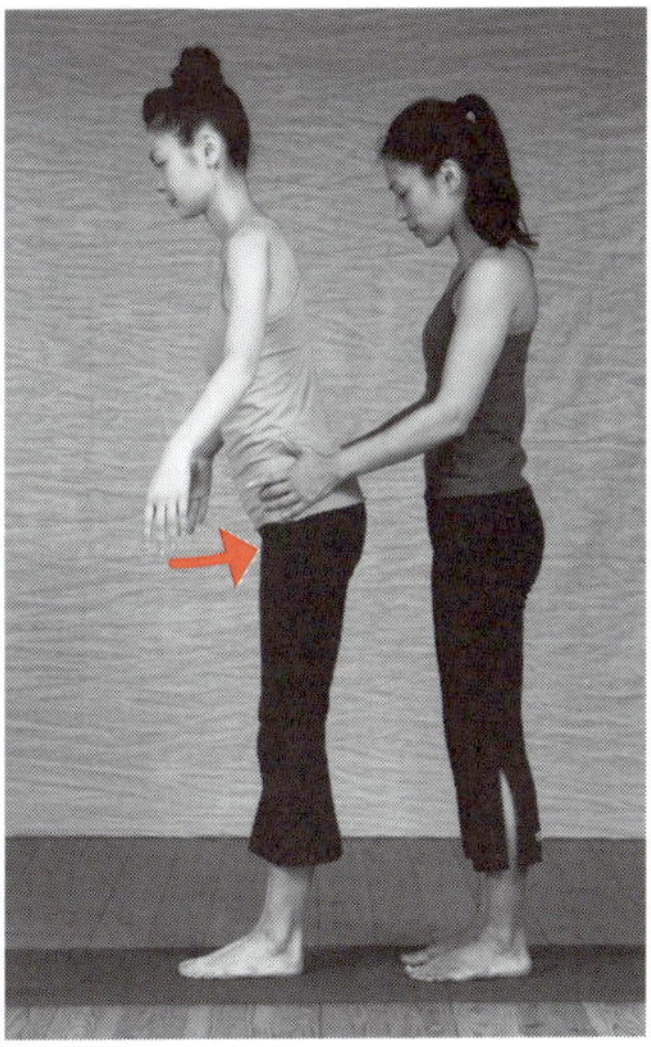

腰を持って、後ろへ引いてもらう

For Instructors 7

リスク管理

予防が何よりも重要なのは言うまでもありませんが、怪我をした場合、その後の対応がとても大切です。予後が大きく左右されるからです。

炎症所見は、①発赤、②腫脹、③熱感、④安静時疼痛、⑤機能障害です。

この所見が出た場合は、何かしらの炎症が起こった証拠ですので、原則ＲＩＣＥ《ライス》処置が必要です。ＲＩＣＥ処置とは、①安静、②アイシング（冷却）、③圧迫、④挙上です。

詳細は他の参考書に任せますが、インストラクターとして、これらの対応を取れる事は必要だと思います。

もちろん、心肺停止ではＡＥＤを含むＢＬＳ（一次救命処置）を、骨折では固定と救急要請、病院への連絡なども重要です。

高齢になってくると、当然、骨折等のリスクは高まります。閉経後の骨粗鬆症の罹患率は高いですし、脱水も起こり易くなります。高齢者イコール危険ではないのですが、リスクが高い事は意識しておく必要があります。

7. アドームカシュワーナアーサナ

呼吸を止める、力む、これは血圧上昇を生みます。

柔軟性が乏しい中での無理な前屈は、脊柱の圧迫骨折の危険を高めます。

逆転系、ヘッドスタンドは筋力が十分でなければ、頚椎に大きな負担を掛けます。転倒は外傷を生みます。

生徒さんの状態を、クラスを進める上で、把握しておく必要はあるでしょう。やはり、いくら生徒さんの自己責任が原則のクラスであっても、何が起こるか分からない中で、インストラクターが中心になってクラスを進めていく訳ですから、その心構えは必要です。

現在、BLSに関してはAHA（アメリカ心臓協会）や、日本赤十字社のコースが各地で開催されています。またRICE処置に関しては、様々な参考書が出ていますので、参考にしてみて下さい。解剖学に関しても、ヨガと関連づけたものが各スタジオで開催されています。

また、よくインストラクターをしている方から、疾患についてどのように助言をしたらよいか聞かれます。病気や障害を持っている方が、クラスに来ることも珍しくないようです。

しかし、ヨガはあくまで自己研鑽であって、治療ではありません（特に日本では）。

ですので、医学的な事に関しては、医師、理学療法士をはじめとした専門家に任せるのが、一番責任ある行動だと思います。

ご自身の立場を明確化しておくことは、プロとして大切な事だと思います。身近に相談できる医療者を得ておく事を強くお勧めします。指導上の悩みは、一人で抱え込まず、連携をもって皆で生徒さんを支えていきましょう。

ヨガだけではなく、日本という社会の中で、指導者としての自己研鑽も重要ですね。

関連のアーサナ

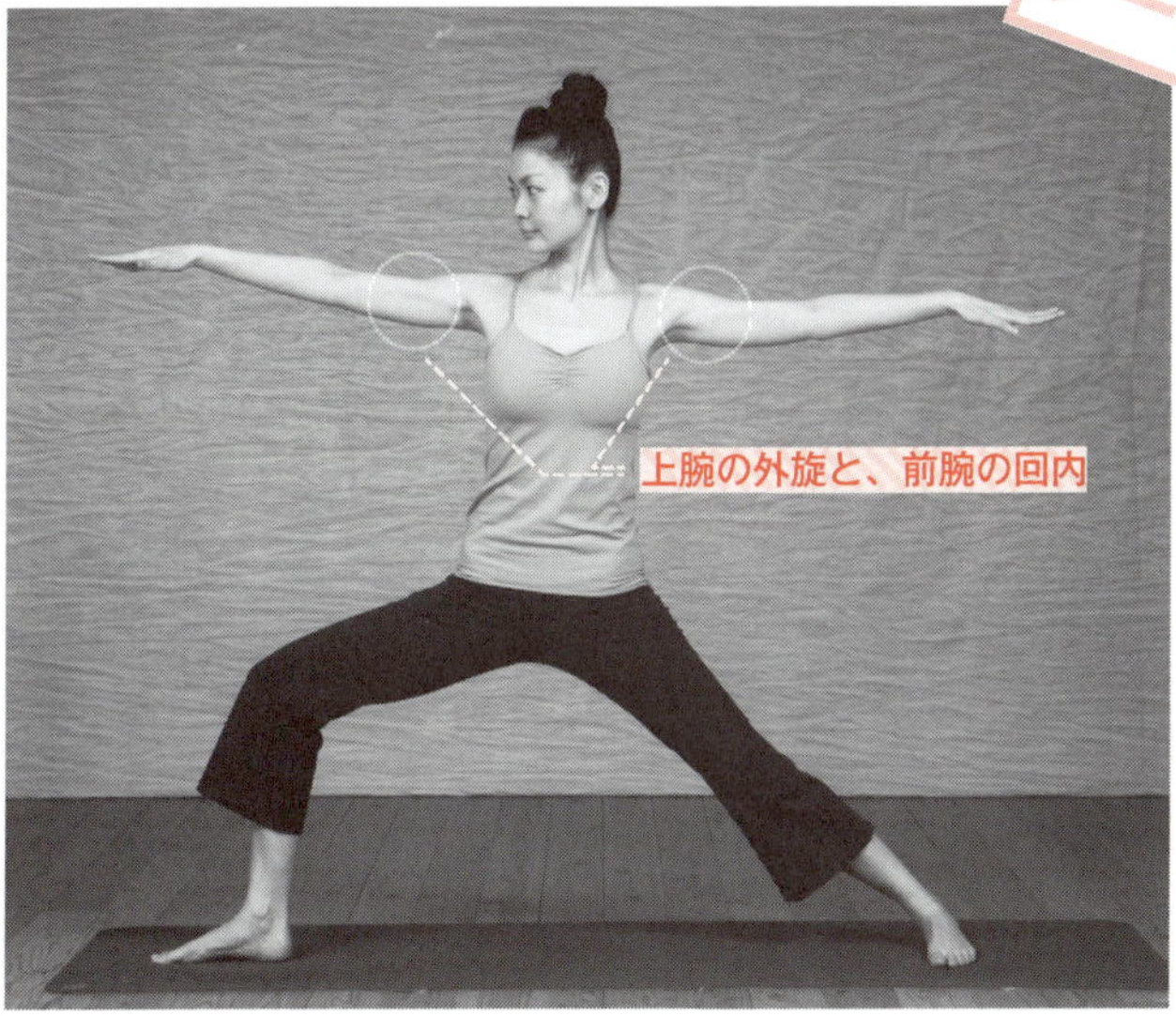
上腕の外旋と、前腕の回内

ヴィーラバドラアーサナⅡ

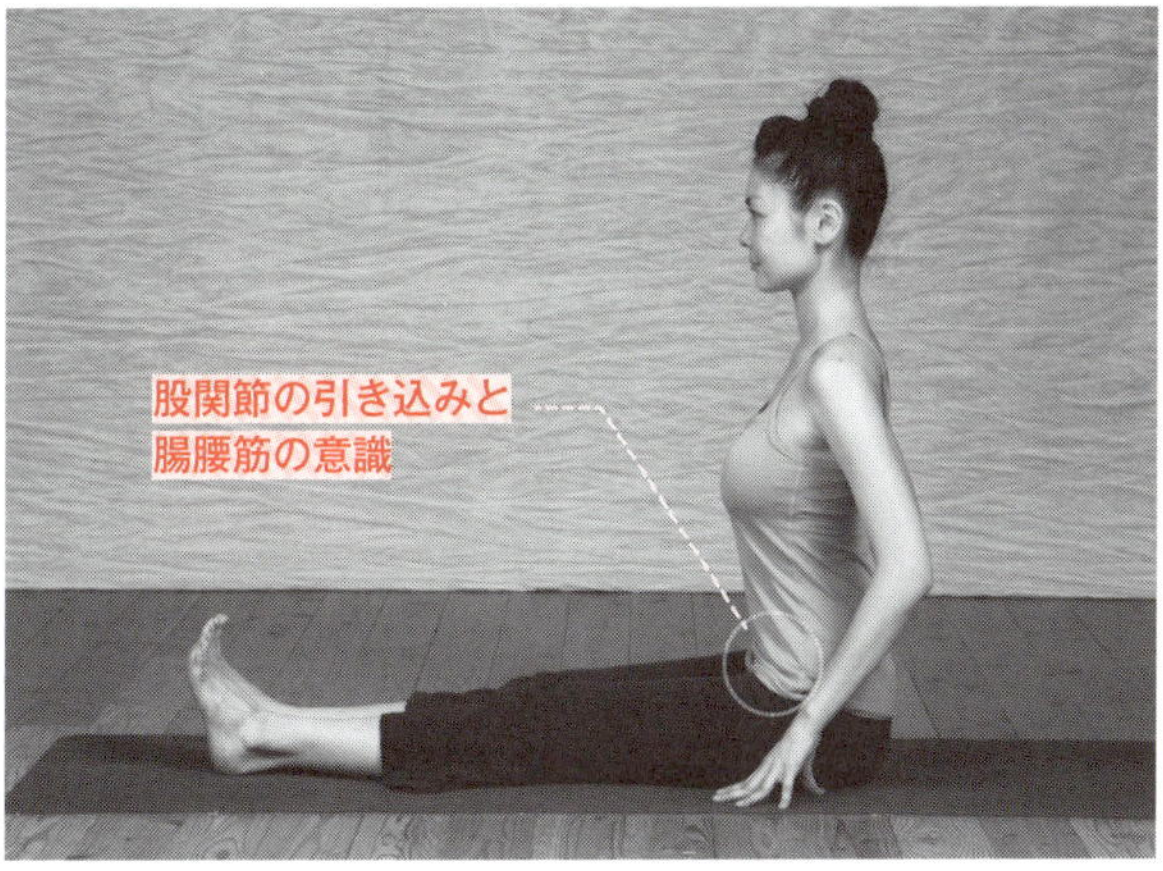
股関節の引き込みと
腸腰筋の意識

ダンダアーサナ

8. ジャンプ

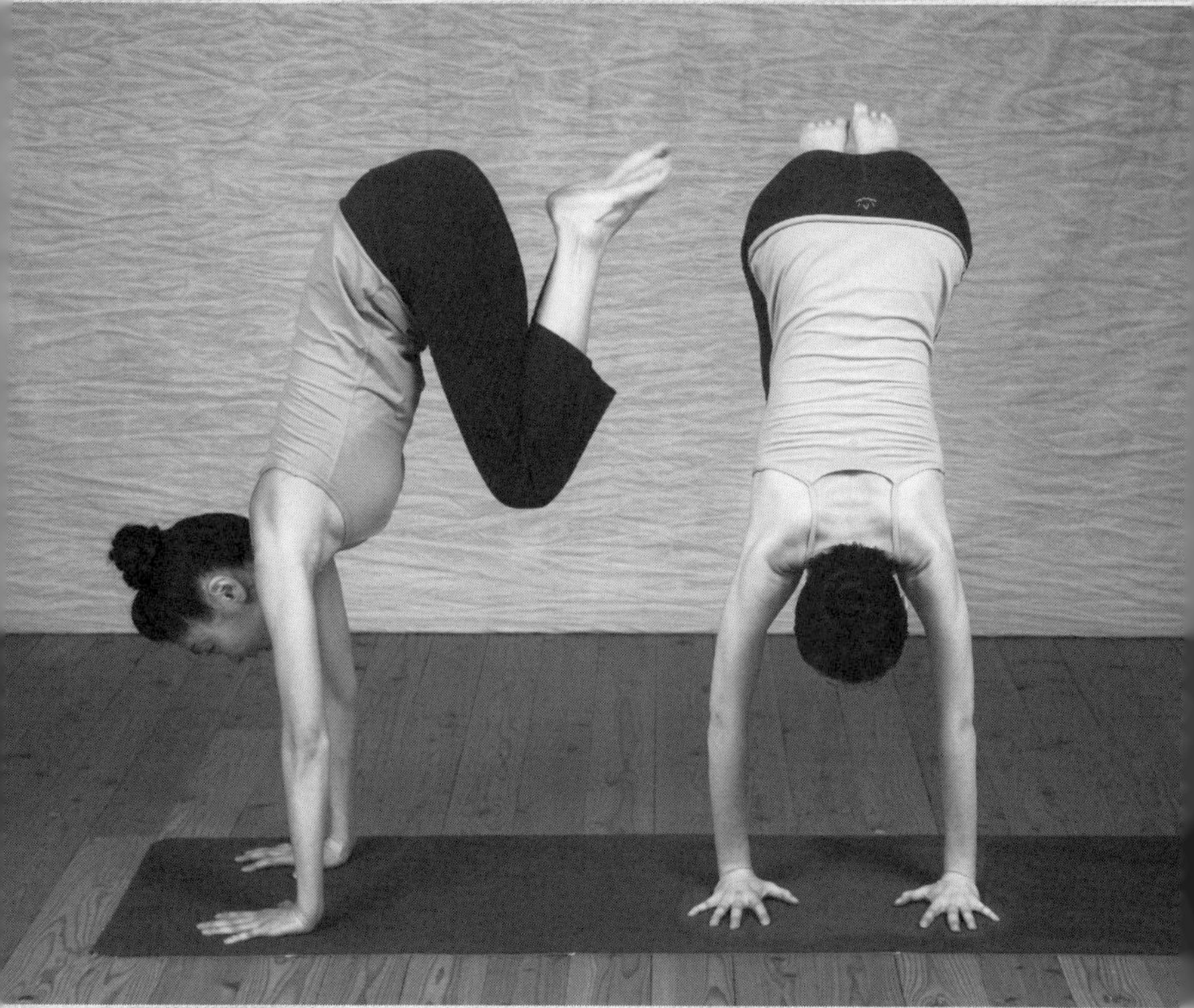

Jump

Check Point 1

太ももはしっかり体に寄っていますか？
――股関節を引き込み、太ももをお腹に近づけます。

Key Word

腸腰筋

このアーサナの移行方法は、手を床に着いて上下を逆転させた状態で、完全に静止する必要はないものの、一瞬バランスをとることになります。この時、バランスの取り方が上手くできない人は、脚が体に寄らずに、離れたままになっています。

股関節を引き込み、太ももをお腹に近

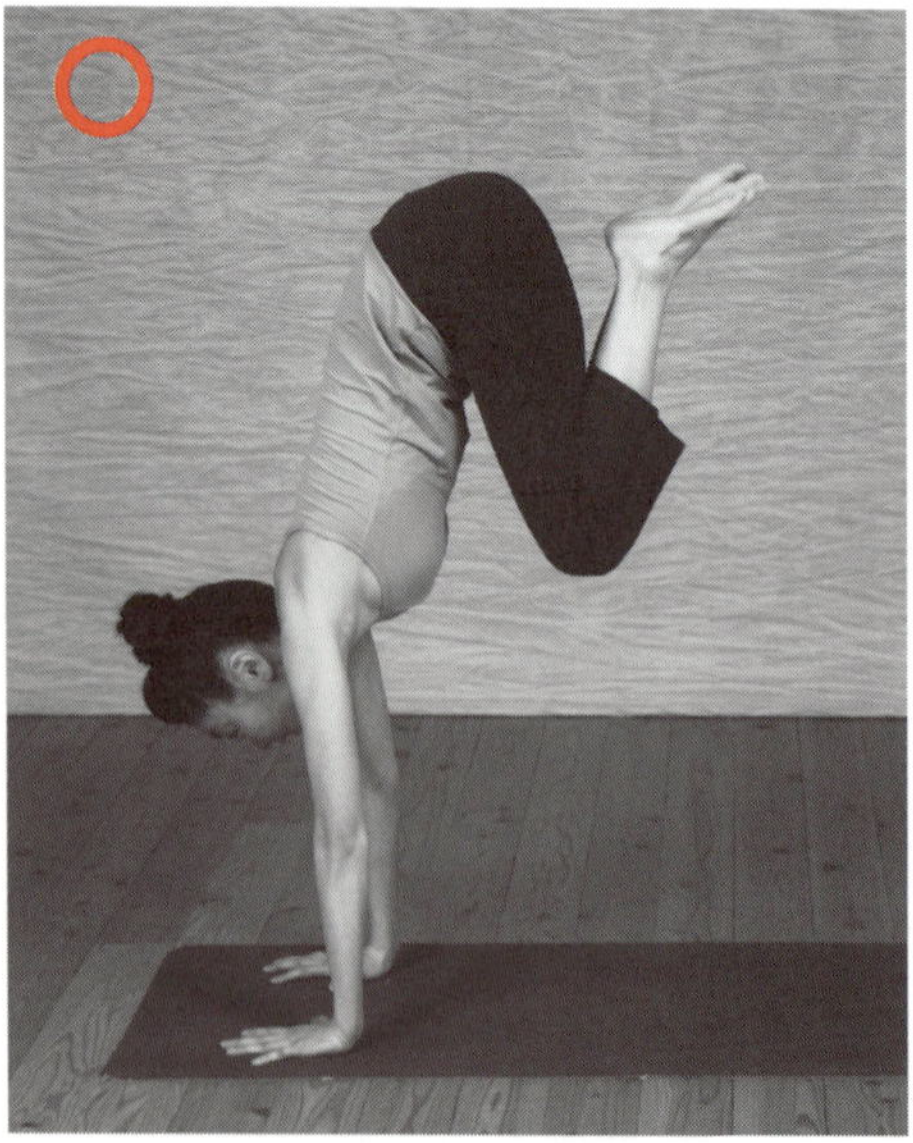

づけて、自分の中心に脚を持ってくることで、勢いではなく、制御された安定感が高まります。

ここでもやはり腸腰筋が重要になります。このアーサナの移行方法の様に、上下を逆転させる場合には、腸腰筋による質量の中心化が重要です。

お腹の奥の引き込みによって、軽く体が上がるところがあります。その感じをつかむ様に、太ももをお腹に近づける意識で行ってみて下さい。

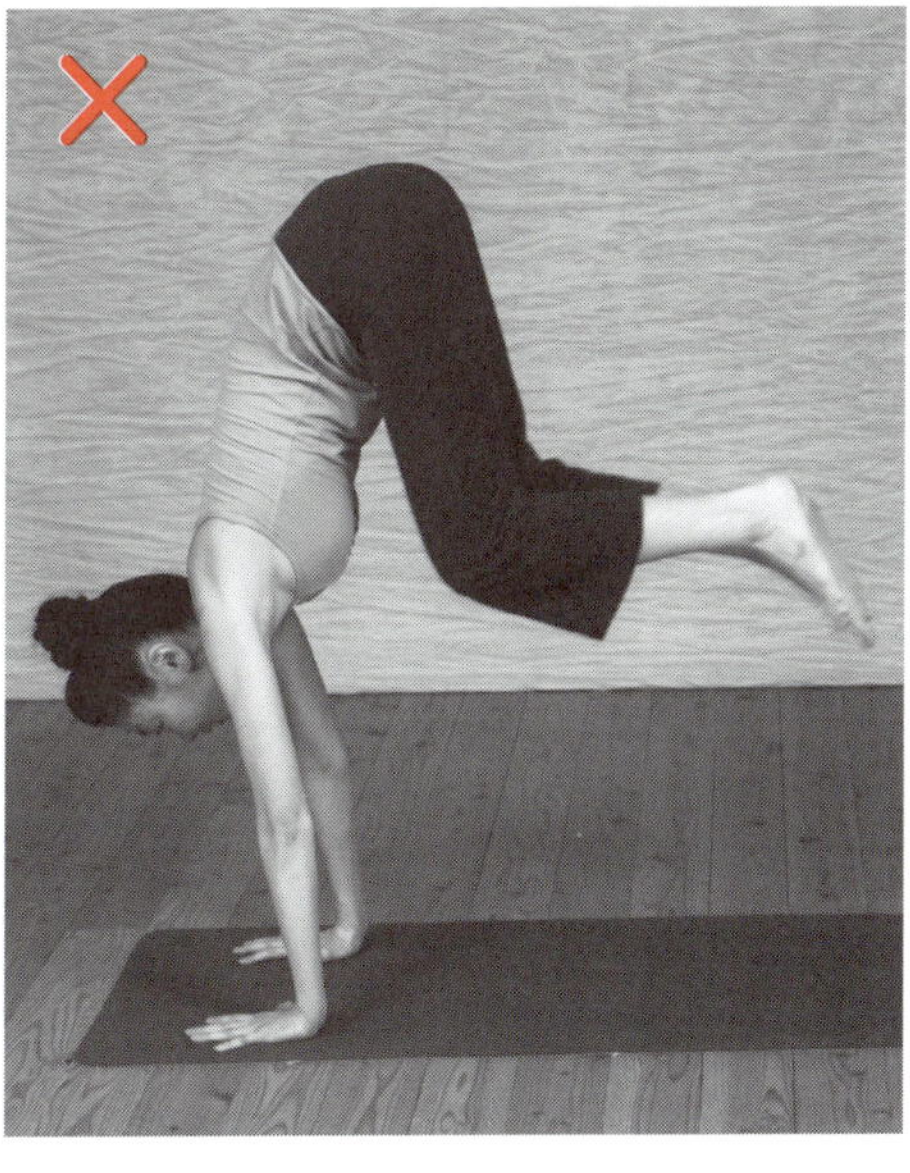

Work and Feel !

お腹の奥の引き込みを感じてみよう

アドームカシュワーナアーサナから踵を持ち上げ、鼠径部を折り曲げます。

そこから、片脚を曲げて、その曲げた膝を自分の鼻とくっつける様に近づけて下さい。

お腹と、その奥が緊張するのが感じられると思います。そのまま、背中で呼吸をする様に5回呼吸をします。腕もしっかりと床を押して下さい。反対も行います。

8. ジャンプ

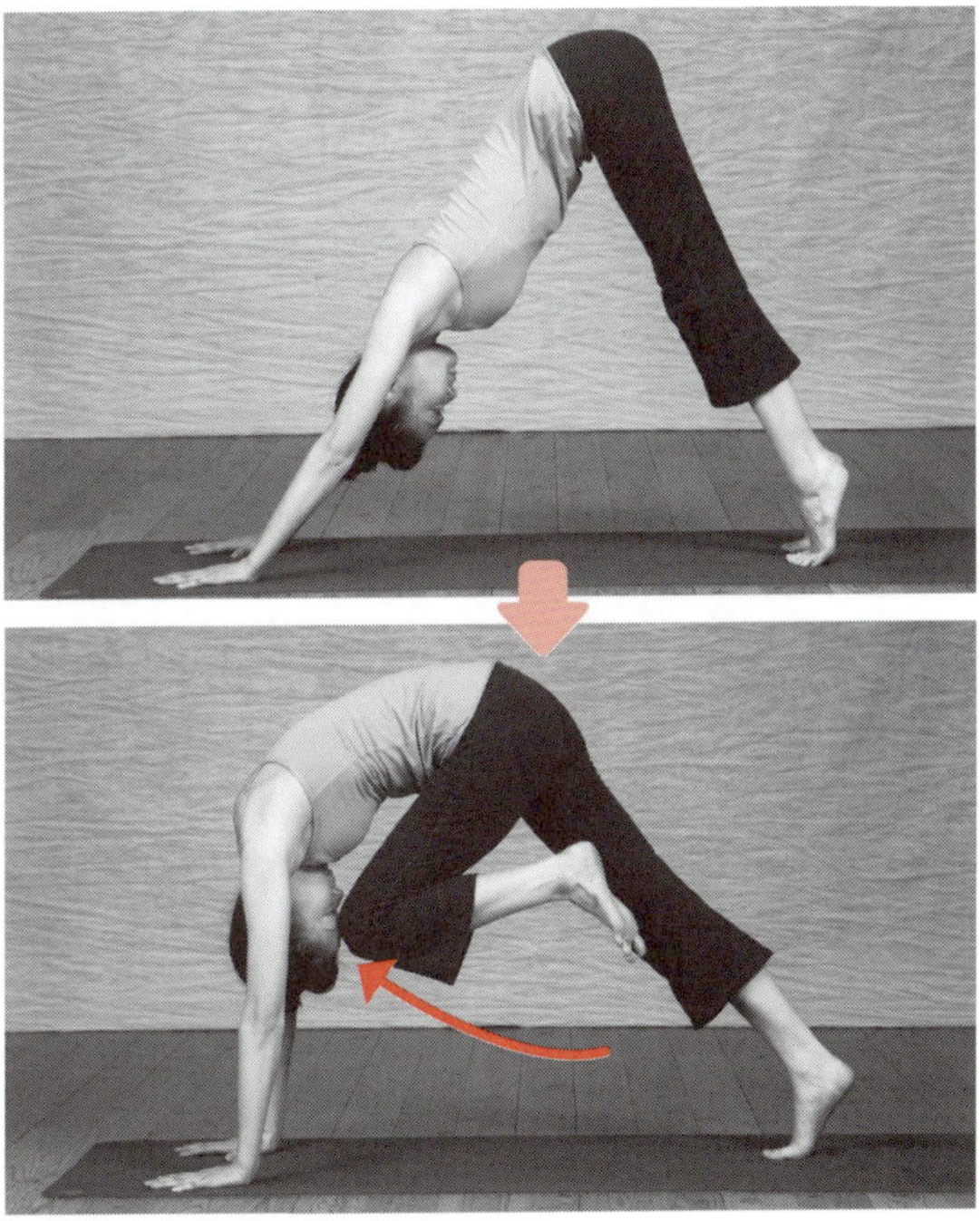

Work and Feel !

お腹の奥で脚を動かして、歩いてバカアーサナ

今度は、先ほどと同様に、アドームカシュワーナアーサナから、両手をついたまま、つま先立ちで徐々に脚を手の方に歩かせます。

体重が手に乗ったまま、片足ずつ浮かせて、曲げた脚の太ももをお腹に付ける様にして下さい。

反対側の足はつま先立ちです。足踏みをする様に、交互に左右入れ替えます。動いているのは脚ですが、お腹の奥を意識します。鼠径部から股関節を天井に引き上げられている

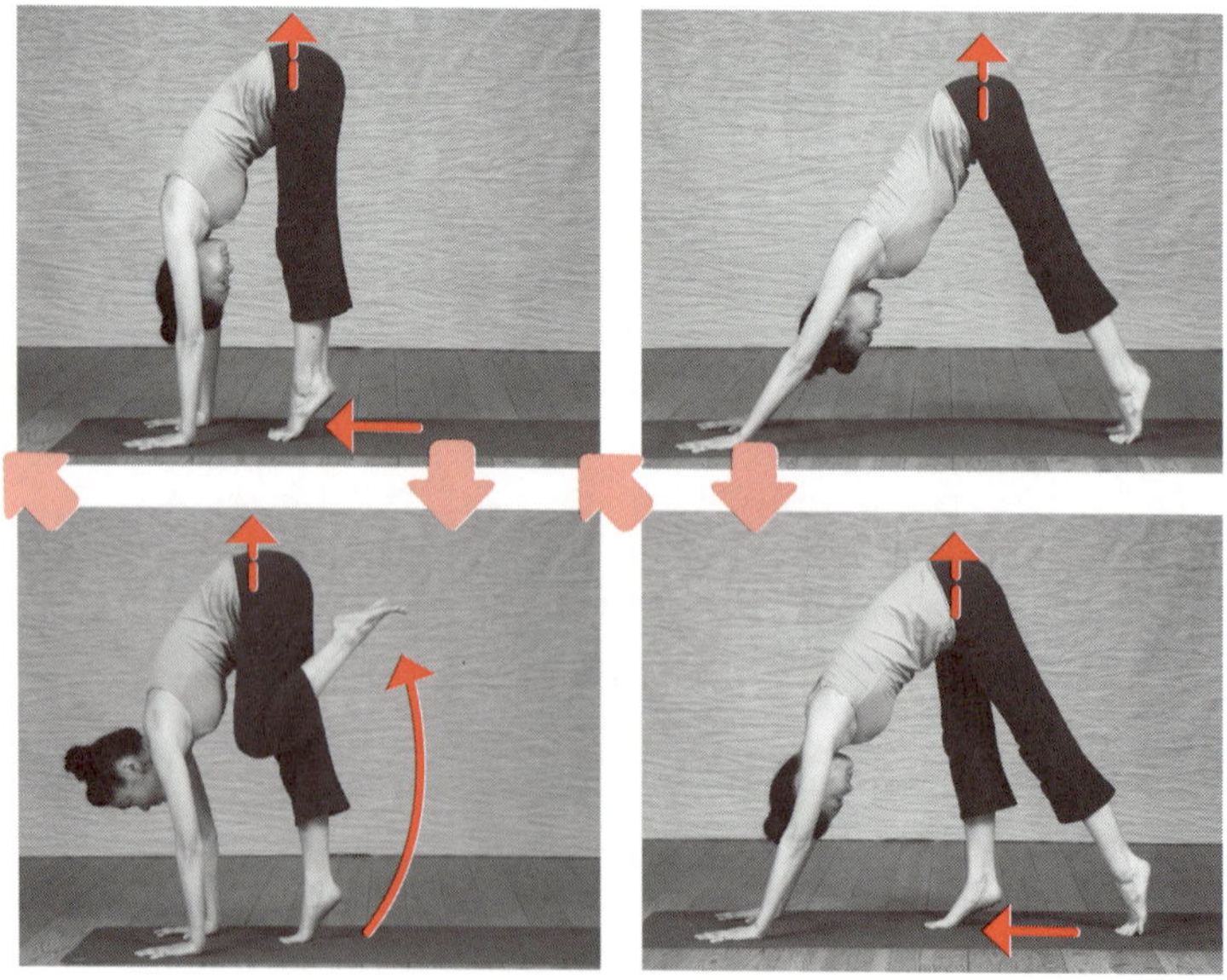

様な感じです。

余裕のある方は、そのまま両方を上げて維持すると、自然にバカアーサナになると思います。

肘は曲げても、伸ばしても構いませんが、鼠径部の奥を意識することが重要です。

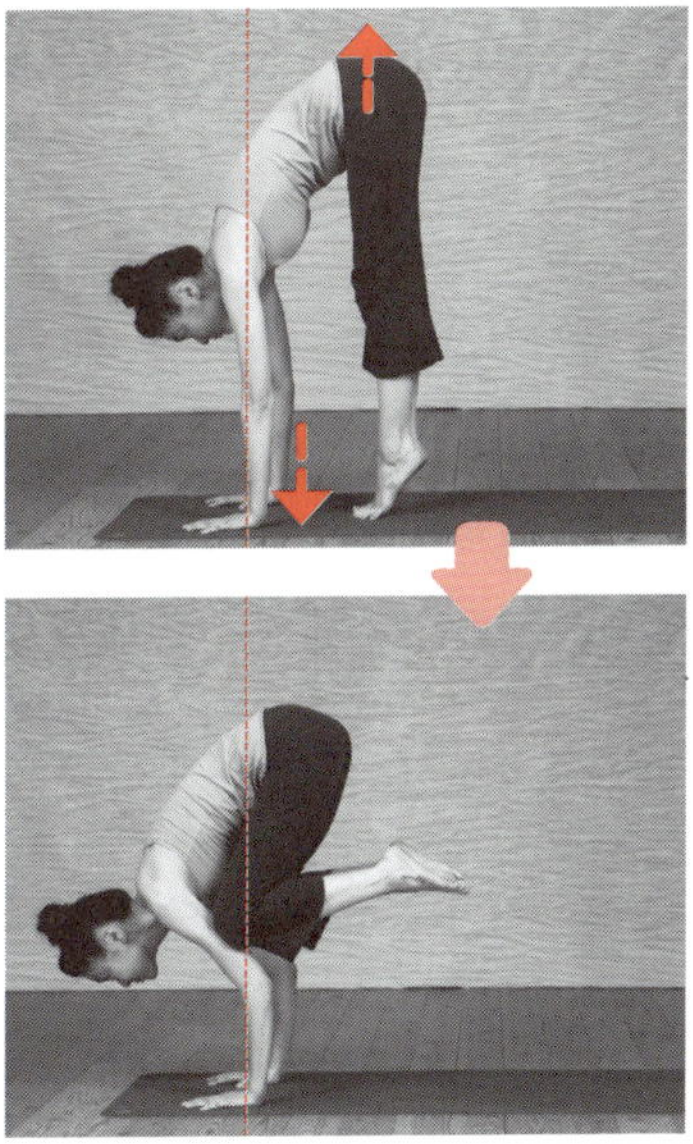

Check Point 2

手の安定性はありますか？
――指を出来るだけ開いて、手全体で床を押します。

Key Word

手の平

逆転のアーサナの土台は手です。土台は、広ければ広いほど安定します。その逆に、狭いほど不安定になります。手は、出来るだけ大きく開きましょう。体重を支える面積を可能な限り広く用意します。

また、大きく広げた手は、狭い状態よりも手首を守ります。

指が浮いてしまう方が多いので、指先もしっかり床を押す様にしましょう。

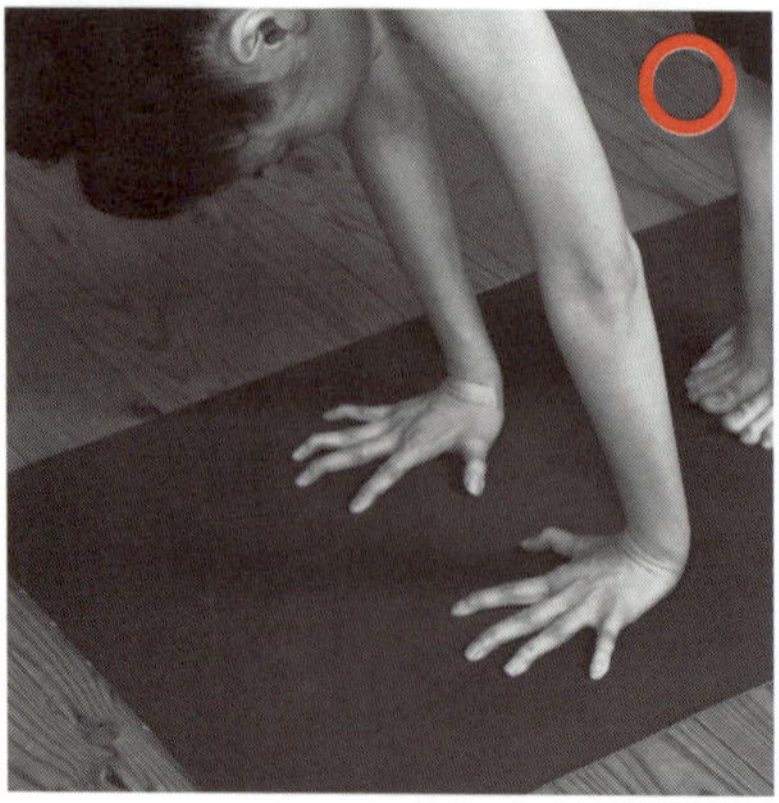

8.ジャンプ

アドームカシュワーナアーサナでも、手は土台として重要ですので、同じ様に指が浮かない様に意識しましょう。

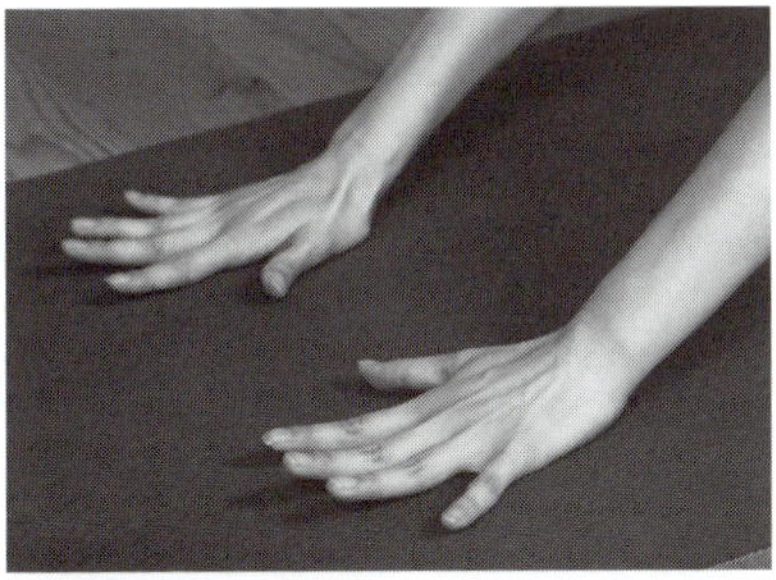

指が浮いている状態

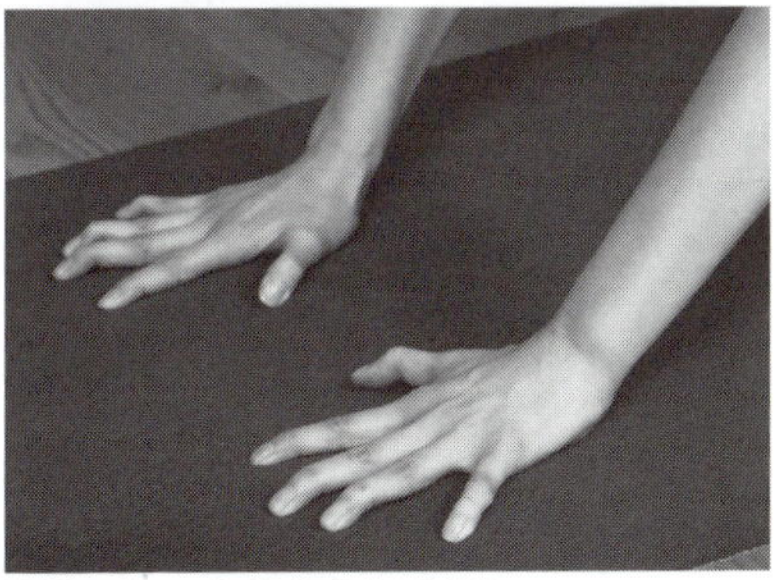

指先でしっかり床を押す様に

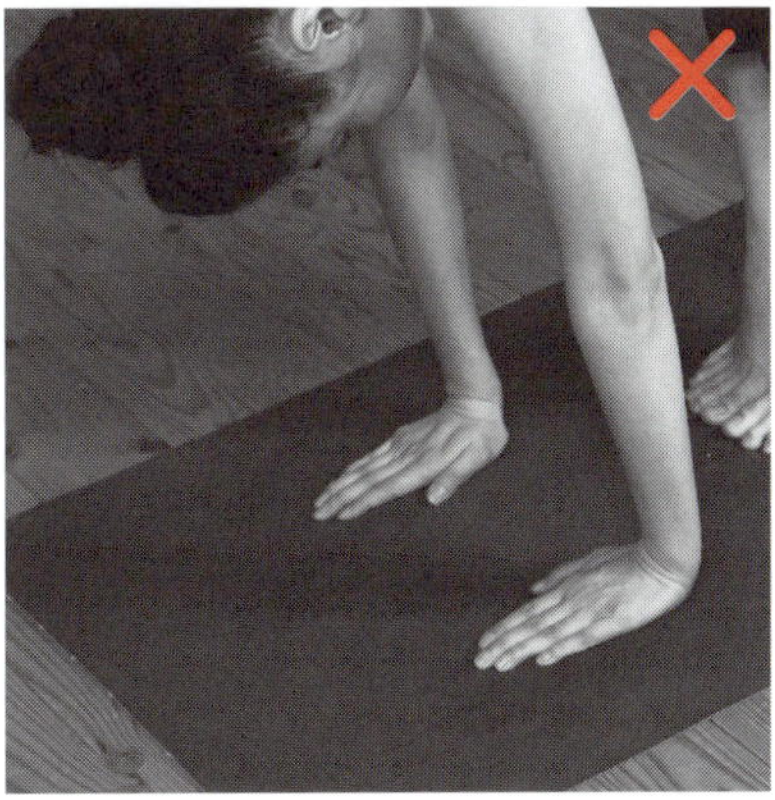

Work and Feel!

カップハンズ

もし、指の強い方であれば、カップハンズなど指だけで体重を支えて、クンバカアーサナ、アドームカシュワーナアーサナを取ってみたり、太陽礼拝を行ったりする方法も、手首を強くする方法の1つです。

指が反ってしまって、カップハンズで体重を支えられない人は、手を着いた状態で、手の指を押して、指先が白くなる様にしてみて下さい。

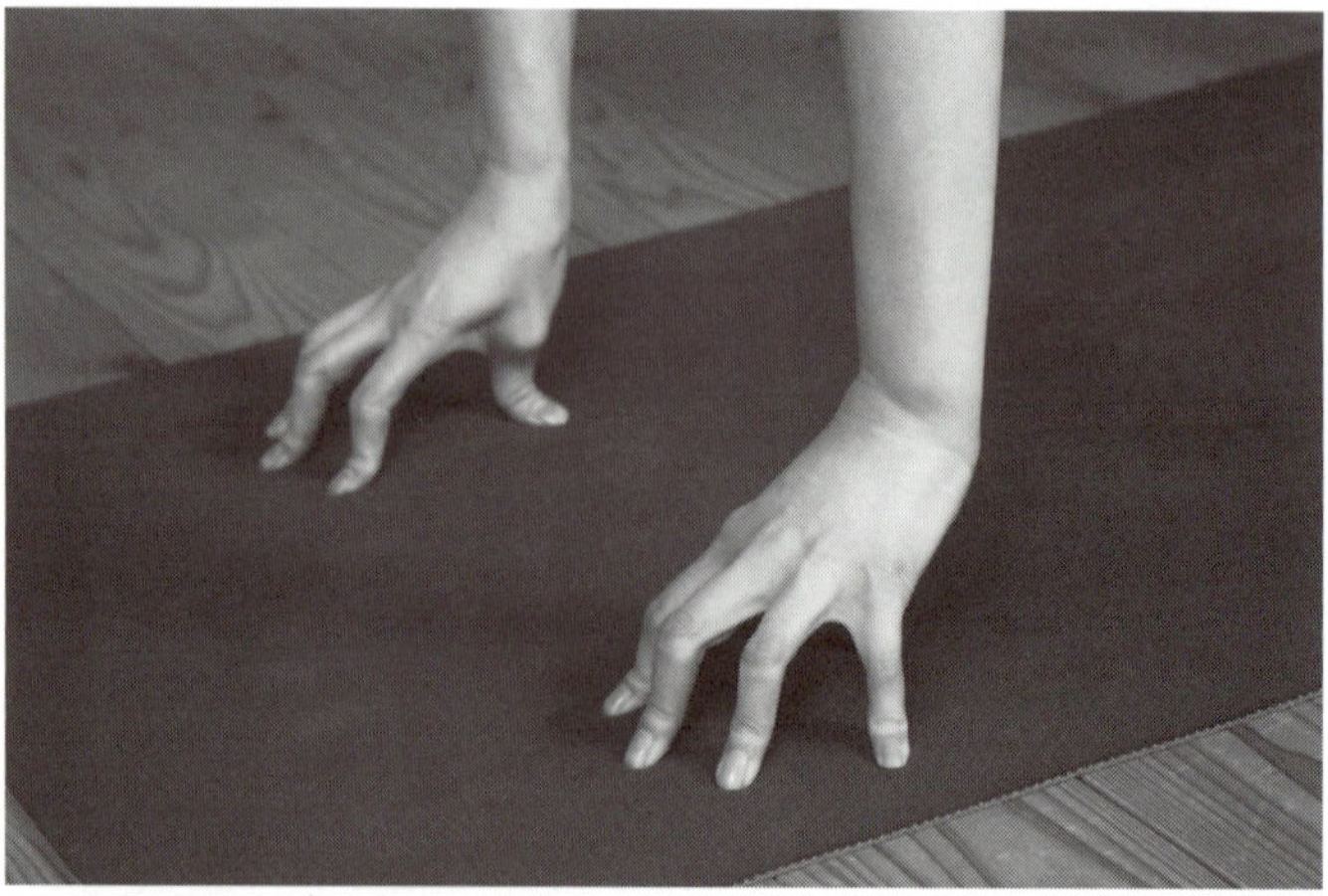

カップハンズ

Work and Feel!

ジャンプ前の「限界探し」

ジャンプにトライする前に、次の方法で準備をしてみましょう。

ダウンドックの姿勢から、腹部を引き上げながら、手の方に重心を移動させていきます。

体重を前に掛けながら、まず自分の手の踏ん張れる限界を探します。前に行き過ぎると、前に倒れてしまうと思います。そこが限界です。

その限界の手前で、何度か重心を前後して、手で踏ん張れるところを確認します。この練習だけでも、十分手が疲れる人もいると思います。

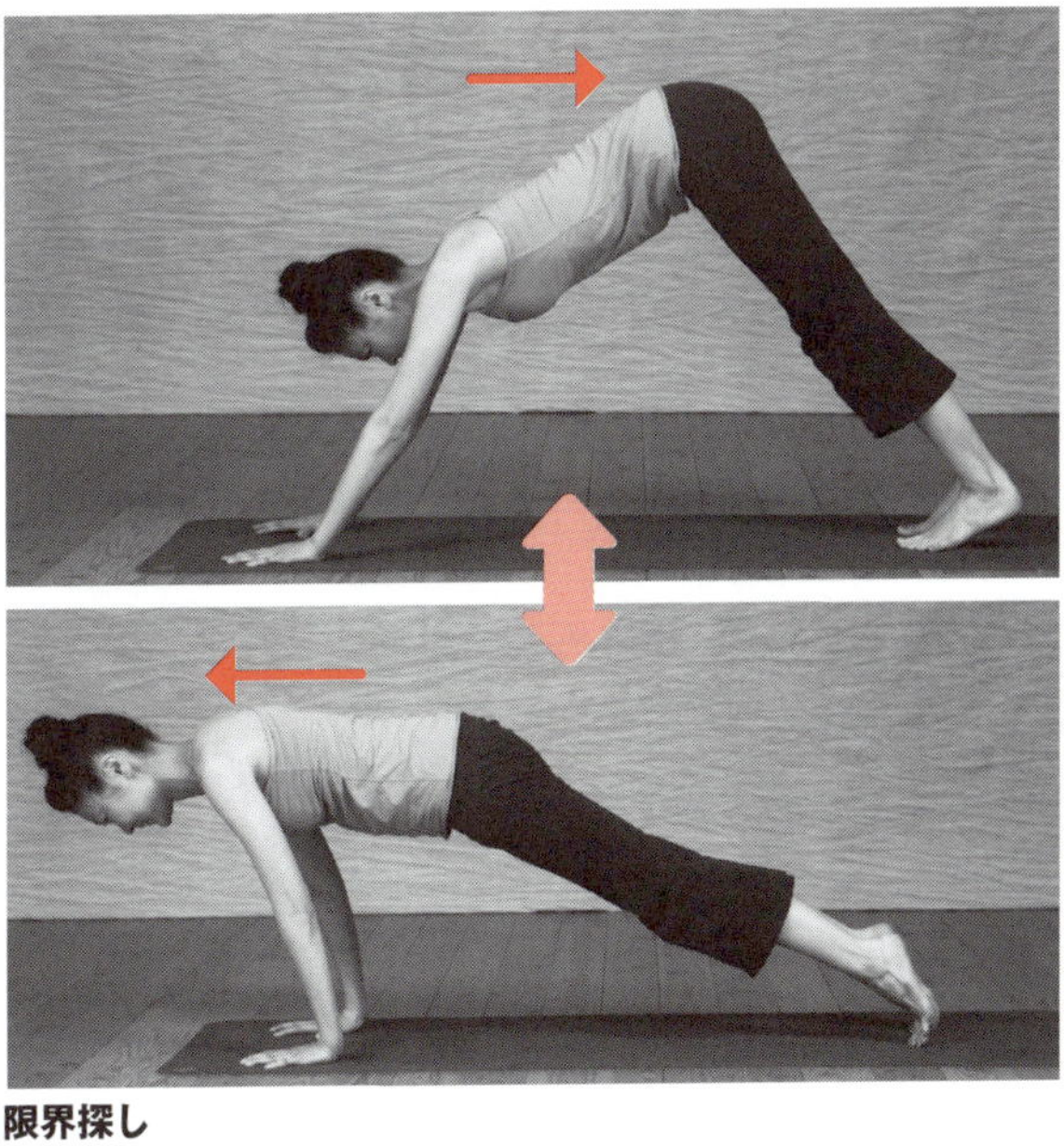

限界探し

余裕があれば、片足ずつ持ち上げて、太ももを体に付けます。
自信がついたら、徐々に体を手の上に持っていき、その場でジャンプを繰り返します。
手と頭の位置を出来るだけ変えない様に、安定化させて行ってみましょう。

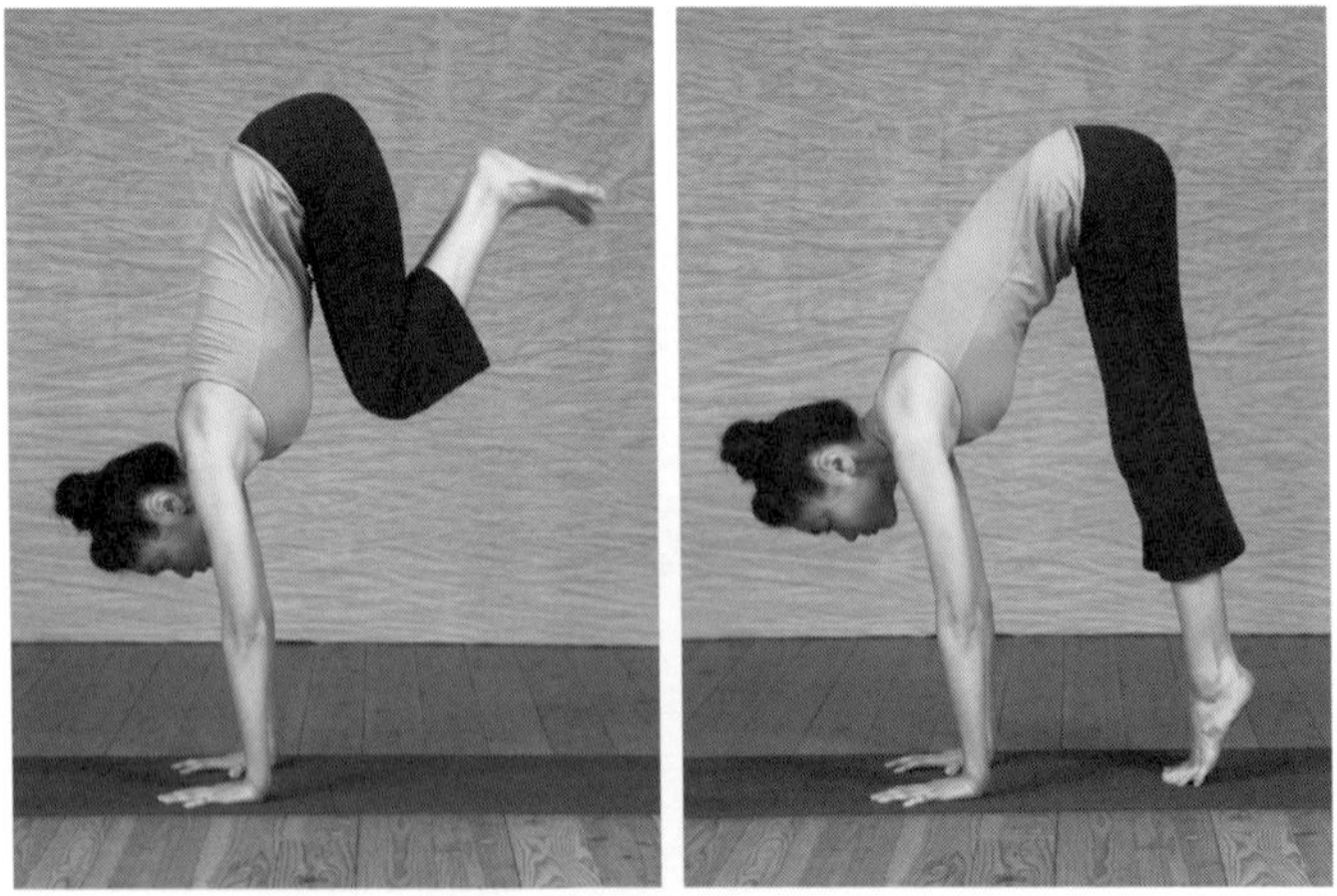

限界探しで自信がついたら、手の上に乗ってみる

Check Point 3

肩と首の距離は確保されていますか？
――肩と首の距離を保ち、肩甲骨を広げる意識で体全体で支えます。

Key Word

肩甲骨の安定性

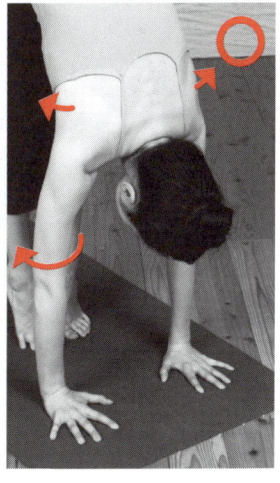

このジャンプのような逆転系のアーサナを苦手としている人を見ると、肩と首が窮屈に縮まっているのをよく見ます。

ウルドゥワハスタアーサナのところでも説明しましたが、肩甲骨は肋骨との繋がりが強固な方が、土台として強く安定します。

このジャンプの様な逆転の場合も、同じことが言え、土台としては肩甲骨はやはり肋骨と繋がってい

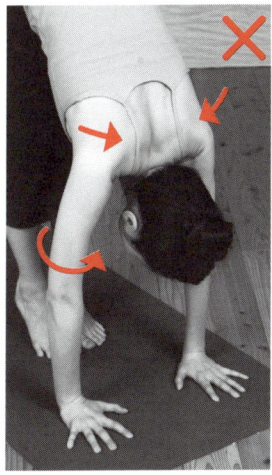

る必要性があります。

当然、安定化の為に前鋸筋が大切なのは言うまでもありません。

大切なことは、手はバンザイではないという事です。クンバカアーサナで感じられた腕全体の安定の応用ですので、目線は前で、腕は上ではなく前に押し出す意識が重要です。この前への意識が広い背中を作ります。

バンザイをするように、身体に対して腕を上に上げるジャンプと、前に押しだす様に背中を意識した方法とを比べてみましょう。安定感の違いが感じられたと思います。

Work and Feel!

壁を使って、腕を前に押し出して、体を支える感覚を掴もう

腕を前に出して体を支える感覚を掴むためには、はじめからジャンプをするよりも、止まった姿勢で確かめた方がよいでしょう。

壁を使って、まず支える感覚を養うのも良い方法だと思いますので、紹介します。

慣れてきたら、徐々に手と壁の距離を短くしてみましょう。

保持する時間は最低でも5呼吸は行い、呼吸と姿勢との関連も意識すると、より多くの気付きを得る事が出来ます。

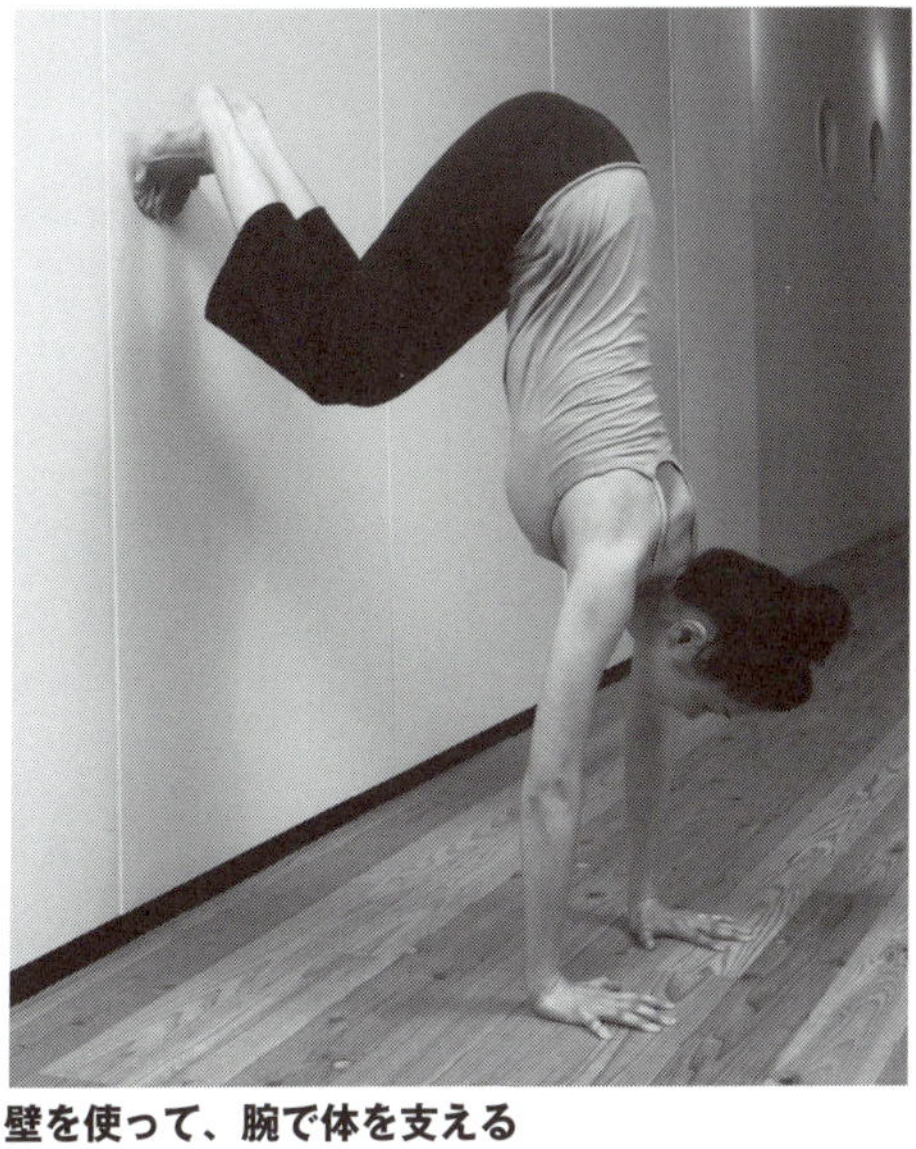

壁を使って、腕で体を支える

関連のアーサナ

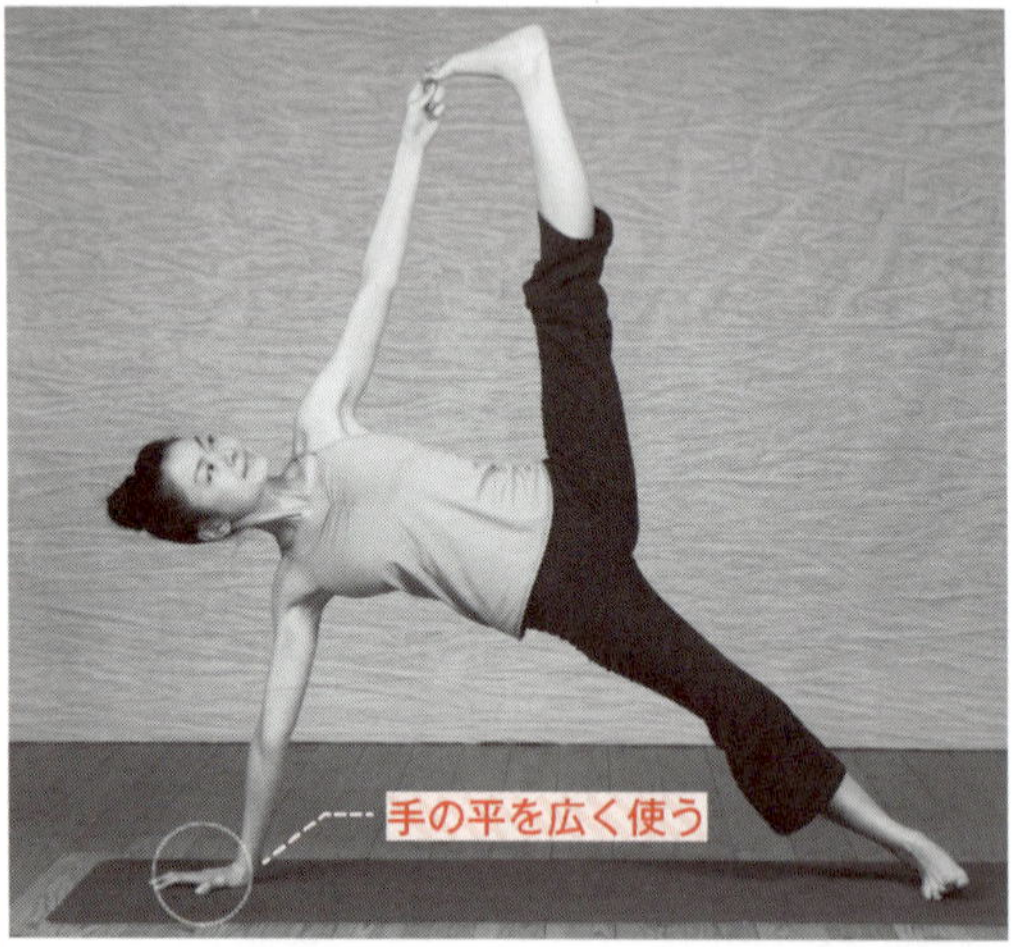
手の平を広く使う

バシシュタアーサナ

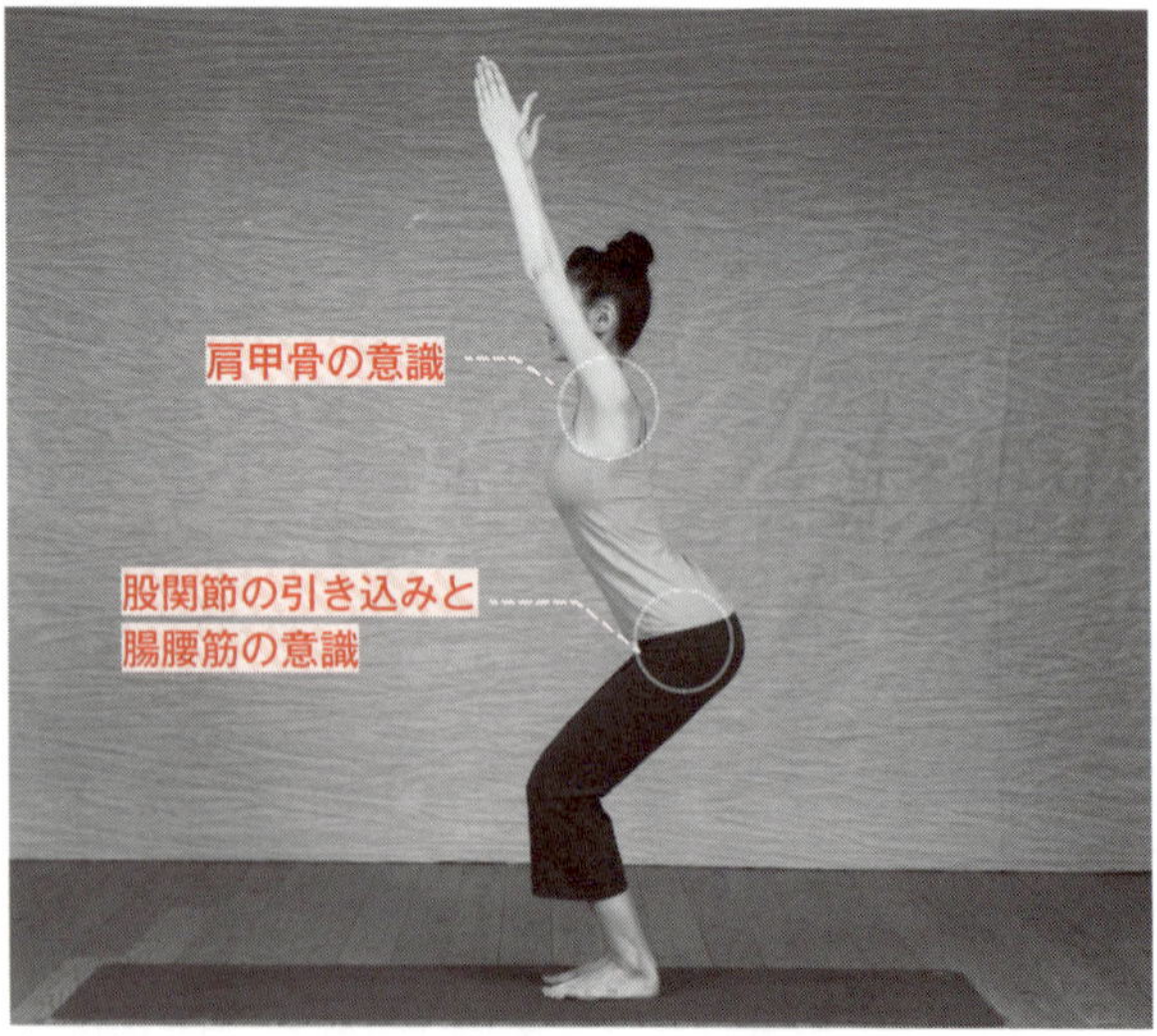
肩甲骨の意識
股関節の引き込みと
腸腰筋の意識

ウットゥカータアーサナ

COLUMN 8

ヨガと怪我

２００８年に、「ヨガフェスタ」というヨガのイベントで、クラスの参加者約１２０名を対象にアンケートを取ったことがあります。その中で、ヨガで怪我をした部位を聞きました。

結果は、１位は腰。そして2位はなんと意外、同率で手首と頸部でした。

腰は、様々なスポーツでも主要な怪我の部位ですが、手首が怪我の上位になる運動は他にはテニス、スノーボードくらいで、他にあまり聞きません。ヨガは、体重を支えるという、普段あまり行わない動作が多いからだと思い

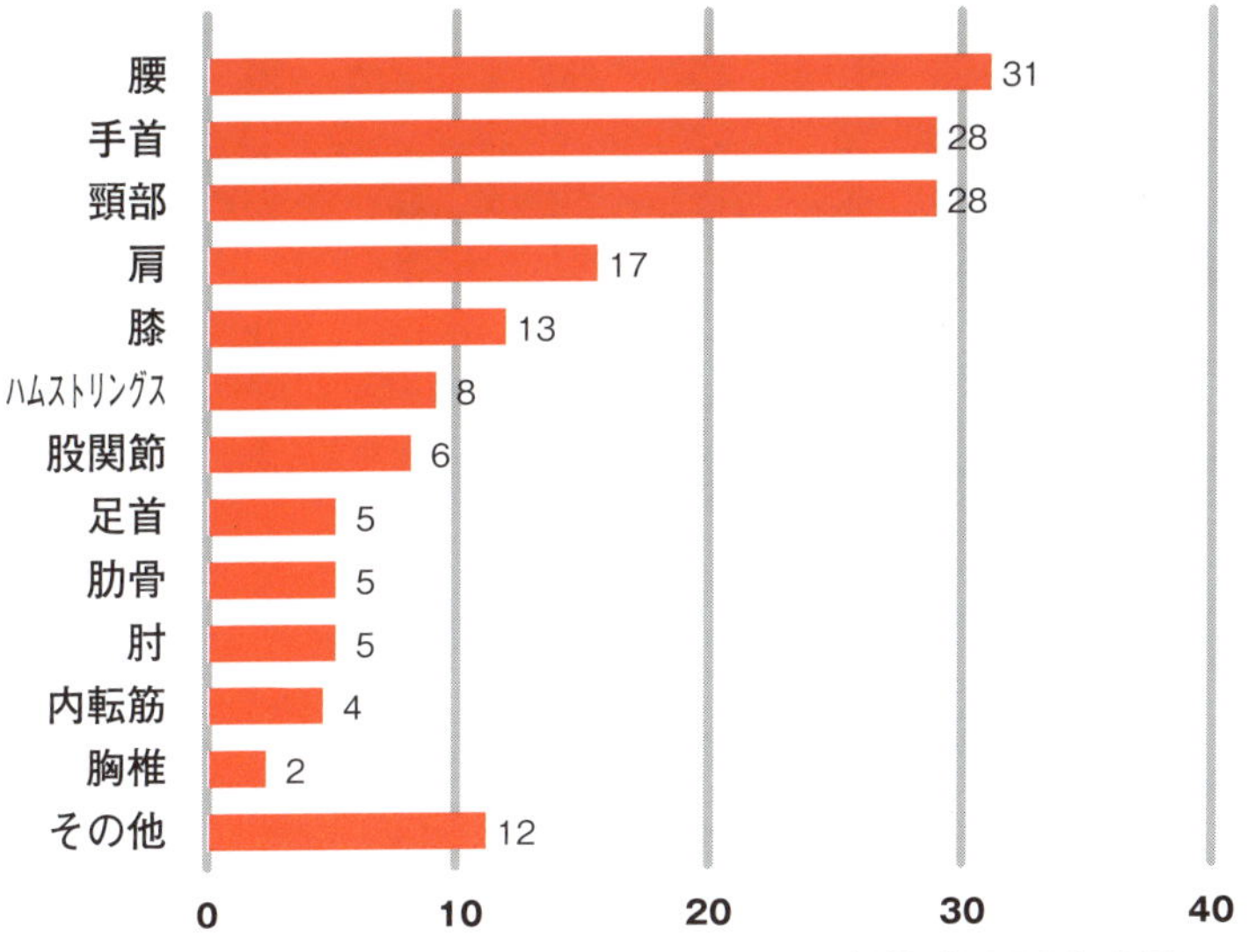

「痛めた部位はどこですか？」の問いへの解答（2008年9月）

ます。

また、ヨガの愛好家が日本では殆ど女性であることも、この結果に影響していると思います。つまり、握力が弱い方が、全体重をその手で支えているということです。

握力10kgの方が、50kgの体重を支え、バランスを取る事ができるのか、という事です。

首でも同じことが言えます。頭だけでも5kgありますので、決して軽いとは言えません。

また、時には頭で全体重を支えます。首が弱ければ耐えられるはずがありません。

重力のある地球上で動くには、最低限その動かす重さに釣り合うだけの筋力が必要になります。

マシンや鉄アレイで筋トレをしなくてはならない、ということではありません。トレーニングとしては、本書で紹介した太陽礼拝で十分だと私は思っています。

ただし、勢いで軽く流してしまうのではなく、アーサナをじっくりと取ることで、自分の芯の強さに焦点を当て、その充実感を引き出すことが必要です。

急がず、自分の状態が整った時に、自然にその次のアドバンスなアーサナが出来る様になるはずです。

的確にアーサナが取れているかどうかは、アーサナを保持し、呼吸を自然に5回ほどできれば無理がないと判断できます。1つのアーサナを呼吸で味わうように、いつもより少し長めに取ってみて下さい。

また、ヴィンヤサ（フロー）で行う場合には、まるで動画のスローモーションの様に移行部分をゆっくり行うと、自分で制御している安定感とやはり強さ、そして身体のつながりに気付く事が出来ると思います。

For Instructors 8

手首の強さとしなやかさ

手首を使うアーサナに必要なのは、柔軟性と強さです。

柔軟性の多くは、背屈（手の甲側への反り）です。特にアームバランスは背屈の強制が起こります。

バカアーサナを例とすると分かり易いと思います。重心のバランスを取る為には、手首の背屈は必須になります。

Work and Feel !

手首の柔軟性チェック

まず、手首の可動域を確認してみましょう。

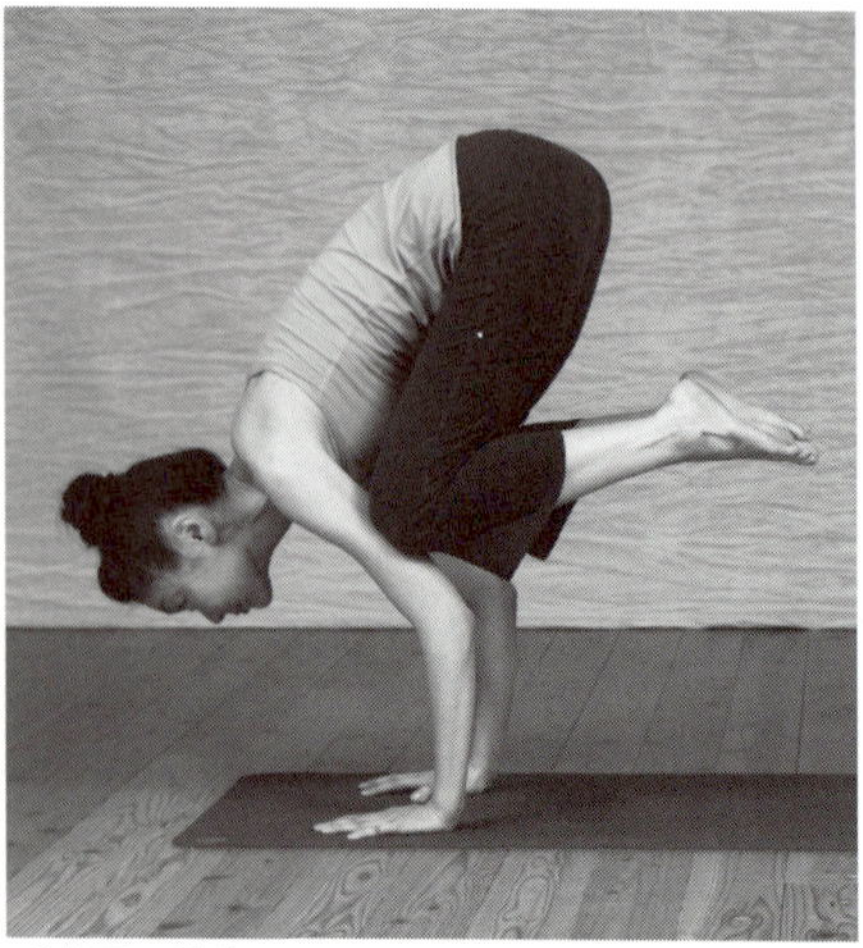

バカアーサナ

胸の前で合掌をして、そのまま手のひら同士を離さない様に、指先を下方に向けて、手首を背屈します。

正常であれば、肘よりも手首が上にくると思います。

肘と同じところまでしか上げられなければ、背屈は制限されていると言えるでしょう。少なくともバカアーサナはできません。

では、硬い人はどのように可動域を広げていくかという事になります。

次のページに、手首のストレッチのコツを紹介しますので、試してみて下さい。

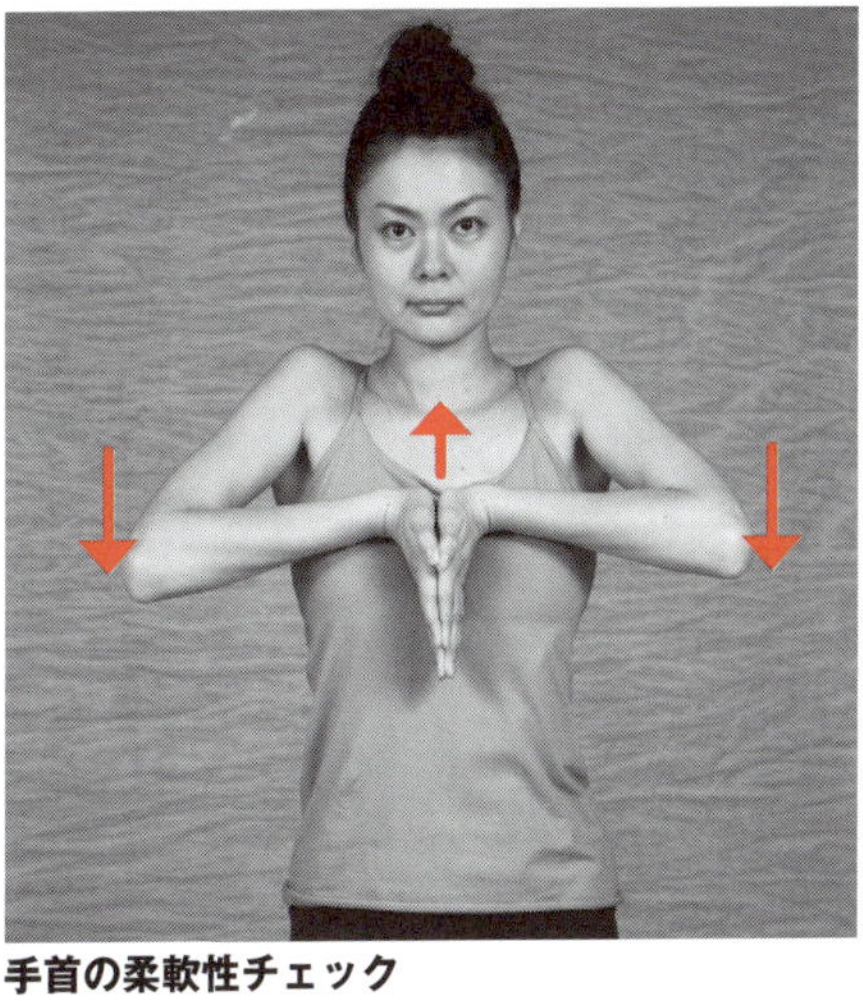

手首の柔軟性チェック

Work and Feel!

手首のストレッチのコツ

ストレッチのコツですが、手首の構造から説明します。手首は実は親指側に傾きながら背屈する特徴を持っています。どういう事かというと、ハンマーで釘を打つ時の事を考えてみて下さい。その時には、親指が上の状態で手首を使っていますね。手の甲や小指が上ではありません。

親指の手の付け根には、舟状骨という骨が存在しています。この骨は名前の通り、舟の様に良く動きます。特に背屈の時に、重要な動きをします。

ですから、背屈は親指の方向に先ず倒して（橈屈《とうくつ》）、それから真っ直ぐ反らす方が自然です。やり方は図を参照して下さい。

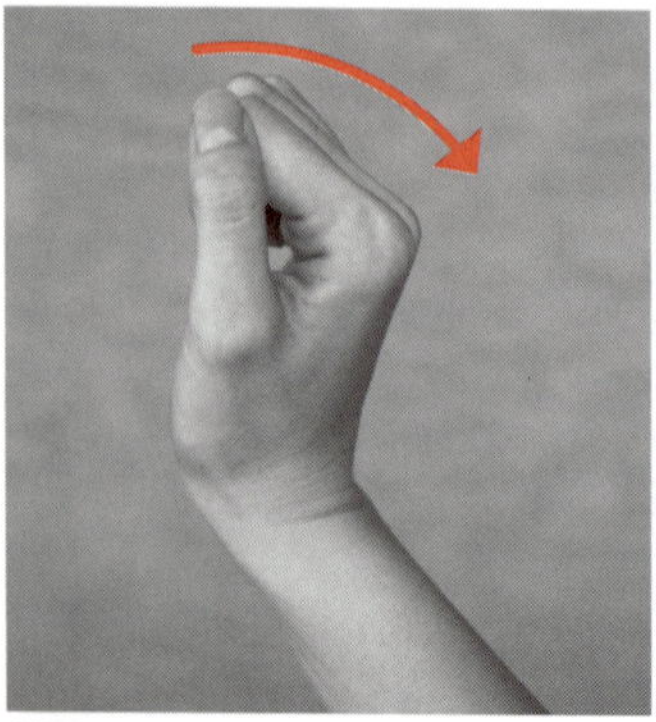

背屈

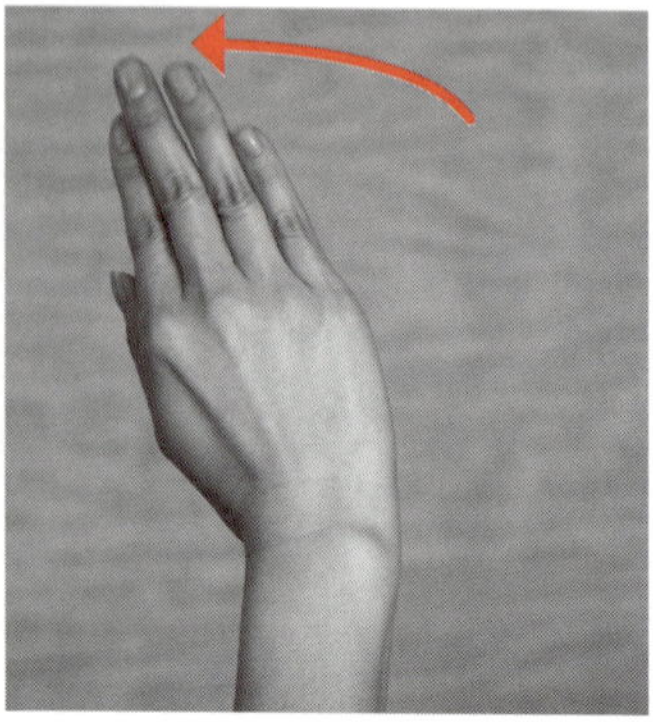

橈屈

For Instructors 8

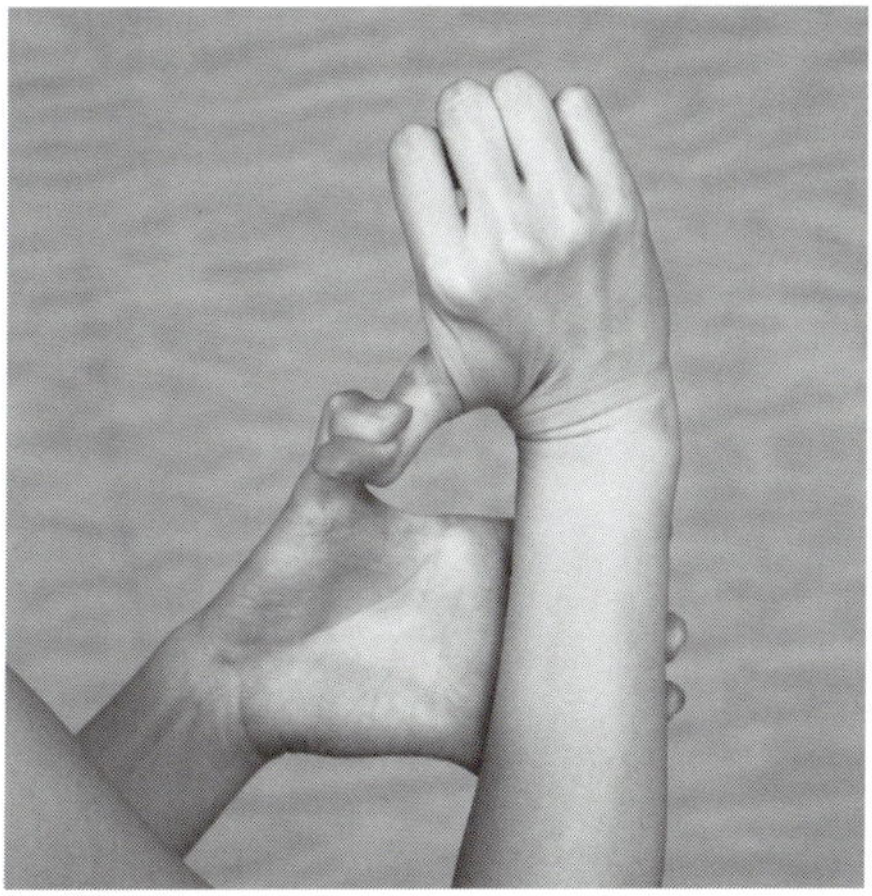

ストレッチのコツ
親指側に倒してから、背屈すること

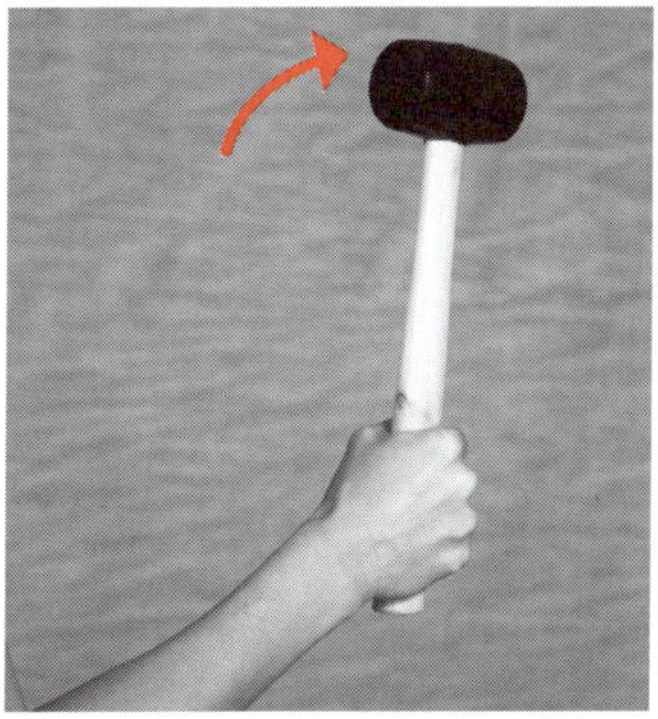

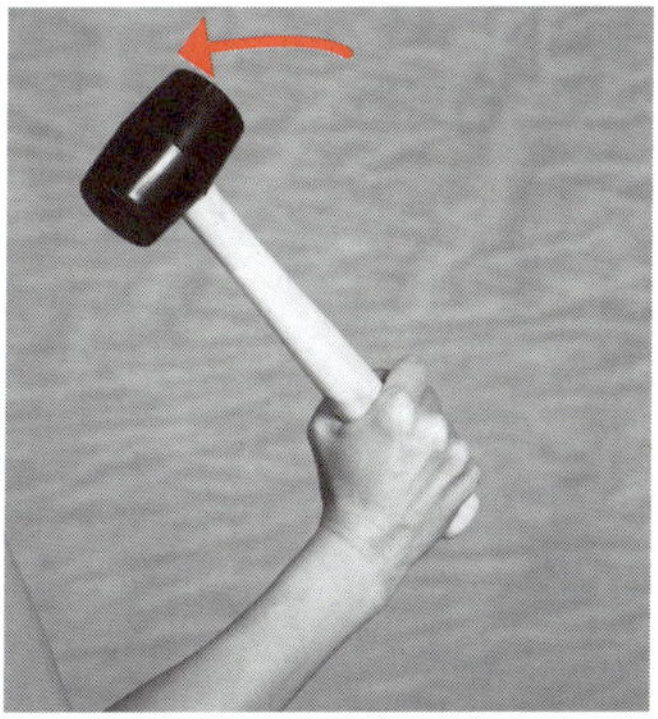

ハンマーで釘を打つ時は、親指が上の状態

親指は、小指と指先を合わせて輪を作る様に、対立《たいりつ》という動きをしますが、これは進化の上で獲得した人間特有の動きです。親指で円を描けるほどの自由度を持っている動物は、他にはありません。これほど自由度が高いということは、裏を返せば親指は酷使され易いところでもあります。

高齢になると、動かなくなってくる方が多くいます。しっかり動くのも若さだと思って、よく伸ばしてあげて下さい。綺麗に、「パー」が出来れば若い証拠ですね。

手首の柔軟性に、もう一つ大きな影響を与えるのが、指を曲げる筋肉です。主に深指屈筋《しんしくっきん》、浅指屈筋《せんしくっきん》という筋肉です。

これらの硬さをみるには、手首を真っすぐか、または少し曲げた状態で、指を反らします。

次に、その反らした状態を維持したまま、手首を甲側に反らせます。きっと、指を反らす前とは違う伸びを感じると思います。これが、先ほどの指の屈筋です。これも、ぜひ伸ばすようにして下さい。

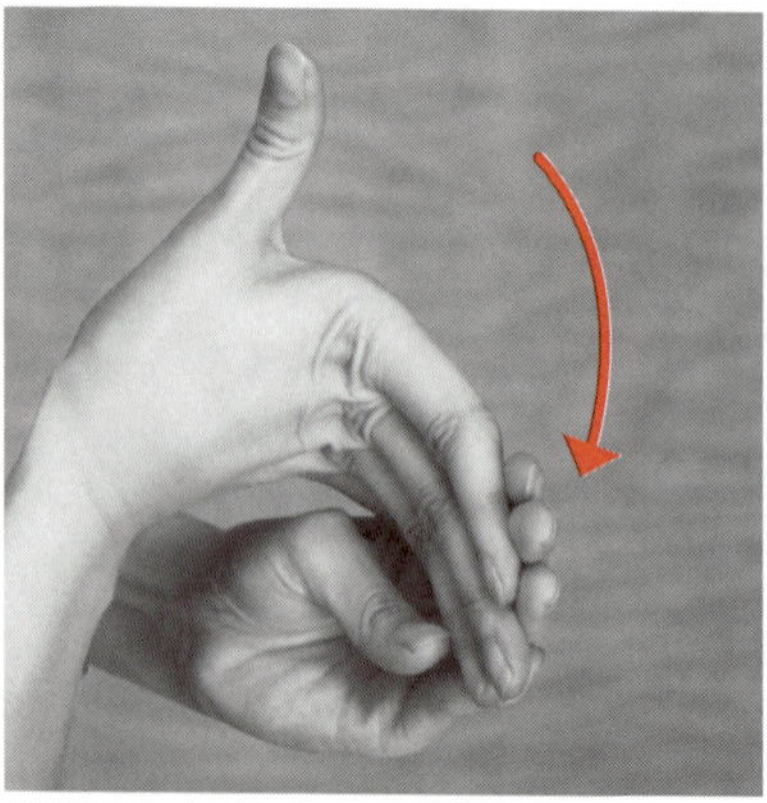

指を反らせてから、手首を反らせる

8. ジャンプ

For Instructors 8

特に、肘の内側が伸びるので、その部分を圧迫して伸ばすのも良い方法です。

さて、次は強さです。これには、やはり握力が必要です。体重とバランスを取る為には、それ相応の筋力が必要です。片手で、体重の半分以上はあった方が好ましいと思います。50 kgの方ならば、25 kg以上の握力は必要でしょう。そこに、ジャンプなどでは反力も追加されますので、少なくとも35 kgは必要と思われます。

太陽礼拝でも、指先をしっかりと床に押し付ける意識を持つ事で、自然と付いてくると思います。先ずは、意識する事からアドバイスするといいと思います。指先が白くなるくらいの意識で丁度いいと思います。

私は個人的に、ボルダリングをしています。手や足で岩に捕まって、登っていく岩登りです。単純に握力の筋トレをするよりも、全身の調和をとりながら行う奥の深いスポーツですので、ヨガ好きにはお勧めです。

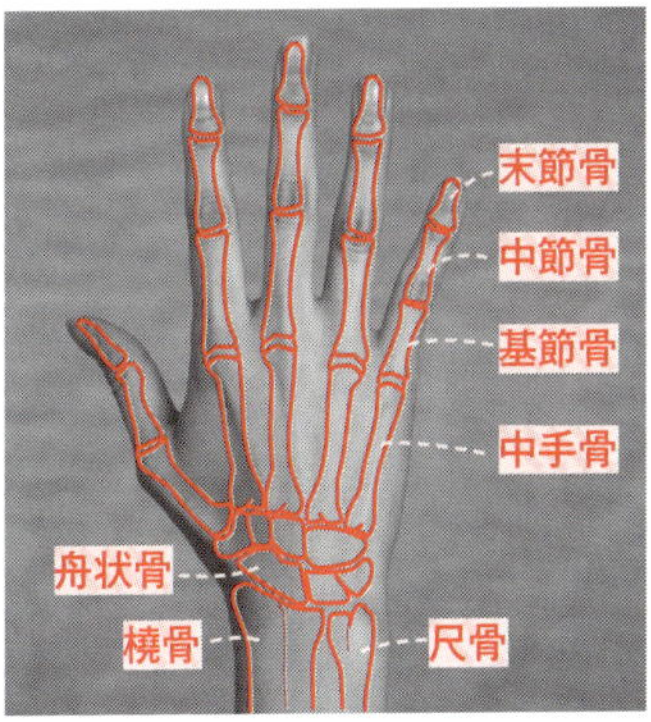

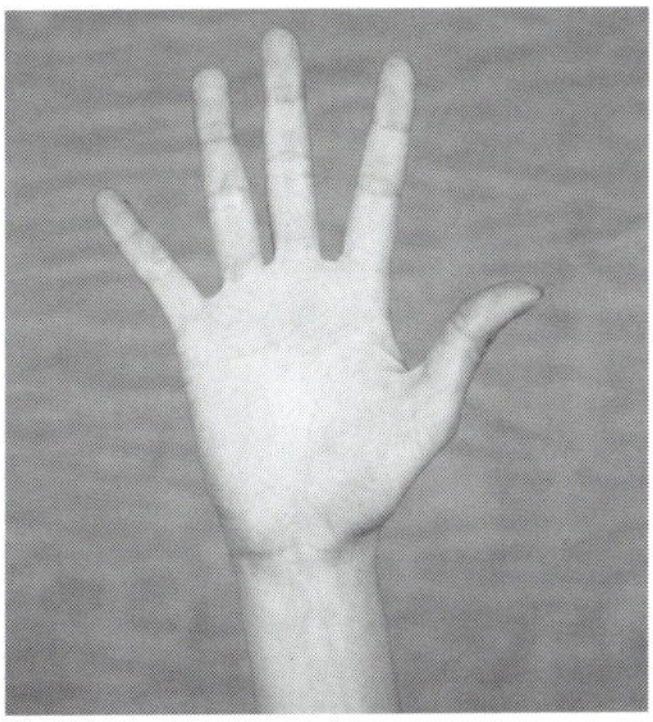

付録：

知っておきたい
解剖学、運動学の用語

appendices

運動方向に関する用語

私たちの住むこの空間は三次元ですので、運動学では動きを正しく説明する為に、3つの面を設定し、それぞれに運動方向の名称を定めています。

運動学の共通用語ですので、覚えることをお勧めします。

矢状面《しじょうめん》：屈曲《くっきょく》／伸展《しんてん》、掌屈《しょうくつ》／背屈《はいくつ》、背屈／底屈《ていくつ》
（身体を左右対称に切る面と、これに平行な面）

例）

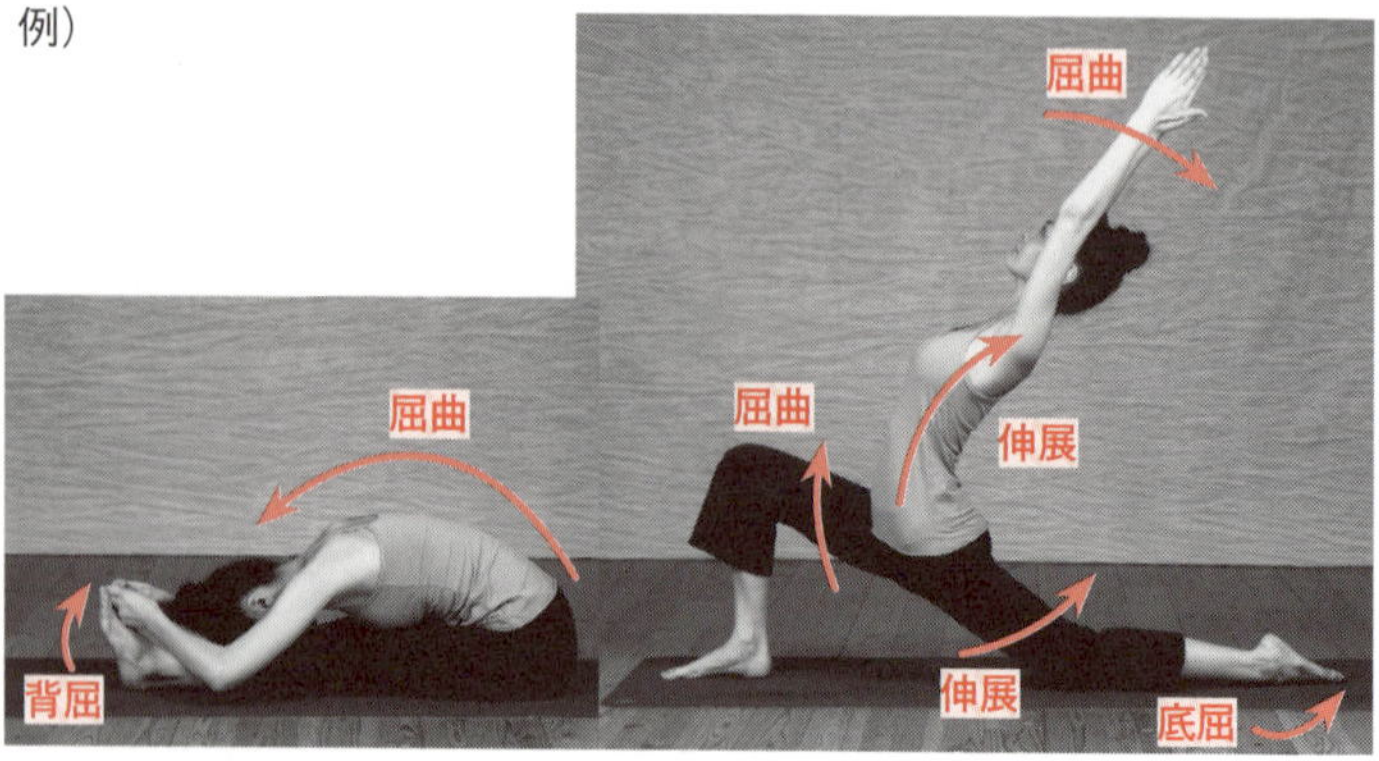

付録：運動方向

前額面《ぜんがくめん》：内転《ないてん》／外転《がいてん》、右側屈《そっくつ》／左側屈
（身体を前後に切る面で、矢状面に垂直な面）

例）

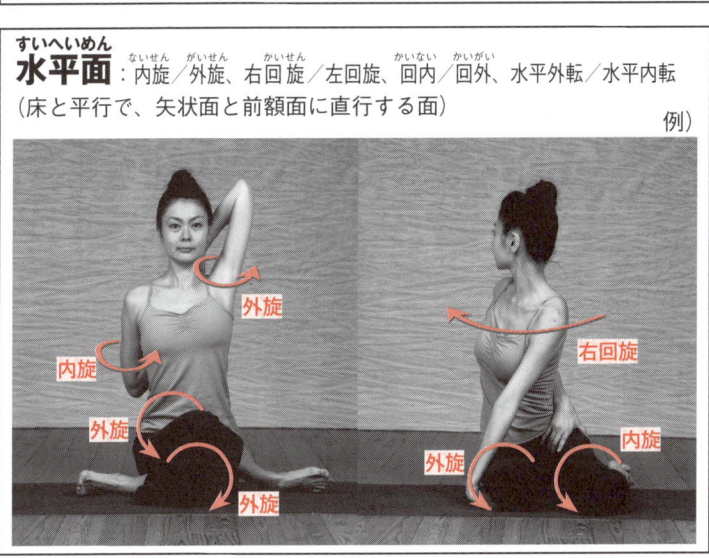

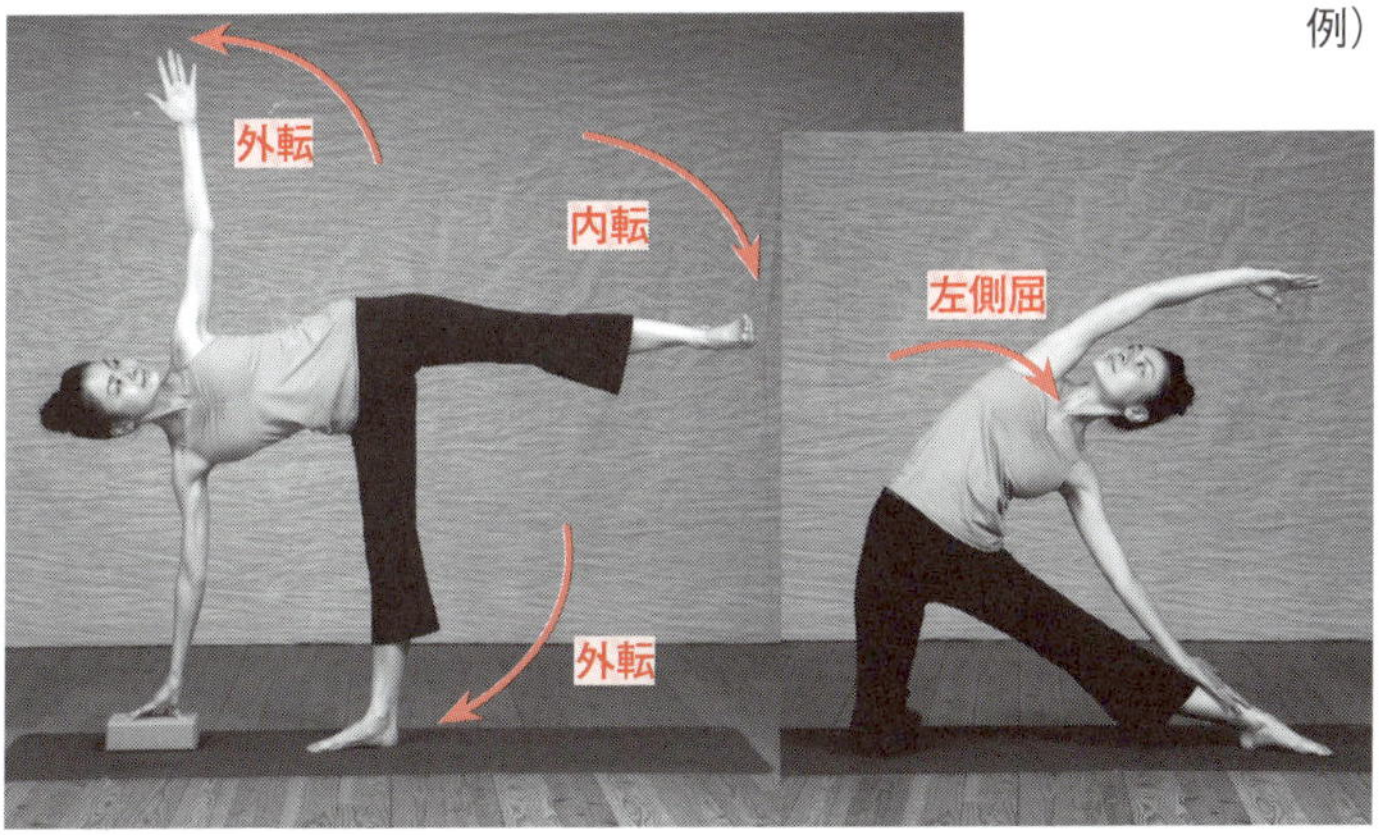

水平面《すいへいめん》：内旋《ないせん》／外旋《がいせん》、右回旋《かいせん》／左回旋、回内《かいない》／回外《かいがい》、水平外転／水平内転
（床と平行で、矢状面と前額面に直行する面）

例）

主要な関節

身体の中で動かせるところは、関節と考えてほぼ間違いありません。動きの条件を作ります。

関節は骨と骨が接するところで、ほとんどが滑液《かつえき》を有する滑膜性関節です。

自分の動かせるところを一つ一つ動かしながら、確認してみましょう。滑らかに飛んだり跳ねたり出来るのも、全てこの関節のお陰です。

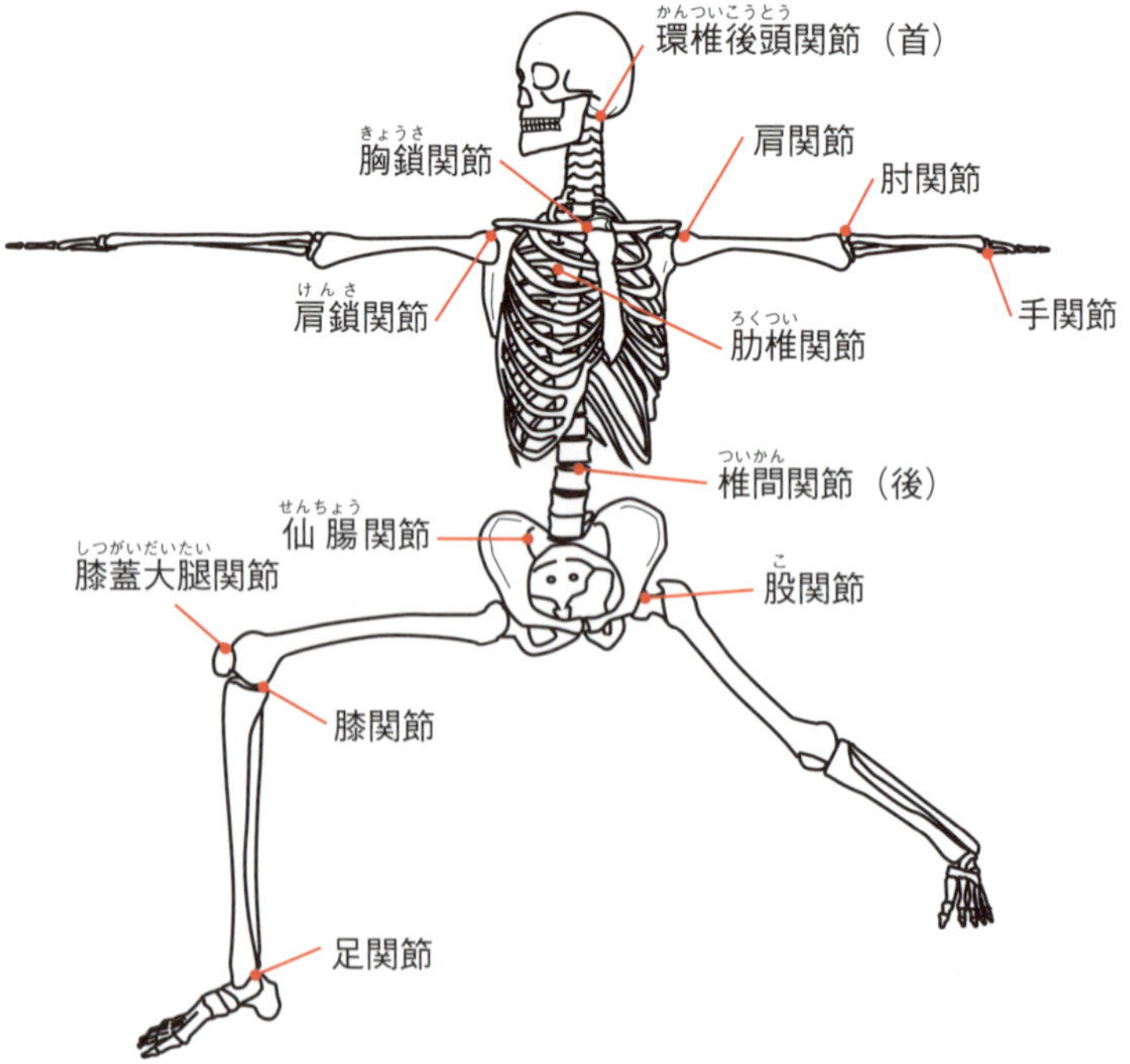

関節は陰圧になっています

指の関節（中手指節関節）を引っ張ると関節の間が凹むと思います。これは、陰圧《いんあつ》によって、引き込まれている証拠です。

膝関節を90度に曲げてみましょう。関節の間（関節裂隙《かんせつれつげき》）が凹んで見えると思います。これも関節が陰圧である事の表れです。

この様に、関節は引き合っており、関節同士が圧縮しつつ動いています。これによって、関節面を覆っている軟骨から、滑液が浸出し滑っているのです。このように、関節の圧縮は、関節の動きを促します。

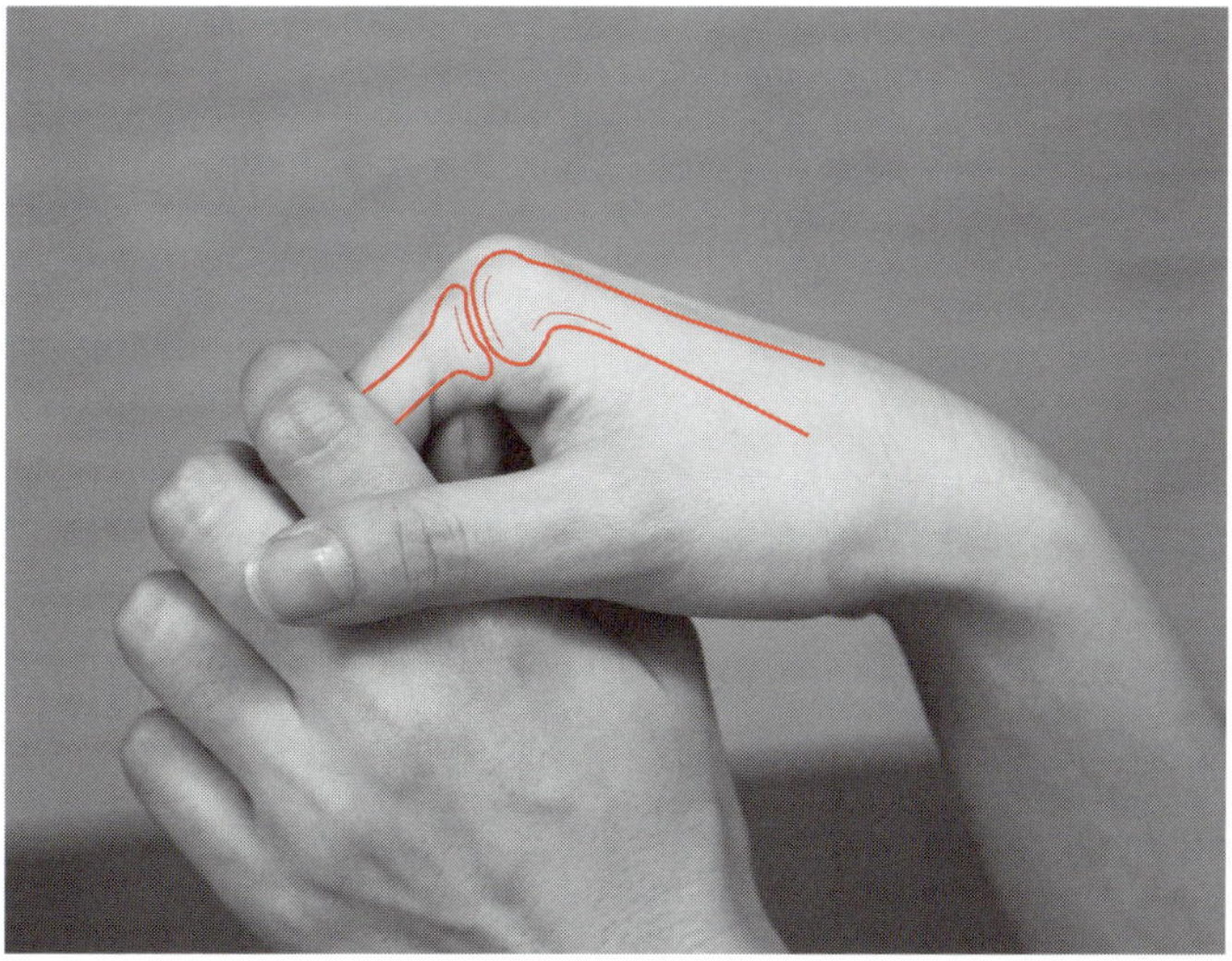

関節には「滑液」があります

膝を出来るだけ深く曲げます。すると関節の間が膨らんでくると思います。

その膨らみを左右から押さえ、交互に押すと、関節の中で液体が移動するのが分かると思います。これがいわゆる「膝のお水」です。

関節には、このような「滑液《かつえき》」が入っていて、これによって、関節の動きは促され、軟骨は栄養されています。

「靭帯」は関節のストッパー

膝を曲げて、まず関節の間を確認します。腓骨頭《ひこつとう》に触れ、そこから関節の間に向かって上げていきます。すると関節の間に縦に線維

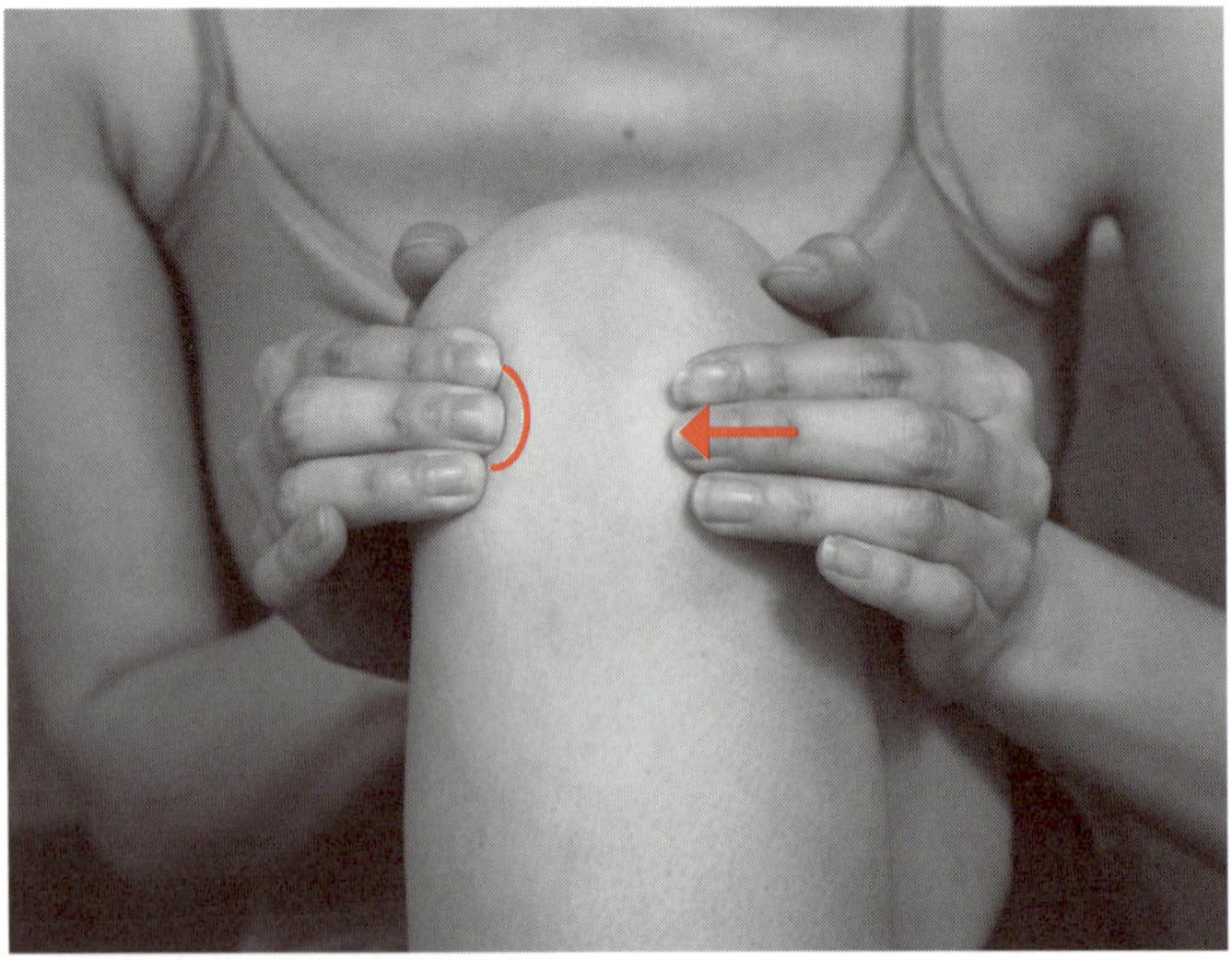

を感じると思います。これが膝の外側側副靭帯と呼ばれる靭帯です。

その靭帯を触れたまま、出来るだけ身体に対して平行に脛が位置するように胡座をかきます。

すると、触れていた靭帯が緊張して硬くなる事が分かると思います。

このように、靭帯は関節の動きに制限をかける働きをしています。

もし、この靭帯が切れるなどして損傷してしまった場合、関節の安定性は低下する事が想像できます。

捻挫は靭帯の損傷ですので、重度（Ⅲ度）の場合は、手術やギプス固定の適応になります。

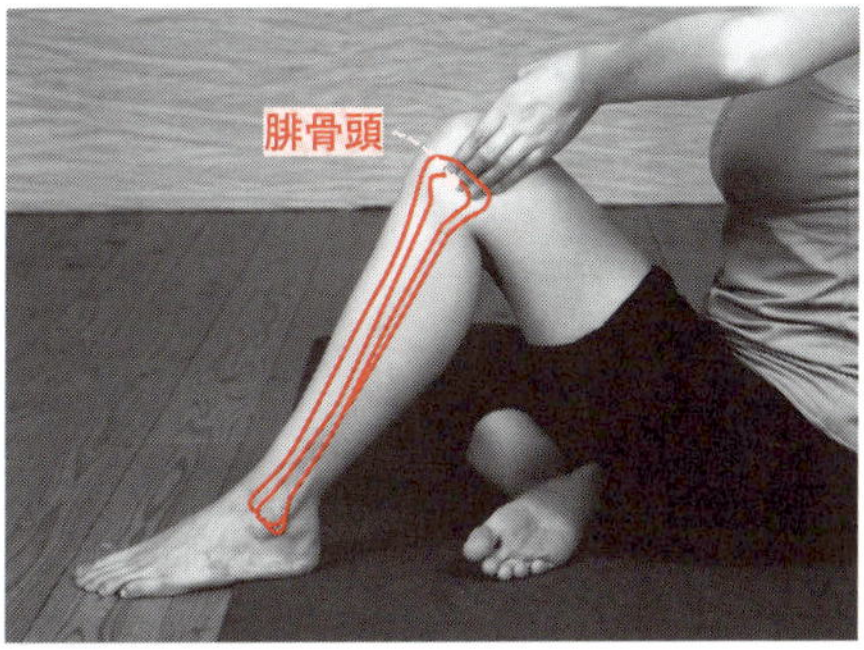

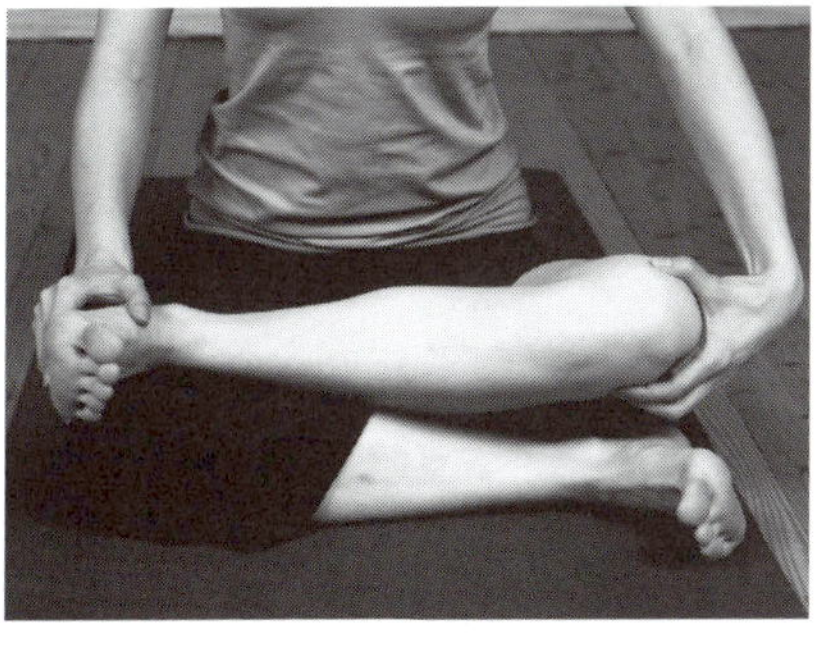

骨格

骨格は、身体を支え、内臓を守り、そして力を伝達してくれます。

遺伝の要素が強く、私達の祖先の歴史がそこには含まれています。その為、基本のパーツは皆同じですが、とても個性に富んだものでもあります。

自分の特徴を知る上でも、出来るだけ触れて確認してみて下さい。

また、丈夫な骨格には、カルシウムと日光、そして適度な運

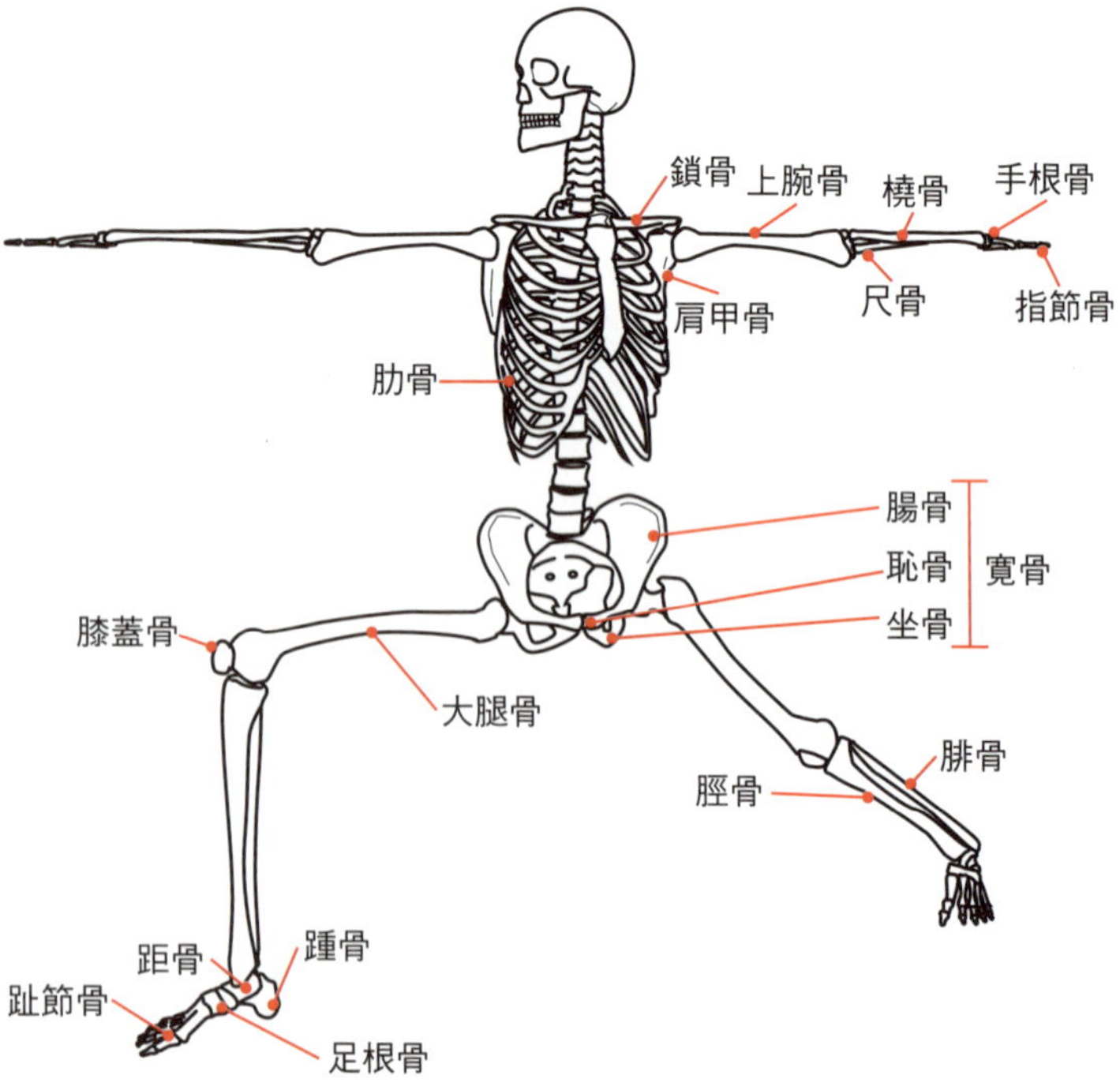

付録：骨格

動が重要なのは言うまでもありません。

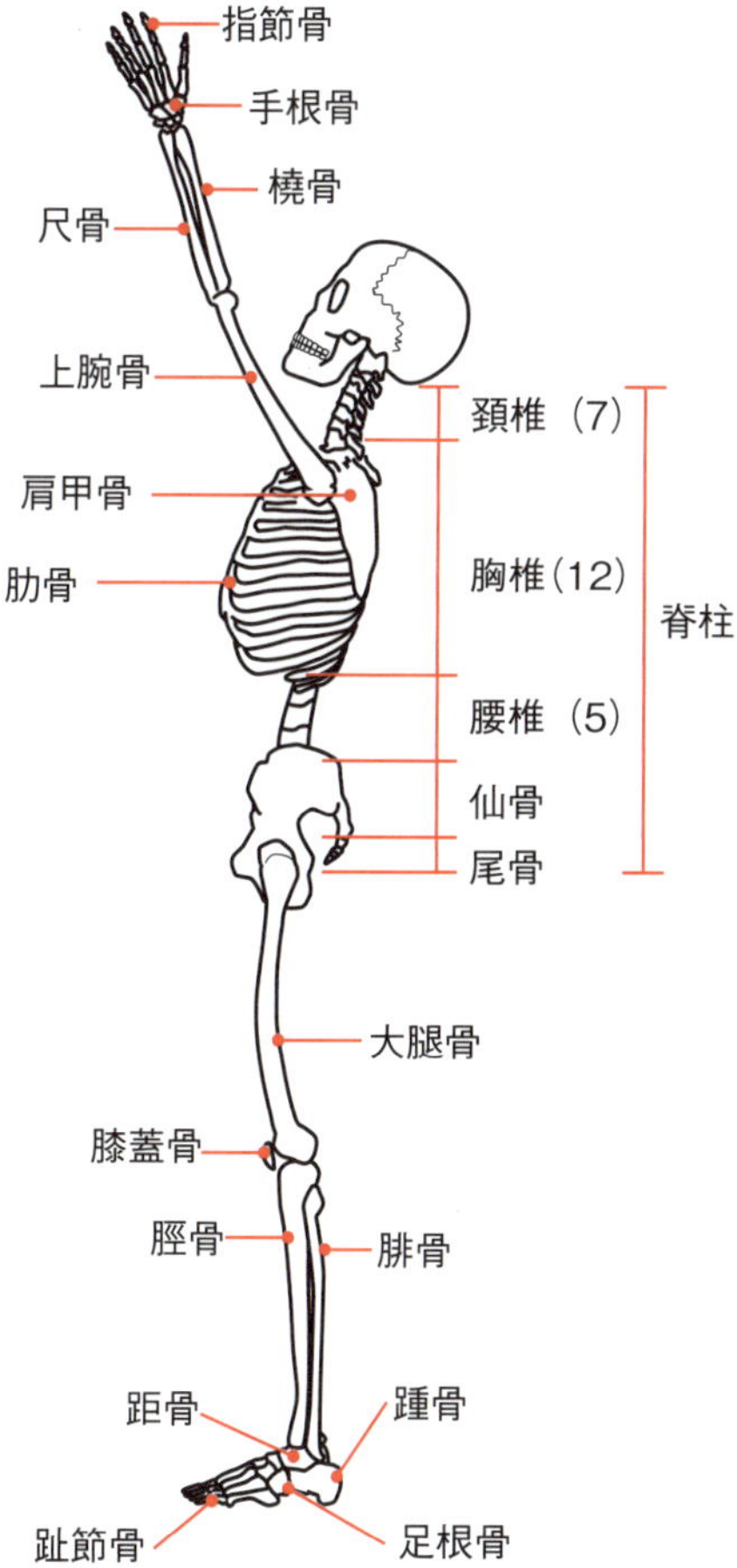

触診

自分の身体や、ご家族の身体を触る事で実感として、骨格を覚えてみましょう。以下に紹介した部位は、身体の外側から触れる事が出来る部分です。触れる時は、出来るだけ手の力を抜いて、手を「感覚器」として使うように柔らかく触れて下さい。決して、指の先を立てて押す様にはしない様にして下さい。

分かり辛いところは、触れながら少し左右に擦ると、凹凸を感じ易くなります。目を閉じたり、目の焦点をぼかしたりして、手の感覚に集中するとより分かり易くなります。

※　ヨガのインストラクターとして、生徒さんに触れるという行為は、私個人としては、治療として提供する以外は勧めていません。十分な知識と経験無くして、安全を保証する事が出来ないからです。この触診もあくまで勉強の為であり、クラスで生徒さんをみることを前提としたものではありません。

頭蓋骨

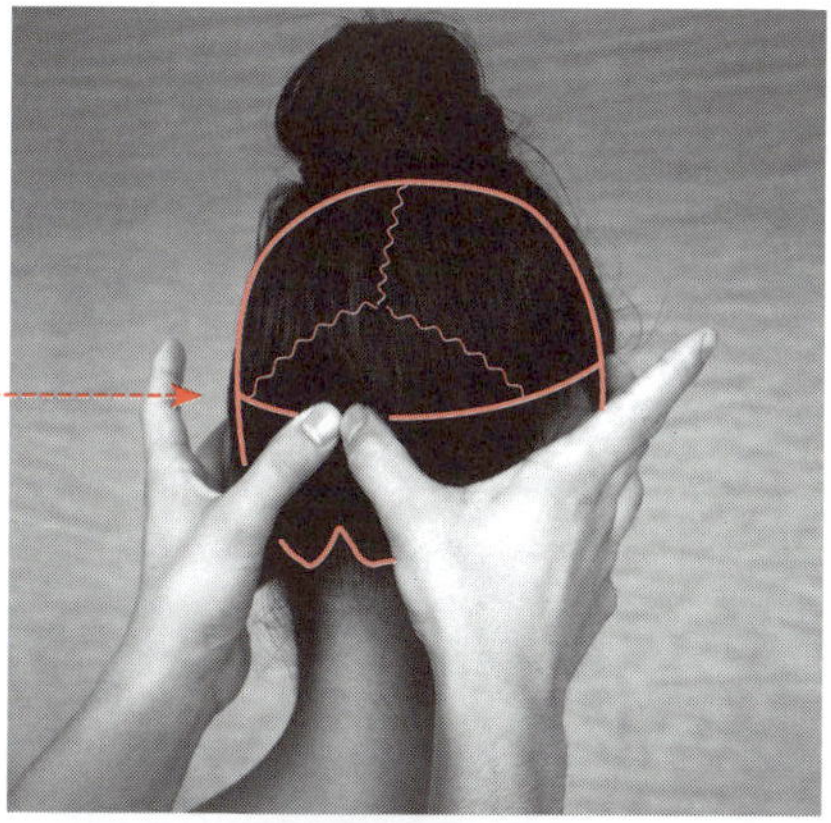

外後頭隆起
（項靱帯の付着部）

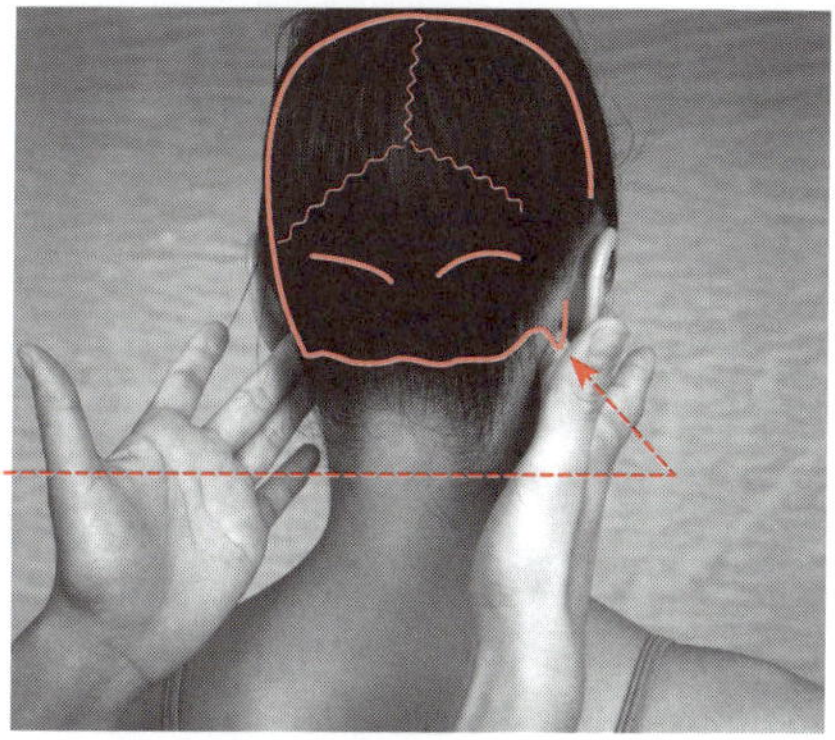

乳様突起

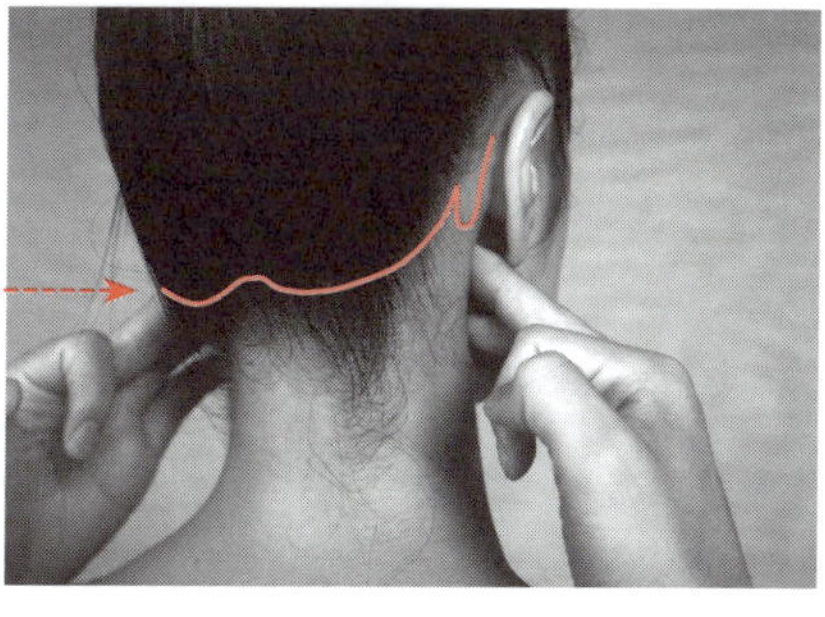

頚椎・環椎横突起
（上下頭斜筋等の付着部）

脊椎

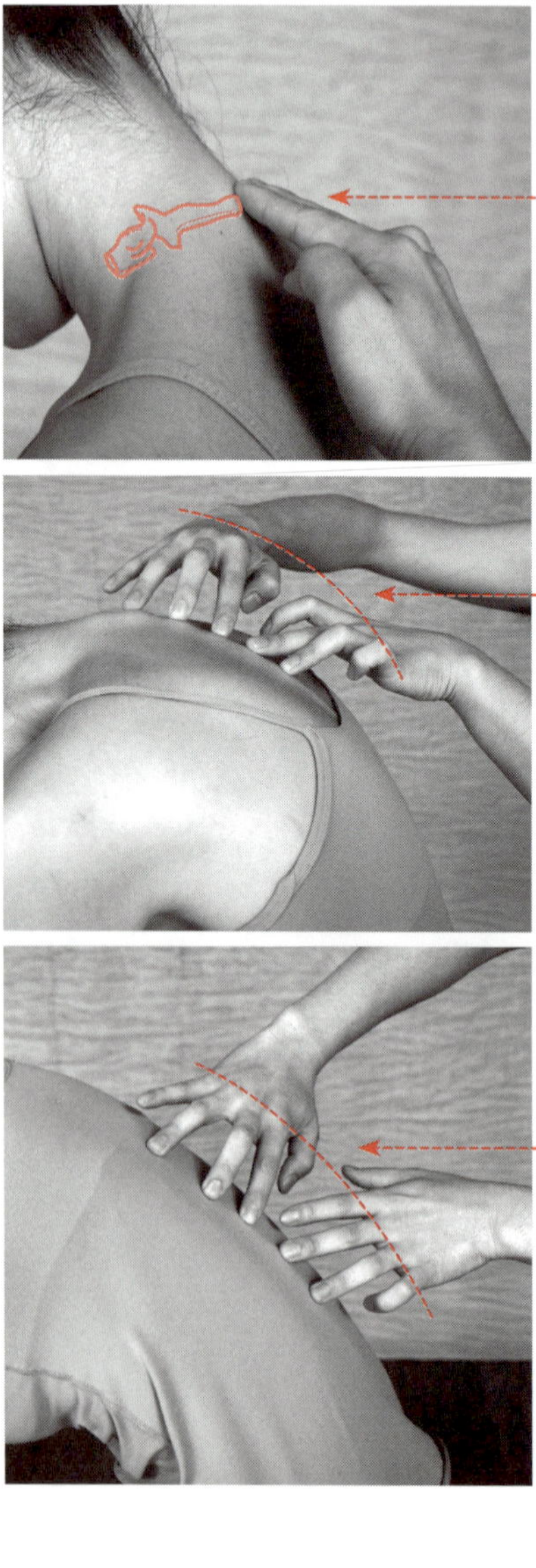

頚椎・隆椎棘突起
（上後鋸筋等の付着部）

胸椎・各棘突起
（各種靱帯、筋肉の付着部）

肩甲骨

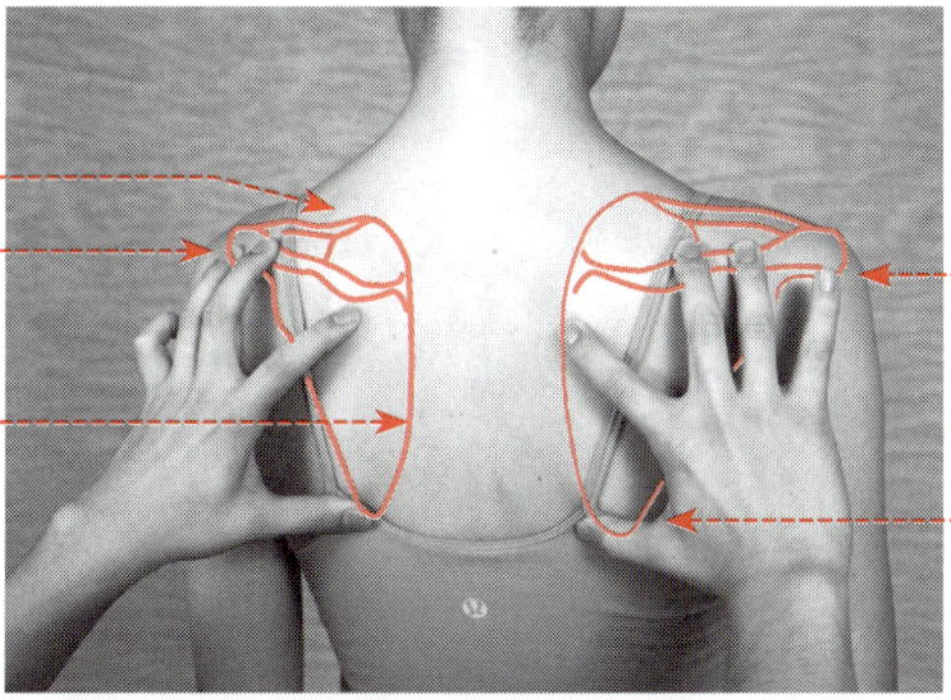
上角
肩峰
内側縁
肩甲棘
下角

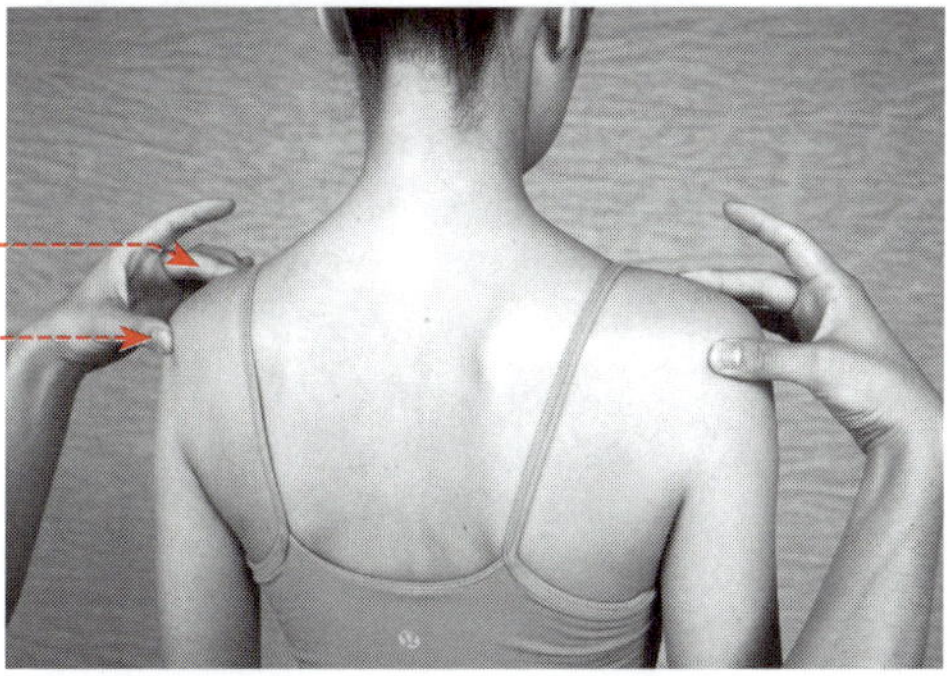
肩鎖関節
肩峰

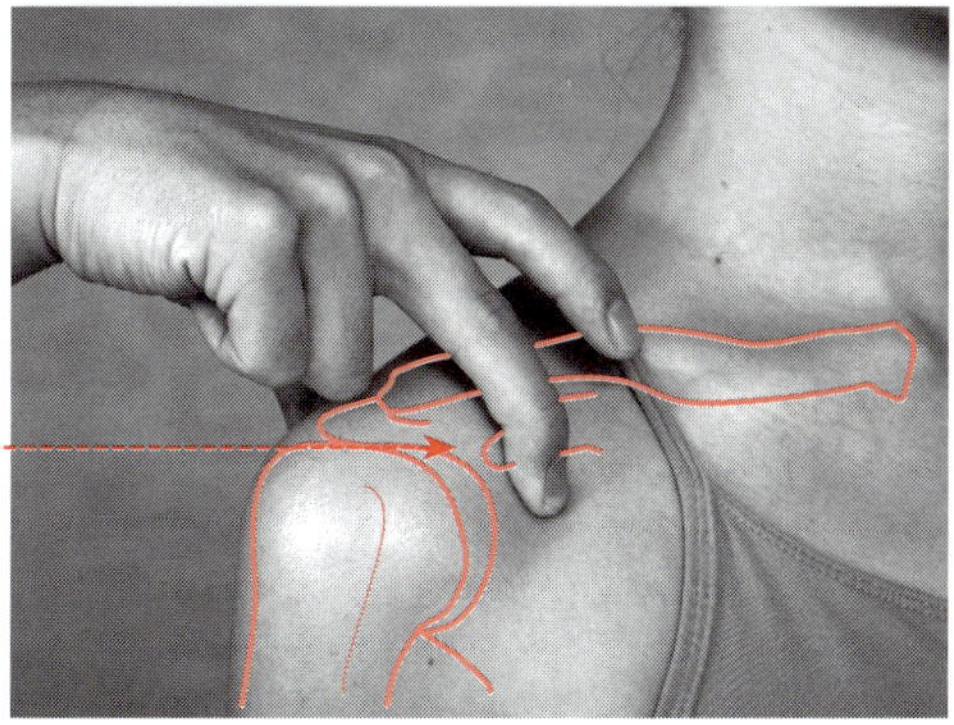
烏口突起

上腕

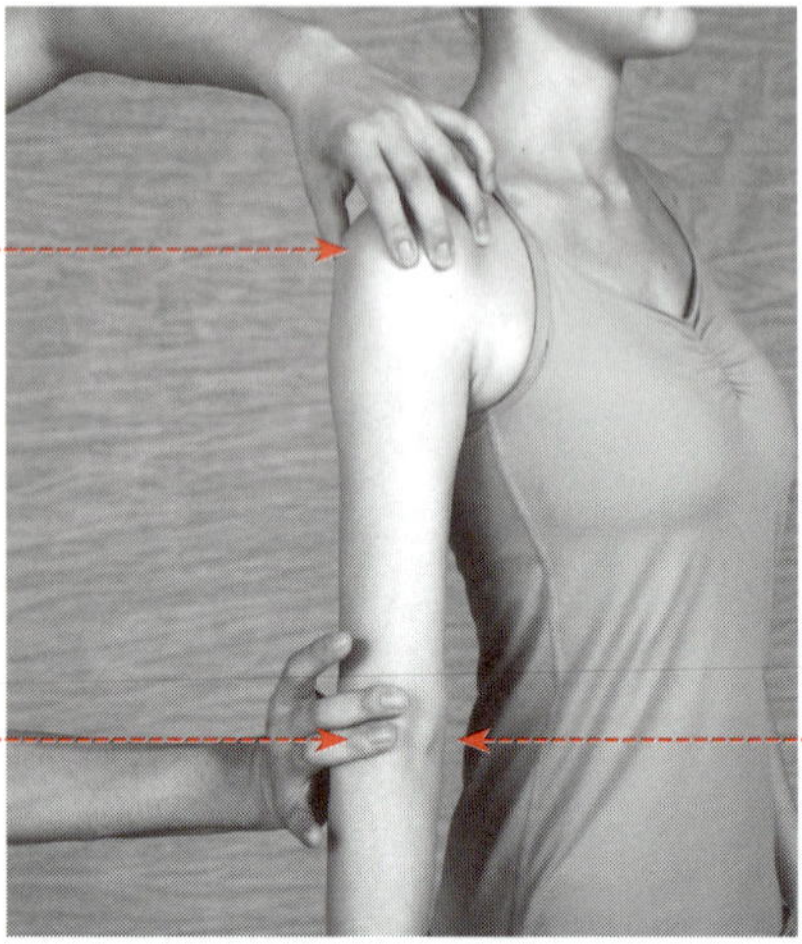

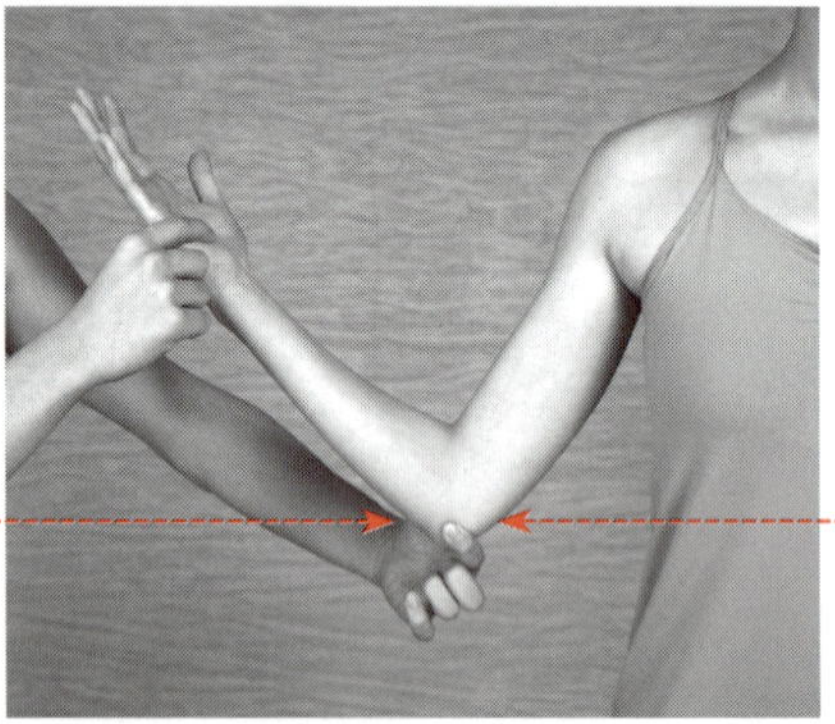

胸郭

肋骨
（第1～第12肋骨：
鎖骨の下が第2肋骨、
11番12番は浮遊肋骨）

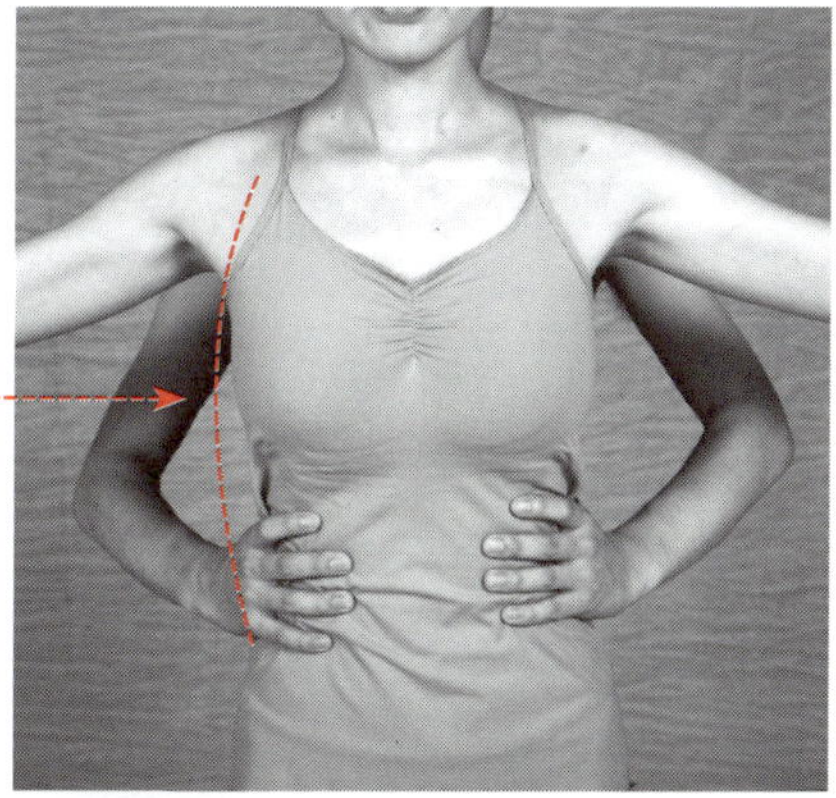

肋骨角
（背部諸筋の付着部）

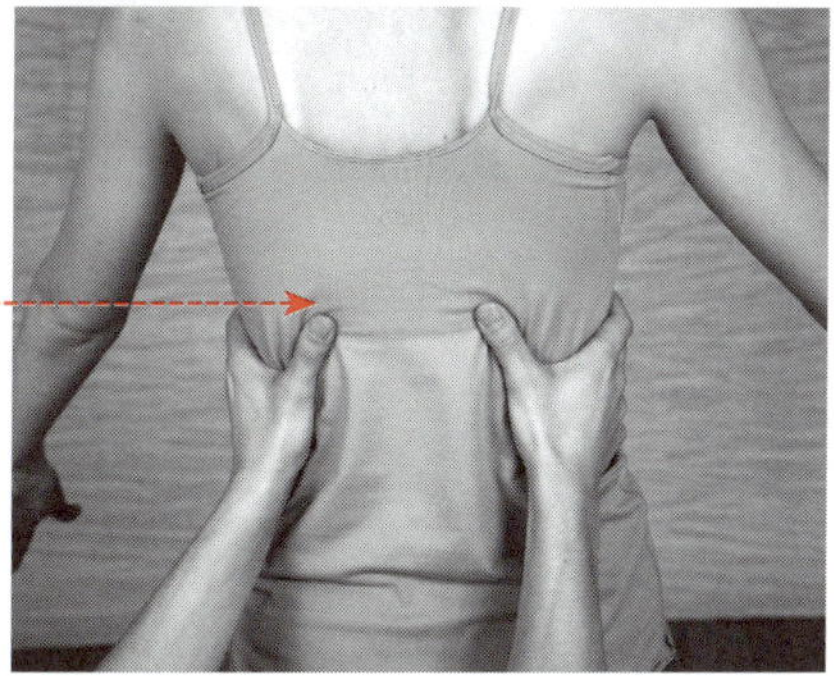

胸骨

剣状突起

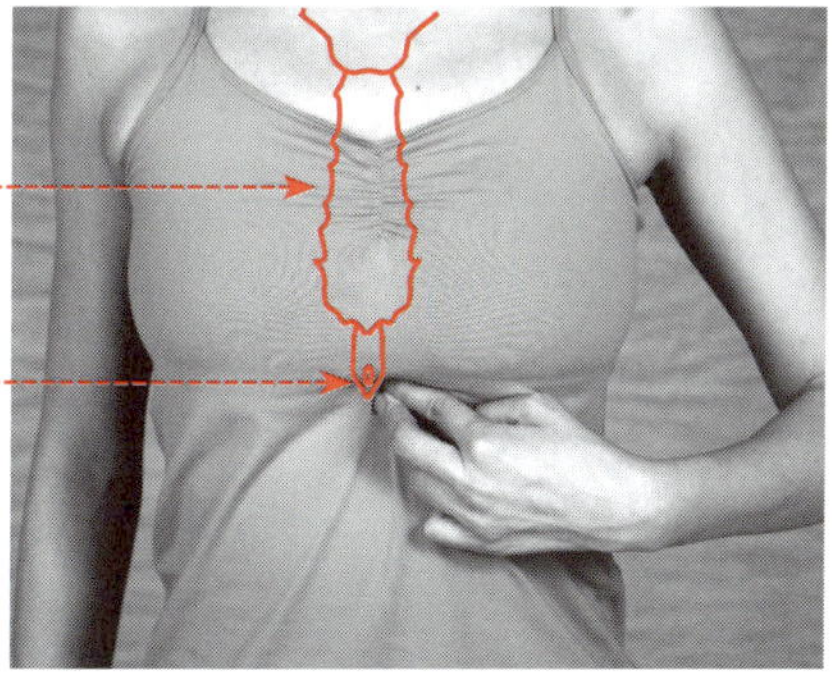

骨盤

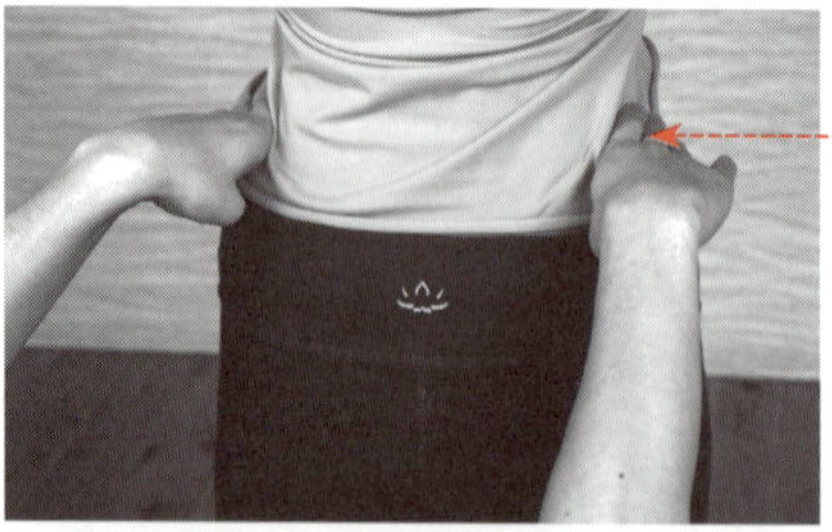
腸骨稜

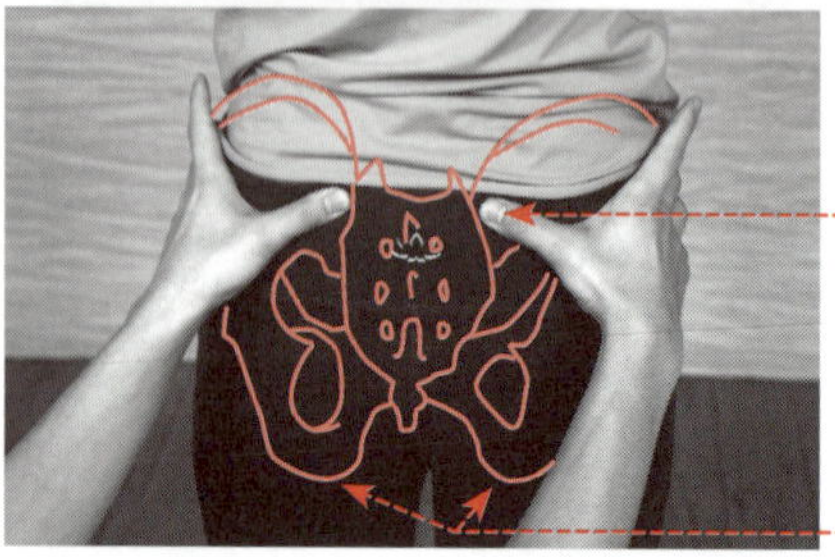
PSIS
(上後腸骨棘)
坐骨結節

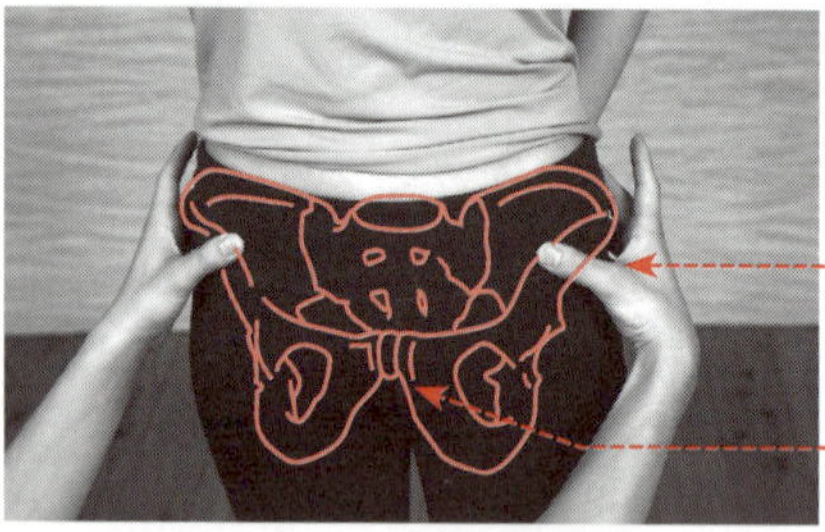
ASIS
(上前腸骨棘)
恥骨結合

下肢

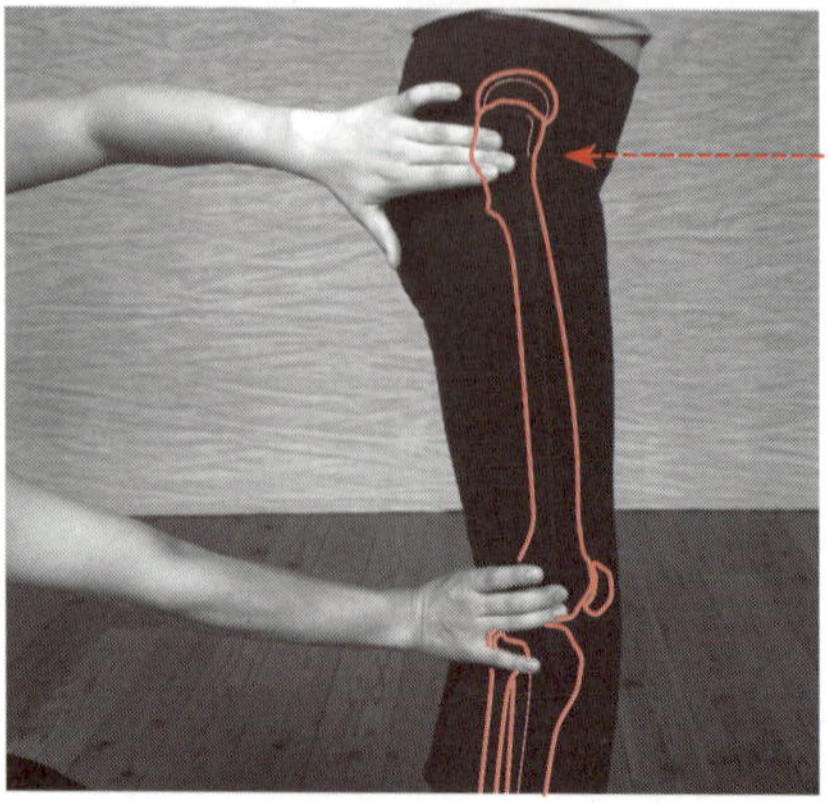
大転子

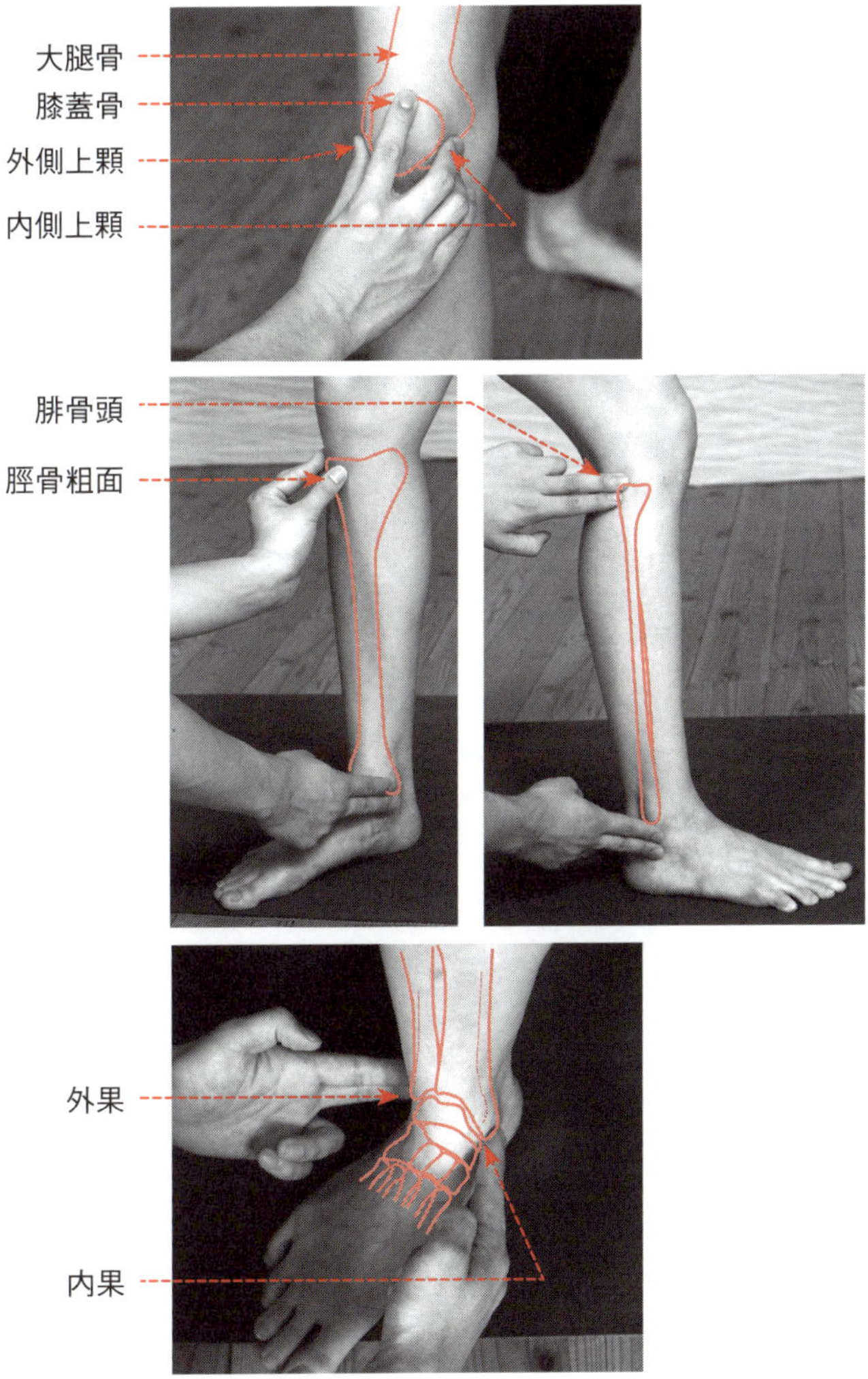
大腿骨
膝蓋骨
外側上顆
内側上顆
腓骨頭
脛骨粗面
外果
内果

筋肉

人の身体には、名前の付いた筋肉の数が600以上もあります。

専門家でない限り、すべてを覚える必要なありませんが、ヨガの指導をするにせよ、生徒として指導を受けるにせよ、主要な筋肉の名前を知っておくことで、動作を伝える力と、聞いて理解する助けになるはずです。

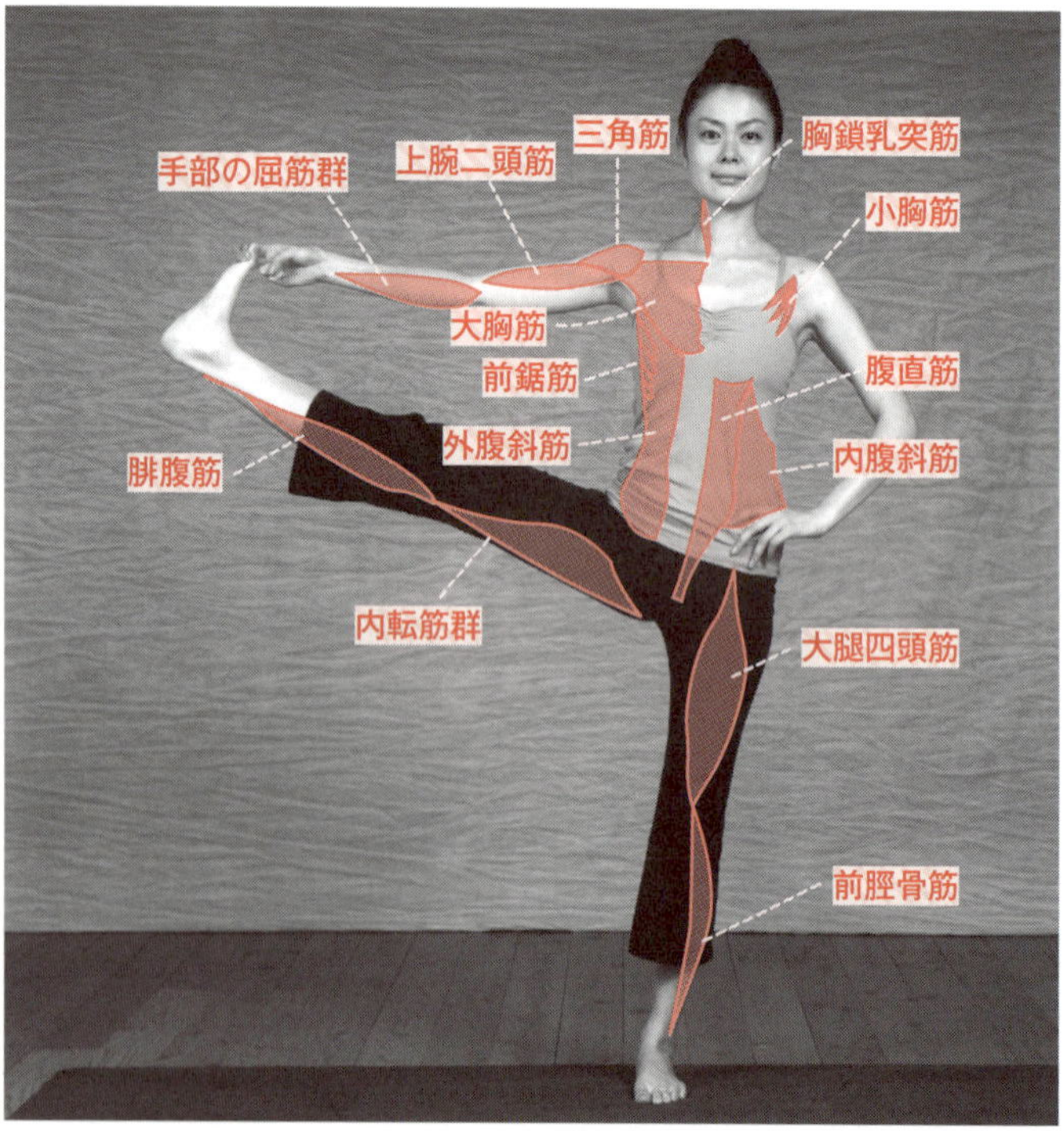

三角筋
胸鎖乳突筋
上腕二頭筋
手部の屈筋群
小胸筋
大胸筋
前鋸筋
腹直筋
外腹斜筋
腓腹筋
内腹斜筋
内転筋群
大腿四頭筋
前脛骨筋

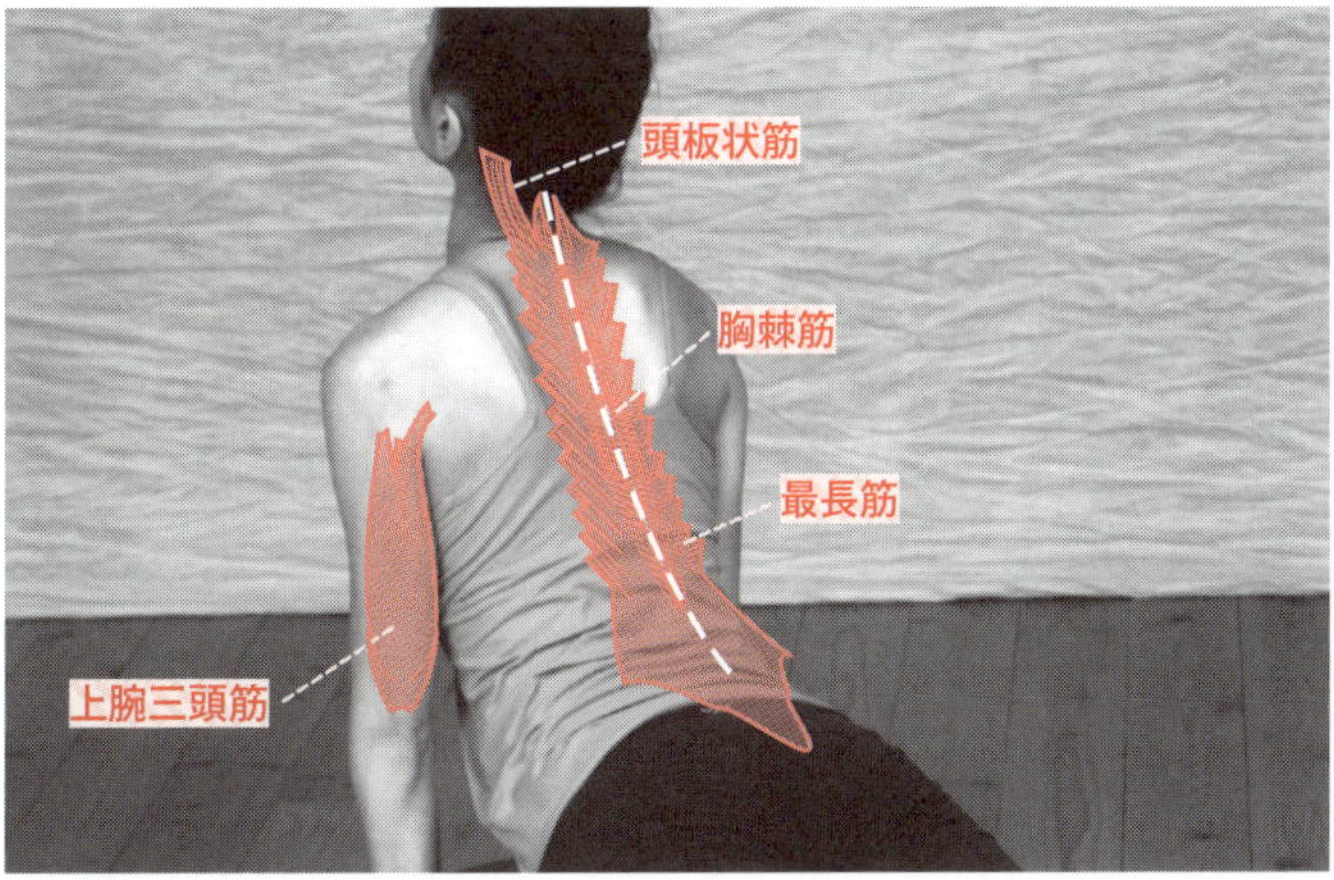
頭板状筋
胸棘筋
最長筋
上腕三頭筋

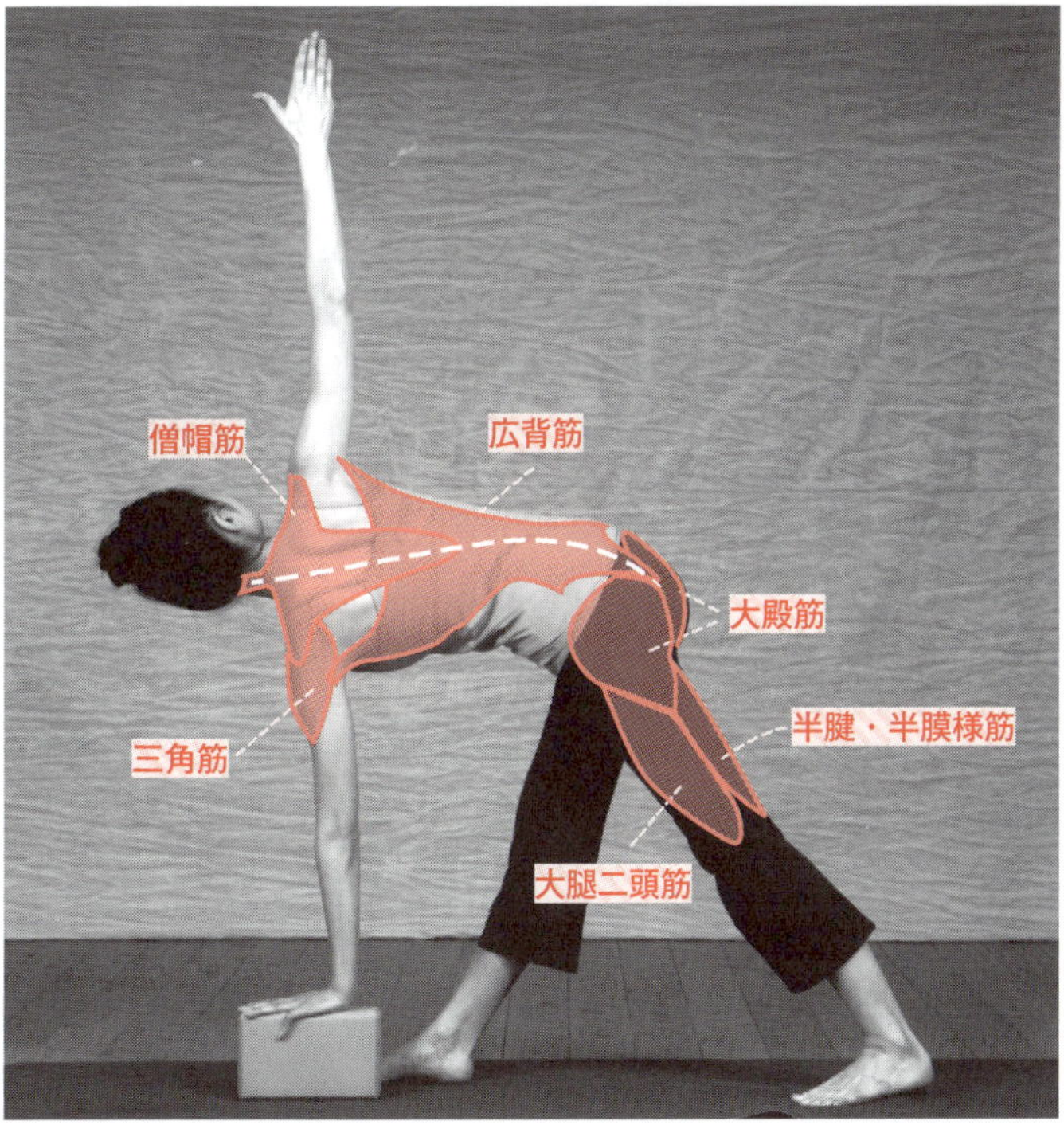
僧帽筋
広背筋
大殿筋
半腱・半膜様筋
三角筋
大腿二頭筋

アーサナ名索引

筋肉名索引

キーワード索引

おわりに

ヨガの目的はと言われれば、ヨガの経典であるヨガスートラでは「ヨガ　チッタ　ブリッティ　ニローダ（心の死滅）」となります。

分かり易く言えば、「欲をなくし、あるがままになる」と言い換えることができるかもしれません。〝大いなる存在との一体感を得る〟とか、〝悟り〟というと少し難しくなってしまいますが、「仏教の座禅の境地」というと親しみ易いかもしれません。キリスト教でも瞑想は行いますし、そのためには坐法が重要です。

その坐法を苦なく取れるような身体を作る為に、アーサナが発達したと言われています。アーサナを中心に行うヨガをハタヨガと言います。

現代のヨガは、そのアーサナに焦点が当たって、ある種、スポーツや運動として認識されている部分もあります。

しかし、本来は瞑想や祈り、奉仕活動などの総合的な修行が、ヨガでした。現代的には、ストレスマネージメント、健康増進、精神集中、道徳教育など、様々な意味合いとして解釈できるのではないでしょうか。ストレス社会の現代だからこそ、今この先人達の総合的な叡智を必要としているのではないでしょうか。

私は、10年以上に渡り、理学療法士として、様々な人の、様々な身体機能に向き合ってきました。しかし、身体の機能だけを見ていては、どうも中途半端な気がしてきました。そして、そもそもなぜこの障害を負ってしまう様になったのかについて、考えるようになりました。事故や遺伝的なものは別として、多くの場合、病気には背景があります。その方の、生活習慣、生活環境、生育環境、性格などです。

ある時、その背景にまで影響を与え、包括的な健康に導いてくれるのが、ヨガなのだと思ったのです。

また、もう一つ、以前から気になっていた事がありました。

それは、障害を負った後でも、その現実を受け入れ、前向きに人生を進まれる方と、そうでない方がいる事です。同じ病気でも、こうも考え方の違いで、人生は変わってしまうのかと、不思議に思っていました。

ここにも、ヨガの精神性に通じるものがあり、私は知れば知るほど、ヨガの奥深さに夢中になっていきました。

ところが、ある日、夢中でヨガのクラスについていこうとして、身体を痛めたのです。自分の「身体の声」を無視した結果です。1ヶ月ほど寝返りも打てず、半年間アーサナも取れませんでした。

おわりに

今でも痛みは残っていますし、一生付き合っていくものになってしまいました。しかし、この経験が、私を安全なヨガの探求に向かわせたのです。今、ヨガを探求している方には、同じ様な思いをして欲しくないのです。

ヨガには、現代医療が忘れてきた「心の制御」という考え方があります。身体と心の密接な関係を同時にアプローチできる、素晴らしい方法です。これからも、心身一如のセルフコントロールを世の中に広め、安全で楽しい人生を皆さんと過ごせる事を祈っています。

本書では、可能な限り、分かり易く説明したつもりですが、逆に回りくどく分かり辛かったところもあるかもしれません。また、紙面上、十分に説明出来なかった部分もあります。少しでも、皆さんの参考に、ヒントになれたら幸いです。

より詳しく知りたい方は、次は様々な専門書に、是非、挑戦して下さい。解剖学は、身体の地図だと思うと、楽しいと思います。車が好きな人なら、設計図だと思って下さい。

この不思議で、素晴らしい自分の身体に、ぜひ興味を持って下さい。同じ様に、家族に、友人、隣人に興味を持って下さい。知れば知るほど、この身体の魅力と尊さに引かれる事、間違いなしです。本書が、そんな入門書になってくれたら幸いです。

最後に、私に現在の役割を与えて下さった、多くの方々へ感謝しいたします。皆様の幸せと、世界の調和を祈ります。ナマステ。

著者紹介

中村尚人（なかむら なおと）

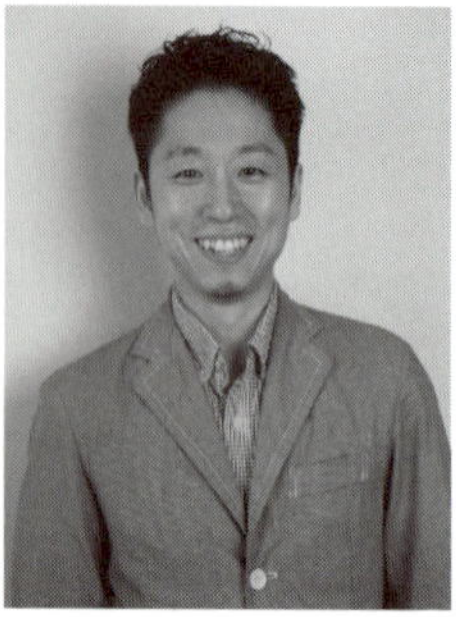

理学療法士、ヨガインストラクター
株式会社Ｐ３　代表取締役
予防理学療法研究会　代表

大学病院リハビリテーション科勤務を経て、急性期病院から介護保険領域まで幅広く経験を積む。

2008年より、アンダー・ザ・ライト ヨガスクールにて、指導者養成コース「AKIC（ヨガ解剖学講座）」を担当。

2009年、ルイーザ・シアー主宰のYOGARTS（オーストラリア）のティーチャートレーニング（RYT500コース）において、日本人としてはじめて「YOGA ANATOMY」を担当する。

ヨガ界最大のイベント「YOGA FEST」に毎年招聘され、安全で効果的なアーサナの指導を伝えている。現在は、医療とボディーワークの融合、予防医学の確立を目指し日々、患者や生徒と向き合っている。

ヨガとピラティスとフィジカルのスタジオ・TAKT《タクト》 EIGHT《エイト》を主宰。

（ＨＰ　http://www.takt8.com/）

モデル紹介

鈴木まゆみ（すずき まゆみ）

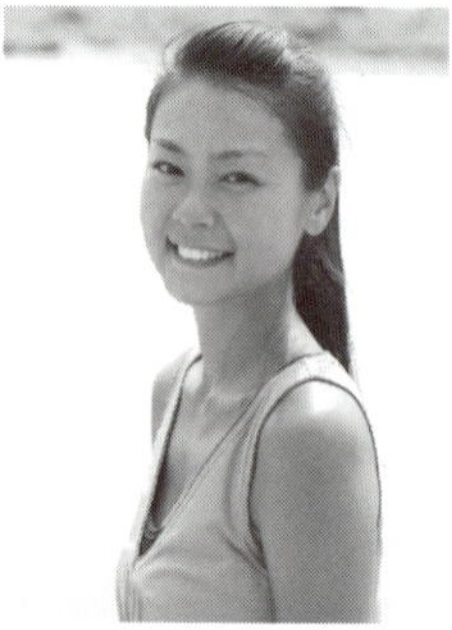

米国ヨガアライアンス認定講師（RYT500）。
Yoga Arts（オーストラリア）ティーチャー・トレーニング（500時間）修了。
OM Yoga（ニューヨーク）のCertified Teacher Sarah PowersからYin Yoga（陰ヨガ）を学び、日本ツアーのアシスタントも務めた。
現在、アンダー・ザ・ライト ヨガスクールにて、一般クラスの指導のほか、ティーチャー・トレーニングの担当を務める。
lululemon Ambassador　（2007年10月〜）
著書に「どこでも１分半ヨガ」（主婦の友社）

企画協力：UNDER THE LIGHT YOGA SCHOOL

(http://www.underthelight.jp)

撮　影：中島ミノル

装　丁：中野岳人

イラスト：kk. さん

本文デザイン：yuu-akatuki

ヨガの解剖学
筋肉と骨格でわかる、アーサナのポイント＆ウィークポイント

2010年10月8日　初版第1刷発行
2019年12月15日　初版第10刷発行

著　者　中村尚人
発行者　東口 敏郎
発行所　株式会社ＢＡＢジャパン
〒151-0073 東京都渋谷区笹塚1-30-11 中村ビル
TEL　03-3469-0135
FAX　03-3469-0162
URL　http://www.bab.co.jp/
E-mail　shop@bab.co.jp
郵便振替 00140-7-116767
印刷・製本　株式会社シナノ

ISBN978-4-86220-544-5 C2077

DVD Collection

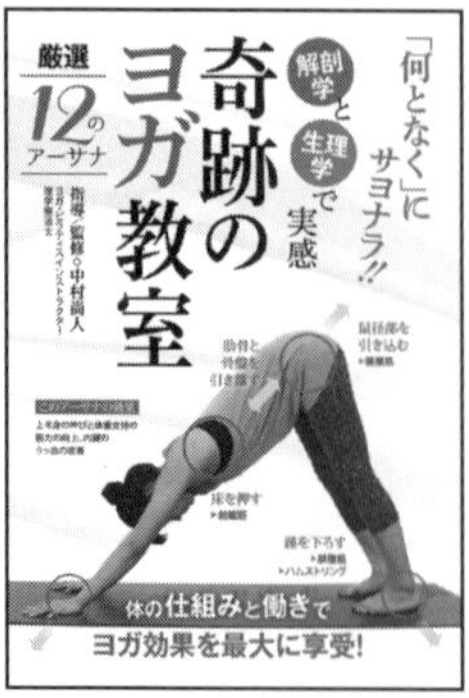

DVD
何となくではない、解剖学と生理学で実感できるヨガ

奇跡のヨガ教室

意味と効果がハッキリと分かる厳選の12アーサナ!

結構多いヨガ愛好家の皆さんの悩み・想いに、お答えするために作った DVD。

解剖学と生理学によるアプローチで、誰でも出来て、効果を感じられるヨガ。これをテーマに中村尚人先生が、厳選12アーサナ（ポーズ）を丁寧に指導。スタジオレッスンを受けている感覚で一緒に学んでいるうちに、いつものアーサナが一気に味わい深く、より効果を発揮するものとなります。さらに上級者向けオプションも多数収録しています!

●中村尚人 監修・解説　●98min.　●本体3,600 円＋税

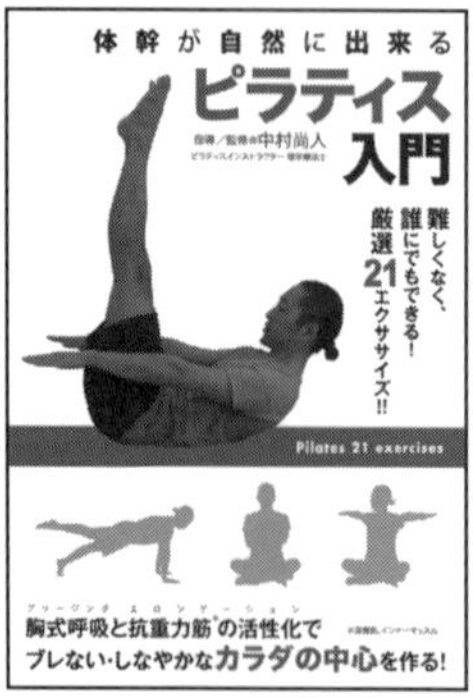

DVD　体幹が自然に出来る

ピラティス入門

難しくなく、誰にでもできる! 厳選21エクササイズ!!

腹式呼吸と抗重力筋の活性化で
ブレない・しなやかなカラダの中心を作る!

ピラティスインストラクターの中村尚人氏が三段階のレベルに分けた厳選 21 エクササイズを丁寧に解説。各種アスリート・パフォーマーのバランスの取れた安定した体作り、そして無理なく体を整える健康法として有効なエクササイズです。

内容：準備運動／ベーシック・レベル（デッドバグス、クワドロペッド、マーメイド、その他）／インターミディエイト・レベル（シングルレッグサークル、レッグプルフロント、他）／アドバンス・レベル（クリスクロス、ショルダーブリッジ、ロールアップ、他

●中村尚人 監修・解説　● 61min.　●本体 5,000 円＋税

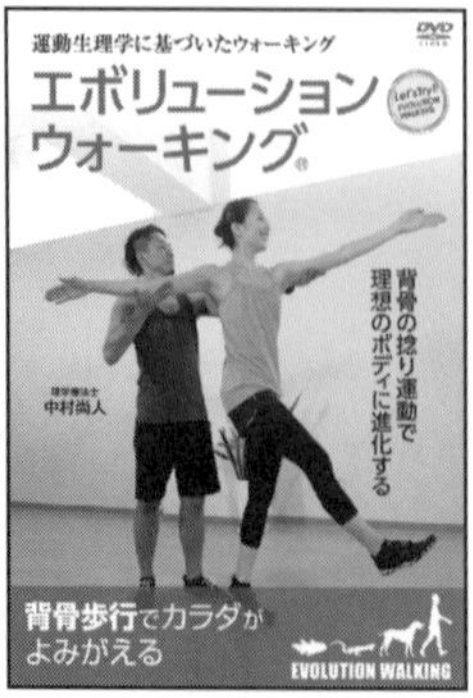

DVD
運動生理学に基づいたウォーキング
背骨歩行でカラダがよみがえる

エボリューション ウォーキング

足からではなく、胸郭を回旋させて歩くことによって背骨が整えられ、体に芯が作られます。本来健康とは「自然であること」。人間の体に合った正しい歩き方ができれば、全身が繋がり効率良く体が動き、痛み・ゆがみが無くなります。

内容：◎体の構造と歩き方について　◎正しいウォーキングのポイント（「Gait-Pendulum 理論」／胸郭からねじる／脊柱のカップリングモーション）　◎スクリーニングテスト（胸椎の回旋／肩の柔軟性／腰椎の前弯保持／頭位の確認／ふくらはぎの筋力／片脚立ちバランス／他）　◎準備運動（アキレス腱伸ばし／ヘッドシェイク／手足ぶらぶら／その場ジャンプ）　◎ EW エクササイズ　◎ EW 10 STEPS WALK　◎ 2 人で行うウォーキング

●中村尚人 監修・解説　●85min.　●本体5,000円＋税

BOOK Collection

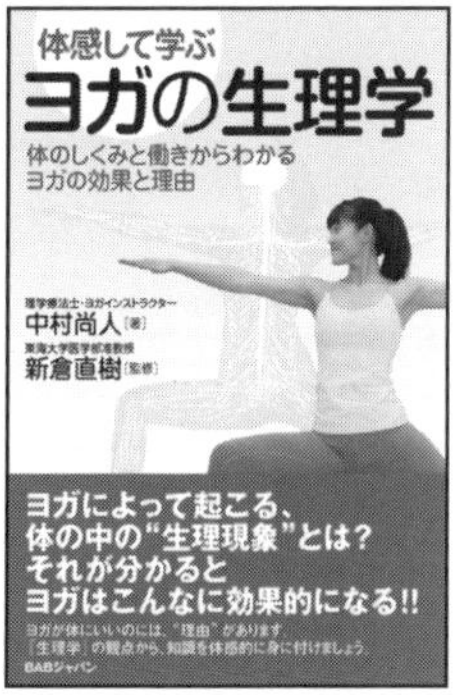

BOOK

体のしくみと働きからわかるヨガの効果とその理由

体感して学ぶ **ヨガの生理学**

ヨガによって起こる、体の中の"生理現象"とは？
それが分かると、ヨガはこんなに効果的になる!!

ヨガが体にいいのには、"理由"があります。「生理学」の観点から、知識を体感的に身に付けましょう。

目次：序章　感じてみよう／第１章　感覚〈視覚、平衡感覚、深部感覚〉／第２章　呼吸〈有酸素運動、腹式呼吸と胸式呼吸〉／第３章　循環〈心臓と血管〉／第４章　神経〈体性神経と自律神経、交感神経と副交感神経〉／第５章　内臓〈主に消化器〉

●中村尚人 著／新倉直樹 監修　●四六判　●180頁
●本体 1,400 円＋税

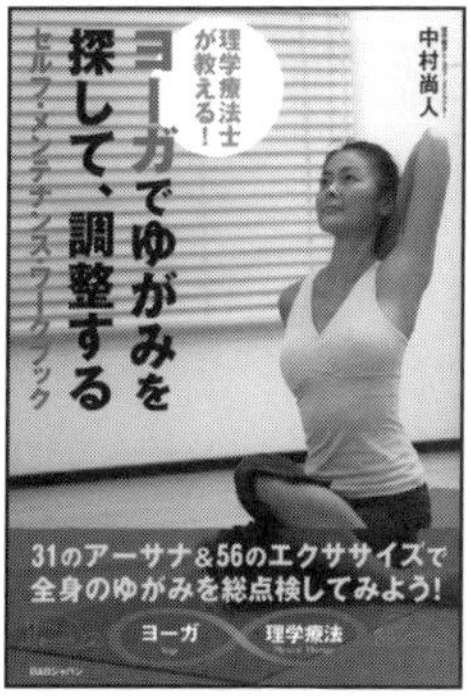

BOOK　理学療法士が教える!

ヨーガでゆがみを探して、調整する

セルフ・メンテナンス・ワークブック

31 のアーサナ& 56 のエクササイズで、
全身のゆがみを総点検してみよう!

いくら鏡の前に立って眺めてみても、シロウトでは自分の「不調の原因」＝「身体のゆがみ」（骨格のズレ、筋力の低下など）は、見えません！　そこでセルフ・メンテナンスのためのメニューをヨガインストラクターの理学療法士が提案!　1. ヨーガで身体をチェック 2. 呼吸をチェック 3. 生活習慣をチェック 4. 自分のゆがみとその原因を確認 5. エクササイズで、ゆがみを調整!

●中村尚人 著　●B5判　●150頁　●本体1,600円＋税

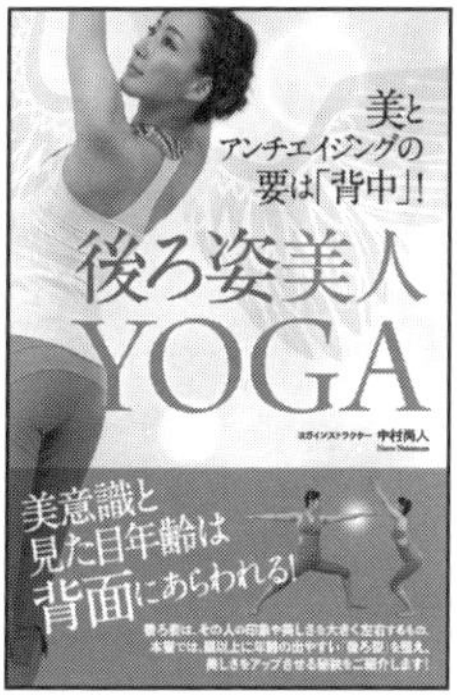

BOOK　美とアンチエイジングの要は「背中」

後ろ姿美人 YOGA

美意識と見た目年齢は背面にあらわれる!
どこから見てもきれいなボディラインに!

後ろ姿は、その人の印象や美しさを大きく左右するもの。本書では、顔以上に年齢の出やすい「後ろ姿」を整え、美しさをアップさせる秘訣をご紹介します！　美意識と見た目年齢は背面にあらわれる！　どこから見てもきれいなボディラインに！

目次：第１章　後ろ姿のポイントは「背中の意識」／第２章　ヨガのアーサナで後ろ姿美人になろう／第３章　後ろ姿美人の生活／第４章　美と健康に役立つヨガの知恵

●中村尚人 著　●四六判　●184頁　●本体1,400円＋税